W0057412

Schwangerschaft und Geburt selbstbestimmt

Gut informiert über Vorsorge, Rechte und finanzielle Hilfen

Autorinnen

Elke Mattern, M.Sc., ist Hebamme und Familienhebamme. Sie ist Mitherausgeberin der Zeitschrift für Hebammenwissenschaft und forscht am Institut für Gesundheits- und Pflegewissenschaft der Universität Halle-Wittenberg.

Dr. Angelica Ensel ist Hebamme und Kulturwissenschaftlerin. Sie ist Redakteurin der Deutschen Hebammen Zeitschrift und lehrt an der Hochschule für Angewandte Wissenschaften in Hamburg im Fachbereich Gesundheitswissenschaften. Seit vielen Jahren berät sie werdende Eltern rund um Fragen der Pränataldiagnosik.

Carina Frey ist freie Journalistin. Sie war mehrere Jahre bei der Deutschen Presse-Agentur (dpa) für den Themenbereich „Familie" zuständig.

1. Auflage, Juni 2015, 5.000 Exemplare

© Verbraucherzentrale NRW, Düsseldorf

Das Werk einschließlich aller seiner Teile ist urheberrechtlich geschützt. Jede Verwertung, die nicht ausdrücklich vom Urheberrechtsgesetz zugelassen ist, bedarf der vorherigen Zustimmung der Verbraucherzentrale NRW. Das gilt insbesondere für Vervielfältigungen, Bearbeitungen, Übersetzungen, Mikroverfilmungen und die Einspeicherung und Verarbeitung in elektronischen Systemen. Das Buch darf ohne Genehmigung der Verbraucherzentrale NRW auch nicht mit (Werbe-)Aufklebern o. Ä. versehen werden. Die Verwendung des Buches durch Dritte darf nicht zu absatzfördernden Zwecken geschehen oder den Eindruck einer Zusammenarbeit mit der Verbraucherzentrale NRW erwecken.

ISBN 978-3-86336-054-2

Printed in Germany, gedruckt auf 100 % Recyclingpapier

Neun Monate Schwangerschaft ...

... das sind neun turbulente Monate, die vor Ihnen liegen. Vorfreude und Sorgen, überschäumende Glücksgefühle und Angst, Ungeduld und Gelassenheit werden sich abwechseln. Das ist ganz normal.

Denn die Schwangerschaft ist auch eine Zeit mit vielen Fragen und großer Verunsicherung. Als Eltern werden Sie mit einer Vielzahl an Angeboten und Optionen konfrontiert. Wollen Sie für einen Toxoplasmose-Test bezahlen? Soll das Kind in einem Perinatalzentrum auf die Welt kommen oder doch lieber im Geburtshaus? Ist der vierte oder fünfte Ultraschall notwendig? „Keine Ahnung!", werden die meisten Menschen antworten. Woher sollen sie es auch wissen? Doch gleichzeitig wollen Sie natürlich alles richtig machen – schließlich geht es nicht mehr nur um Sie selbst, sondern auch um das Wohl ihres Kindes. Eine Entscheidung wiegt also plötzlich viel schwerer. Doch was ist richtig? Ist es sinnvoll, alle möglichen Untersuchungen wahrzunehmen und gleich ein Gesamtpaket mit empfohlenen zusätzlichen Tests zu kaufen? Welchen Aussagen können Sie glauben, wenn Firmen Arztpraxen bei der Vermarktung von IGeL-Leistungen unterstützen? Wie vertrauenswürdig ist die Empfehlung zum Kaiserschnitt, wenn Kliniken auch wirtschaftlichen Zwängen unterliegen?

Dieser Ratgeber will Ihnen bei diesen Fragen helfen. Er will Ihnen Mut machen, Untersuchungen und Klinikalltag kritisch zu betrachten. Sie sollen gut informiert sein, um selbst zu bestimmen, wie viel Medizin Sie während Ihrer Schwangerschaft und der Geburt haben möchten. Sie sollen Ihre Rechte und Ansprüche als Eltern kennen und wissen, an wen Sie sich mit Ihren Fragen wenden können.

Dieser Ratgeber ist anders. Er behandelt bewusst nicht alle Themen rund um Schwangerschaft, Geburt und die erste Zeit mit dem Kind. Es fehlen zum Beispiel Bilder, wie das Kind Woche für Woche im Mutterleib wächst. Diese Bilder gibt es an vielen anderen Stellen. Sie werden keine Probleme haben, sie zu finden. Aber Sie werden es ungleich schwerer haben, an unabhängige Informationen heranzukommen. Dafür steht dieses Buch. Es kann und will Kontakte zu Hebammen, Ärztinnen und Institutionen nicht ersetzen, Ihnen aber helfen, die richtigen Fragen zu stellen und Ihren eigenen Weg zu gehen.

In diesem Ratgeber sind alle Vorsorgeuntersuchungen in der Schwangerschaft beschrieben. Dabei handelt es sich um Routineuntersuchungen: Sie werden immer allen Schwangeren angeboten, um die wenigen herauszufinden, die eine intensivere Beobachtung oder medizinische Behandlung benötigen. Eine Schwangerschaft und eine Geburt sind heute viel zu schnell mit dem Wort Risiko verbunden. Und nur selten wird erklärt, wie wenige von hundert oder tausend Schwangeren von dem Risiko wirklich betroffen sind, für das eine Untersuchung angeboten wird. Die Autorinnen möchten das ändern. Sie beziehen sich dabei auf Zahlen und Erkenntnisse aus unabhängigen Quellen.

Pränataldiagnostik durch Ultraschall und Blutuntersuchungen führen häufig nicht zu einem eindeutigen Ergebnis, sondern nur zu einer Risikoeinschätzung. Macht es für Sie einen Unterschied, ob ein Risiko von 1:350 oder 1:45 vorliegt? In beiden Fällen könnten natürlich Sie die eine sein, deren Kind betroffen ist. Vielleicht aber auch nicht. Wie würden Sie damit umgehen, wenn bei Ihnen ein erhöhtes Risiko festgestellt worden ist? In diesem Ratgeber erfahren Sie, ob Ergebnisse sichere Aussagen zulassen oder lediglich ein Risiko errechnet wird. Die Autorinnen zeigen Ihnen, wie viele Kinder gegebenenfalls unnötig untersucht werden und dass mit Untersuchungen selbst Risiken einhergehen. In der Schwangerschaft bedeuten mehr Untersuchungen nicht, dass Sie und Ihr Kind gesund bleiben. Weniger ist hier oft besser.

Wir wissen, dass viele Schwangere erst einmal unbeschwert schwanger sein wollen. Das ist ganz natürlich so, denn gerade jetzt beeinträchtigen Ängste das Wohlbefinden in hohem Maße. Aber Ärztinnen und Hebammen müssen informieren, selbst wenn eher theoretische Risiken bestehen. Zu oft wird dann von „Risikoschwangerschaft" gesprochen. Das führt bei vielen Schwangeren zu Unsicherheiten. Es folgen zusätzliche Untersuchungen, eine Intervention zieht die nächste nach sich. Und das geht weiter so, bis das Kind geboren ist. Dabei sind Sie nur schwanger, nicht krank.

Wenn Sie nicht in diesen Kreislauf geraten möchten, ist es wichtig, sich bewusst für oder gegen bestimmte Untersuchungen auszusprechen. Vielleicht können Sie Ihren Partner oder Freundinnen bitten, sich auch schon vorab in diesem Ratgeber zu informieren. Bewusst sind zu mehreren Bereichen Fragen formuliert, die in komprimierter Form Auskunft geben.

Weitere Kapitel sind der Geburt und dem Wochenbett gewidmet. Sie erfahren, wie sich die Geburt ankündigt und wie sich Ihr Körper schon frühzeitig verändert, um Sie und Ihr Kind bei der Geburt, im Wochenbett und über Jahre hinweg bestmöglich zu schützen. Eine schnelle Entbindung per Kaiserschnitt kann diesen Prozess unterbrechen. In Deutschland kommt inzwischen jedes dritte Kind per Kaiserschnitt auf die Welt. Das sind viel zu viele. Regional gibt es große Unterschiede: In der einen Klinik wird jede zweite, in einer anderen Klinik nur jede sechste Schwangere per Kaiserschnitt entbunden. Experten sind sich einig, dass dies nicht allein durch eine unterschiedliche Risikoverteilung erklärt werden kann. Der Ratgeber erklärt Ihnen, was Sie selbst tun können, um einen Kaiserschnitt möglichst zu vermeiden.

Die Autorinnen haben sich um klare Fakten und einfühlsame Erklärungen bemüht. Sie wissen, welchem Druck jede einzelne Schwangere ausgesetzt ist. Sie wollen Sie bei den vielen Entscheidungen unterstützen, die Sie treffen müssen. Carina Frey ist Journalistin: Ihre Beiträge haben mit organisatorischen und finanziellen Fragen zu tun. Sie hat dem ganzen Ratgeber einen einheitlichen Schliff gegeben. Dr. Angelica Ensel ist Hebamme und als Wissenschaftlerin Expertin für die Themen Ultraschall und Pränataldiagnostik. Und Elke Mattern hat alle Untersuchungen in der Schwangerschaft, die Geburt und das Wochenbett beschrieben: Auch sie ist Hebamme und Wissenschaftlerin und zusätzlich Familienhebamme. Die Frauenärztin Dr. Maria Beckermann hat den Ratgeber aus ärztlicher Sicht begutachtet.

Vielleicht sind Sie beim Lesen der Einleitung über das Wort Ärztinnen gestolpert. Wir haben uns bewusst dafür entschieden, in diesem Buch überwiegend die weibliche Form einer Berufsbezeichnung zu verwenden, da in der Geburtshilfe sehr viele Frauen arbeiten. Aber natürlich sind immer, wenn wir von Ärztinnen, Anästhesistinnen oder Beraterinnen schreiben, auch die männlichen Ärzte, Anästhesisten oder Berater gemeint. An sehr allgemeinen Stellen, etwa, wenn es um die Zusammensetzung von Gremien geht, weichen wir von der Regel ab und verwenden sowohl die weibliche als auch die männliche Form. Sonst entsteht leicht der Eindruck, dort seien nur Frauen oder nur Männer vertreten. Und wenn es holprig wurde, zum Beispiel bei der Ärztinnenpraxis, haben wir uns zugunsten der besseren Lesbarkeit doch für die männliche Form entschieden.

Wir wünschen Ihnen eine selbstbestimmte und gut begleitete Schwangerschaft, eine Geburt, an die Sie gern zurückdenken, und ganz viel Zeit, in der Sie die neue Beziehung mit Ihrem Kind genießen können.

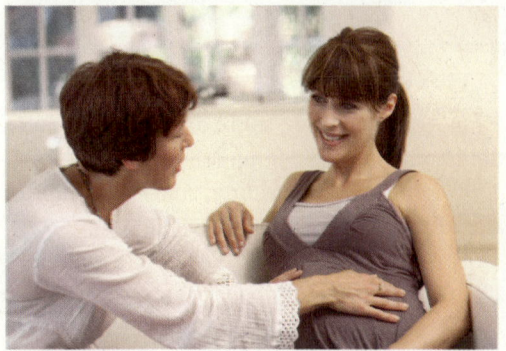
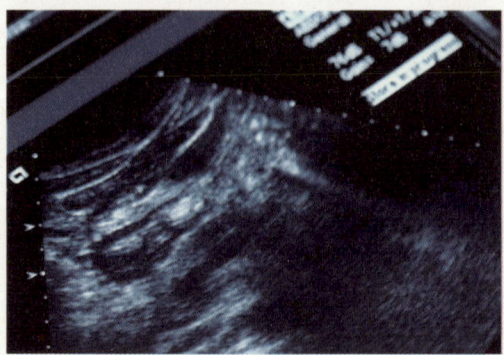

Inhalt

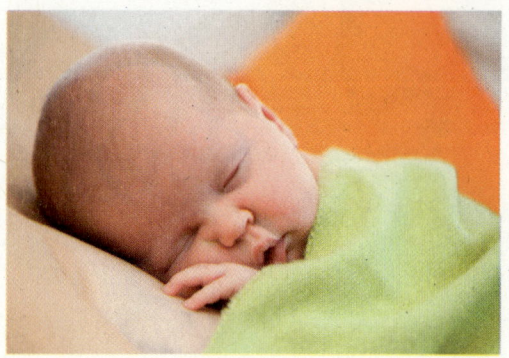 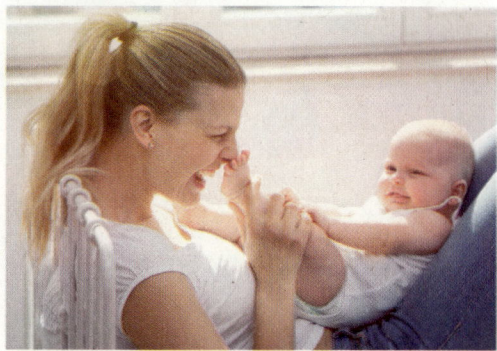

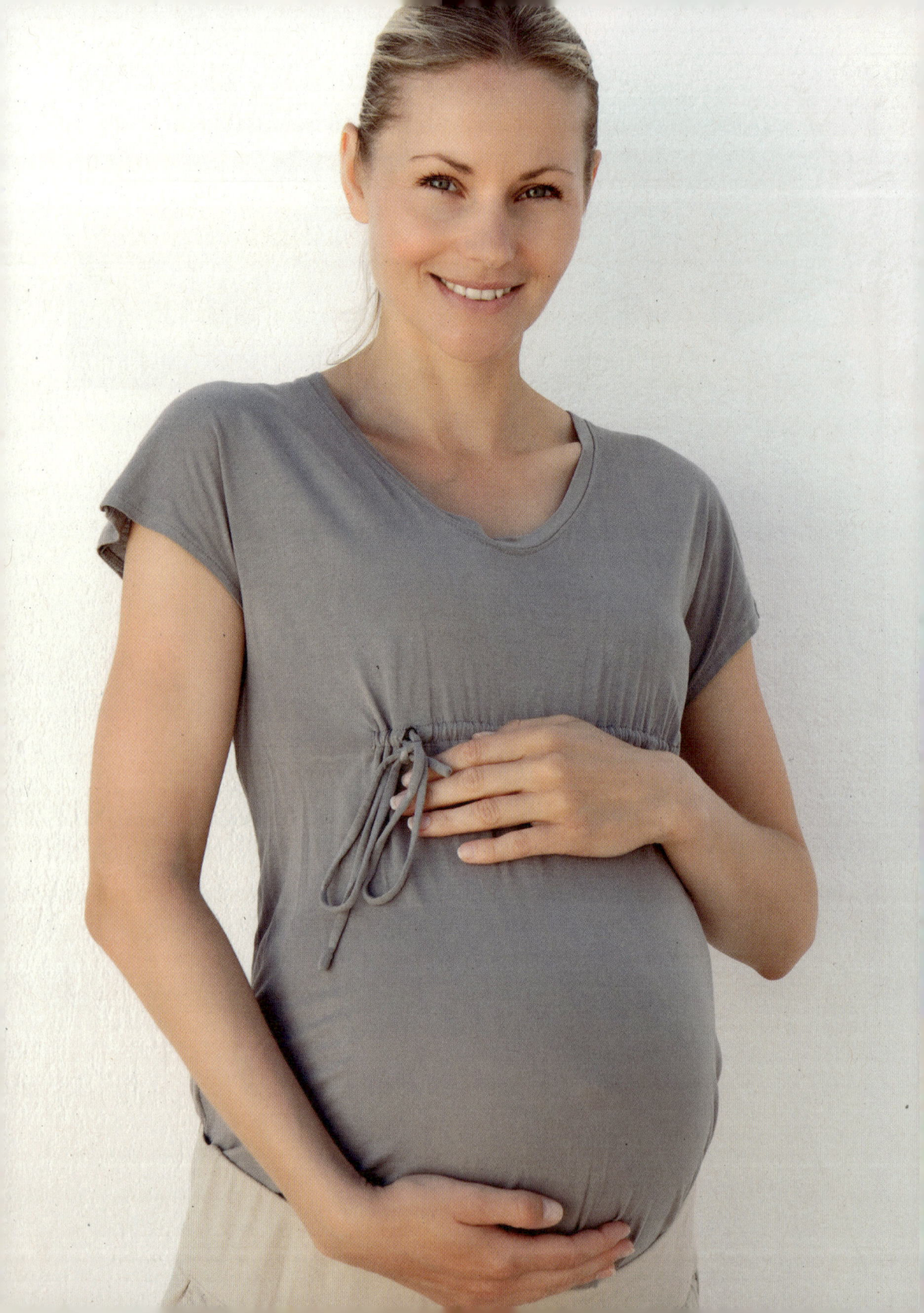

Die Schwangerschaft

Sie sind schwanger. In Ihrem Körper wächst ein kleiner Mensch heran. Vielleicht freuen Sie sich schon sehr, vielleicht können Sie es noch gar nicht richtig fassen. Es kann aber genauso gut sein, dass Sie sich erst einmal mit diesem Gedanken anfreunden müssen und im Moment Sorgen und Ängste überwiegen. Auch das ist normal und völlig in Ordnung. Die nächsten Wochen und Monate werden spannend. Denn gerade in einer Schwangerschaft gibt es viel zu beachten, zu organisieren und zu entscheiden.

Vorsorge führt nicht zu mehr Gesundheit

Ihr Körper wird sich Woche für Woche verändern. Sie werden plötzlich mit Fragen konfrontiert sein, über die Sie vorher vielleicht nie nachgedacht haben. Wollen Sie sich von einer Ärztin oder einer Hebamme in der Schwangerschaft begleiten lassen? Welche Vorsorgeuntersuchungen möchten Sie wahrnehmen? Soll Ihr ungeborenes Kind auf mögliche Fehlbildungen und Krankheiten hin untersucht werden?

In Deutschland werden die meisten Schwangeren häufiger und intensiver untersucht als nötig. Was sich erst einmal gut anhört, hat eine Schattenseite: Es kann passieren, dass Sie Behandlungen bekommen, die weder Ihnen noch Ihrem Kind nutzen – Sie dafür aber verunsichern und körperlich belasten.

Schwanger sein heißt nicht krank sein. Auch wenn Ihr Körper durch die stetige Gewichtszunahme in den kommenden Monaten belastet wird, durchlaufen Sie als Frau einen natürlichen Prozess: Sie werden Mutter.

Neben der körperlichen Veränderung wird es auch zu Veränderungen in Ihrem täglichen Leben und im Zusammenleben mit nahen Angehörigen kommen. Und alle Veränderungen werden sich gegenseitig beeinflussen.

Natürlich können Sie auch krank werden. Vorerkrankungen können sich weniger oder stärker bemerkbar machen. Manche Frauen fühlen sich in der Schwangerschaft sehr wohl, andere leiden mehr unter Beschwerden. Ihre Schwangerschaft ist und bleibt ganz individuell. Hören Sie auf Ihren Körper, sorgen Sie gut für sich. Und fragen Sie kritisch nach, wenn Sie bei einer Untersuchung Zweifel haben. Dieser Ratgeber hilft Ihnen dabei.

In der Schwangerschaft stehen Ihnen laut Mutterschafts-Richtlinien zehn bis zwölf Vorsorgeuntersuchungen zu. Diese Richtlinien werden vom Gemeinsamen Bundesausschuss erlassen, in dem Krankenkassen, Kliniken und Vertreter der Ärzteschaft zusammenkommen. Bei den Vorsorgeuntersuchungen sollen Faktoren erkannt werden, die zu einer behandlungsbedürftigen Komplikation in der Schwangerschaft oder bei der Geburt führen können. Es wird versucht, anhand der medizinischen Vorgeschichte und der Ergebnisse von Untersuchungen und Laborwerten all die Schwangeren herauszufiltern, die eine intensivere fachliche Betreuung benötigen.

Die regelmäßige Teilnahme an Vorsorgeuntersuchungen garantiert nicht, dass Sie und Ihr Kind gesund bleiben. Sie kann lediglich helfen, Ihr eigenes Krankheits- beziehungsweise Gesundheitsgefühl zu bestätigen oder eine bestimmte Diagnose zu stellen und gegebenenfalls eine Behandlung einzuleiten.

Problematisch wird es, wenn Untersuchungen und Laborwerte eine Auffälligkeit zeigen, die Sie selber gar nicht wahrnehmen. Oder wenn Sie Behandlungen erhalten, die nicht zur Verbesserung Ihres Gesundheitszustandes beitragen, aber zusätzlich belasten. Und es ist problematisch, wenn zusätzliche Maßnahmen nicht vorgesehen sind, aber von Ihrem sozialen Umfeld erwartet werden.

Auf den Körper achten: Wichtiger als Untersuchungen

Schwangere sind die Expertinnen ihres Körpers und ihres Befindens. Es kann sein, dass Sie sich so wohl fühlen, dass Sie mit gutem Gefühl

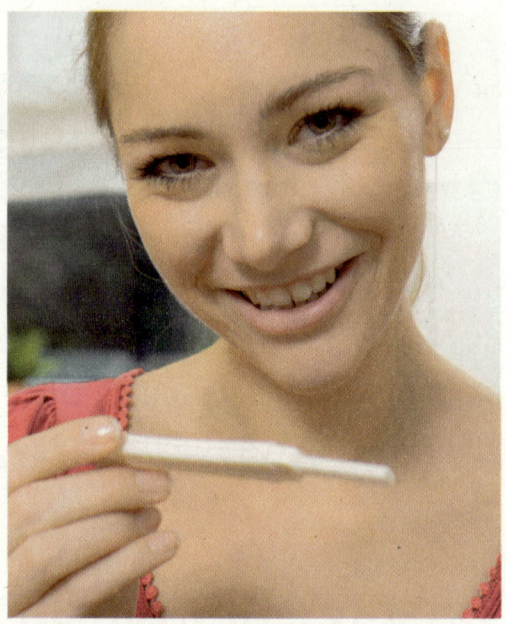

Freude und Verunsicherung: Ein positiver Schwangerschaftstest kann ambivalente Gefühle auslösen.

eine Vorsorgeuntersuchung überspringen oder zumindest die Zeit bis zur nächsten Untersuchung ausdehnen. Es kann aber genauso gut sein, dass die körperlichen und psychischen Veränderungen Sie stark belasten und die Zeiträume zwischen den vorgegebenen Vorsorgeuntersuchungen für Sie zu groß sind. Wenn Sie deshalb öfter Ihre Ärztin oder Hebamme aufsuchen möchten, ist auch das in Ordnung.

Das AQUA-Institut für angewandte Qualitätsförderung und Forschung im Gesundheitswesen, auf dessen bundesweite Erhebungen in diesem Buch immer wieder zurückgegriffen wird, bezeichnet bei einer normalen Schwangerschaft eine Anzahl unter fünf Vorsorgeuntersuchungen als Unterversorgung. Aber schon zwölf Vorsorgeuntersuchungen werden als Überversorgung definiert.

Das Gesundheitssystem kann nur Strukturen vorgeben. Es ordnet Untersuchungsergebnisse und Werte einer bestimmten Schwangerschaftswoche zu und entscheidet damit, ob Sie als gesund oder krank angesehen werden. Bleiben Sie Expertin für Ihren Körper und nutzen Sie die Möglichkeiten nach Ihren Bedürfnissen!

Ärztin oder Hebamme? Wo soll ich mich untersuchen lassen?

Die Vorsorgeuntersuchungen werden entsprechend den Mutterschafts-Richtlinien sowohl von Fachärztinnen und -ärzten für Frauenheilkunde als auch von Hebammen vorgenommen. Sie erhalten bei jeder Untersuchung Hinweise darauf, was in Ihrer Schwangerschaft in den nächsten Wochen zu erwarten ist. Außerdem erfahren Sie, wie Sie sich gesund ernähren können, welche Form der Bewegung guttut und wie sie potentiell schädigende Substanzen wie Medikamente, Alkohol, Drogen und Nikotin vermeiden können.

Die Frauenärztin oder die Hebamme erfragt Ihre medizinische Vorgeschichte (Anamnese) und untersucht Ihren Körper. Je nach Schwangerschaftswoche wird Blut abgenommen und analysiert. Frauenärztinnen sind für die Ultraschalluntersuchungen zuständig und übernehmen die Behandlung und Beobachtung von Krankheiten oder Risikofaktoren – gegebenenfalls in Zusammenarbeit mit anderen Fachärzten. Ausschließlich Ärztinnen und Ärzte beraten zu pränatalen Diagnoseverfahren, wenn diese nach der Anamnese oder auf Ihren Wunsch hin geplant sind.

Eine Hebamme ermittelt Größe und Lage des Kindes durch Abtasten des Bauches. Sie wird neben der medizinischen Betreuung auch bei die Wahrnehmung der natürlichen Prozesse unterstützen, Sie also stärker bei den schwangerschaftsbedingten körperlichen und psychosozialen Veränderungen begleiten. Eine Hebamme berät umfassend zu allen Fragen der Schwangerschaft, Geburt und der Zeit danach. Auf Ihren Wunsch kann sie andere Akteure des Gesundheits- und Sozialsystems hinzuziehen und zum Beispiel den Kontakt zu Mitarbeitern der Schwangerschaftsberatungsstellen oder zu Familienhebammen vermitteln.

Sowohl Ärztinnen und Ärzte als auch Hebammen sollten Ihnen neutrale Informationen als Grundlage für eine informierte Entscheidung geben. Prospekte der pharmazeutischen oder der Säuglingsnahrung herstellenden Industrie sind als Informationsmaterial ungeeignet. Für sogenannte IGeL-Leistungen (Selbstzahlerleistungen) sollte nicht geworben werden. Sie als Schwangere sind diejenige, die entscheidet, *was* Sie wahrnehmen wollen und zu *wem* Sie mit Ihrem Anliegen gehen.

Ärztin und Hebamme haben einen unterschiedlichen Blickwinkel auf Schwangerschaft und Geburt und können sich gut ergänzen. Es gibt Kooperationen, in denen eine Frauenärztin die Vorsorgeuntersuchungen im Wechsel mit einer Hebamme in der gleichen Praxis oder in je eigener Praxis vornimmt. Sie können auch selbst darum bitten. Wenn sich Hebamme oder Frauenärztin ausdrücklich gegen eine Zusammenarbeit der Berufsgruppen aussprechen, sollten Sie skeptisch sein und nachfragen, ob sachliche Gründe vorliegen oder eher Ressentiments. Als Schwangere müssen Sie sich darauf verlassen können, dass Hebamme und Frauenärztin gut und gern zusammenarbeiten.

Wofür brauche ich eine Hebamme? Und wann muss ich mir eine suchen?

Hebammen können – wie Frauenärztinnen und -ärzte – die Vorsorgeuntersuchungen vornehmen. Sie gehen dabei aber etwas anders vor. Hebammen ermitteln die Größe und Lage des Kindes bewusst durch Abtasten des Bauches und benötigen nur in Ausnahmefällen eine Ultraschallaufnahme. Und während bei der Ärztin oder beim Arzt häufig medizinische Fragen im Vordergrund stehen, legen Hebammen viel Wert auf die Wahrnehmung der schwangerschaftsbedingten Veränderungen. Außerdem informieren sie umfassend zu allen Fragen rund um die Schwangerschaft, die Geburt und die Zeit danach.

Hebamme und Ärztin können sich sehr gut ergänzen. Im Idealfall bilden sie ein Team und wechseln sich mit den Untersuchungen ab. Jede Geburt wird von einer Hebamme begleitet. In der Klinik sind Hebammen für mehrere Kreißsäle verantwortlich und wechseln sich im Schichtdienst ab.

Wenn Sie während der Geburt nur von (möglichst) einer Hebamme betreut werden möchten, die sie bereits kennen, haben Sie unterschiedliche Möglichkeiten: Sie können versuchen, eine Klinik mit einem hebammengeleiteten Kreißsaal zu finden. Oder Sie suchen sich eine Beleghebamme, die Sie in die Klinik begleitet und während der Geburt betreut. Eine Alternative zur Klinik sind Geburtshäuser. Sie werden von Hebammen geführt, die versuchen, den seelisch-körperlichen Prozess der Geburt möglichst ungestört geschehen zu lassen. Und auch die Hausgeburt wird ausschließlich von einer Hebamme betreut. Allerdings sind all diese Angebote rar. Wenn Sie eine direkte Betreuung durch eine Hebamme wünschen, sollten Sie sich schon zu Beginn der Schwangerschaft darum kümmern.

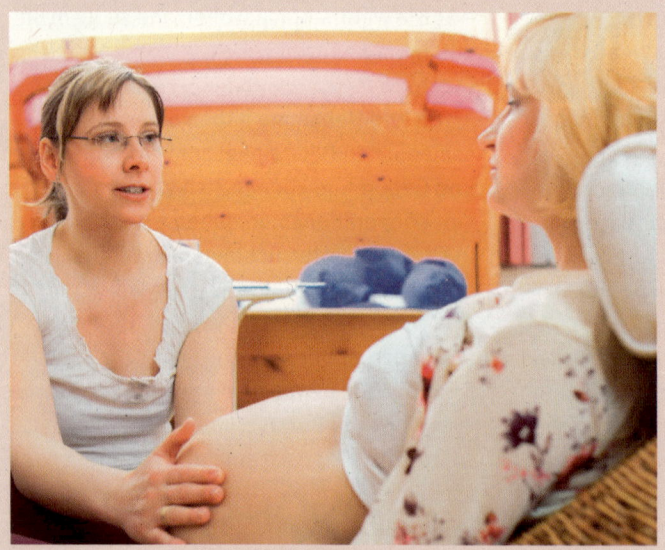

Hebammen ertasten die Größe des Kindes.

Ist das Kind auf der Welt, übernehmen Hebammen, die auch in der Nachsorge tätig sind, die weitere Betreuung zu Hause. Sie untersuchen die Mutter und das Kind und zeigen, worauf bei der Versorgung des Neugeborenen zu achten ist. In den ersten Tagen kommen sie täglich vorbei, später etwas seltener. Welche Hebamme Sie im Wochenbett unterstützt, sollte spätestens im zweiten Schwangerschaftsdrittel geklärt werden. Vor allem in Großstädten sind Hebammen schnell ausgebucht.

Schwangere haben ein Recht auf Begleitung

Schwangerschaft und Geburt sind natürliche Prozesse. Trotzdem sollen Frauen in dieser Zeit besonders einfachen Zugang zu medizinischer und psychosozialer Betreuung und allen Informationen für einen gesunden Start ins Familienleben haben. Alle notwendigen Untersuchungen durch Ärztin oder Hebamme, der Geburtsvorbereitungskurs und die Geburt selbst werden von den gesetzlichen Krankenkassen gezahlt. Das gilt auch für die Hebammenbetreuung vor, während und nach der Geburt.

Grundsätzlich muss unterschieden werden zwischen Regelleistungen, die alle gesetzlichen Krankenkassen zahlen müssen, und freiwilligen Zusatzleistungen, die einzelne Kassen anbieten. Es lohnt sich daher, bei der eigenen Krankenkasse nachzufragen, ob eine bestimmte Extraleistung übernommen wird.

Zusätzlich zu den Vorsorgeuntersuchungen haben Schwangere Anspruch auf weitere Unterstützung. Das Angebot reicht von individuellen Beratungsgesprächen über Kursangebote bis zu regelmäßigen Hausbesuchen. Beispiele sind die regionalen Schwangerschaftsberatungsstellen (siehe Seite 32) und unterschiedliche Akteure der „Frühen Hilfen" aus dem Bereich der sozialen Arbeit oder des Gesundheitswesens (siehe Seite 212).

Hebammen zur Eins-zu-eins-Betreuung sind rar

Leider bleibt Ihnen nicht für alles genügend Zeit. Sie werden nicht jeden Schritt in Ihrem eigenen Tempo gehen können, auch wenn Ihnen die kommenden Monate, bis Ihr Kind zur Welt kommen wird, lang erscheinen mögen. Selbst wenn Sie noch gar nicht an die Geburt selbst denken möchten, sollten Sie sich frühzeitig damit auseinandersetzen, wer Sie in Ihrer Schwangerschaft begleiten soll, wo Sie Ihr Kind auf die Welt bringen möchten und ob Sie sich zur Geburt eine sogenannte Eins-zu-eins-Betreuung wünschen.

Jede Geburt wird von einer Hebamme begleitet – ob in der Klinik, im Geburtshaus oder zu Hause. Bei der Geburt in einer Klinik können Sie eventuell zwischen einem hebammengeleiteten und einem ärztlich geleiteten Kreißsaal wählen (siehe Seite 112). Oder Sie entscheiden sich für die Begleitung durch eine freiberuflich tätige Hebamme, die in der Klinik Ihrer Wahl als Beleghebamme mit Eins-zu-eins-Betreuung arbeitet.

Beleghebammen, Hebammen in Geburtshäusern oder Hebammen, die Hausgeburten anbieten, begleiten Ihre Schwangerschaft, Ihre Geburt und die ersten Wochen mit dem Kind. Weil sie schnell ausgebucht sind, müssen Sie schon früh in der Schwangerschaft Kontakt zu den jeweiligen Hebammen aufnehmen.

Gut zu wissen

Der Begriff Eins-zu-eins-Betreuung bedeutet bei der Geburt, dass die Gebärende dieselbe, ihr zumeist vorher bekannte Hebamme fast immer an ihrer Seite hat. Bei einer Geburt in der Klinik ist das in der Regel nicht der Fall, weil die Hebammen dort mehrere Geburten gleichzeitig betreuen und im Schichtdienst arbeiten. Daher kann es passieren, dass Sie während der Geburt von mehreren, ihnen fremden Hebammen begleitet werden.

Der erste Besuch bei der Hebamme oder bei der Frauenärztin

Dass Sie schwanger sind, wissen Sie vermutlich bereits, bevor Sie den ersten Besuch in einer Praxis vereinbaren. Ist Ihre Menstruation zum ersten Mal ausgeblieben, können Hebammen und Frauenärzte über einen weiteren Urintest oder über einen Bluttest zur Bestimmung der hCG-Konzentration die Schwangerschaft bestätigen. Befinden Sie sich rechnerisch bereits in der neunten Schwangerschaftswoche oder danach, kann die Schwangerschaft durch die Vergrößerung der Gebärmutter festgestellt werden. Ärztinnen und Ärzte nutzen dafür auch die erste Basis-Ultraschalluntersuchung (siehe Seite 58).

Welche Untersuchungen werden vorgenommen?

Bei einer bestätigten Schwangerschaft sollte zunächst Ihre bisherige medizinische Vorgeschichte mit Ihnen durchgegangen werden. In der Fachsprache bedeutet dies: Es wird eine umfassende Anamnese erhoben. So lässt sich klären, ob ein Aspekt Ihrer medizinischen Vorgeschichte die Schwangerschaft beeinflussen kann. Versuchen Sie sich schon im Vorfeld an bestimmte Ereignisse zu erinnern.

Für die **Familienanamnese** werden Sie zum Beispiel nach chronischen oder genetischen Erkrankungen Ihrer Eltern oder Geschwister gefragt. In einer Schwangerschaft sind auch bestehende Erkrankungen Ihres Partners und seiner Familie relevant. Gibt es zum Beispiel Allergien oder bestimmte Erkrankungen, die in den Familien gehäuft vorkommen?

Bei der **Eigenanamnese** stehen eigene Erkrankungen im Mittelpunkt. Geben Sie auch an, ob Sie regelmäßig Medikamente einnehmen. Mussten Sie sich schon Operationen unterziehen? Was wurde operiert und in welchem Jahr? Und wie haben Sie die damalige Narkose vertragen? Es sollte auch besprochen werden, ob Sie eine Allergie gegen bestimmte Medikamente oder Pflaster haben.

Die **Schwangerschaftsanamnese** umfasst alle bisherigen Schwangerschaften. Auch bereits erlittene Fehlgeburten und ein eingeleiteter Abbruch (Abtreibung) sollten angesprochen werden. Wie sind vorherige Schwangerschaften verlaufen? Wie haben Sie die Geburt erlebt und was waren die Besonderheiten im Wochenbett, also in der Zeit nach der Geburt?

Für die **Arbeits- und Sozialanamnese** sollten Sie Ihre derzeitigen Lebensgewohnheiten, Ihr soziales Umfeld und den Arbeitsplatz (häuslich, angestellt oder selbstständig) möglichst realistisch darstellen, damit die für Ihre Schwangerschaft möglicherweise bedeutsamen Aspekte besprochen werden können. Mit diesen Informationen lässt sich die weitere Begleitung der Schwangerschaft – eventuell auch die Einbindung weiterer Akteure – besser planen. Können Sie sich während der Arbeitszeit immer wieder hinsetzen und auch Ruhepausen einlegen? Wie empfinden Sie die Anteilnahme Ihrer Kollegen: Nehmen sie zu viel oder zu wenig Rücksicht auf Sie? Wollen Sie mehr leisten als vor der Schwangerschaft?

Stehen Ihnen Gelder der Mutter-Kind-Stiftung zu? Benötigen Sie finanzielle Unterstützung für die Ausstattung des Kindes? Oder fühlen Sie sich im Moment mit der Schwangerschaft und weiteren Kindern im Haushalt überfordert?

Auf Einzelheiten der Anamnese kann auf Wunsch jederzeit wieder eingegangen werden.

Bitte fordern Sie ein Gespräch ein, wenn Sie das Gefühl haben, dass Ihnen nicht genügend zugehört wird.

An die Anamnese schließt sich die Allgemeinuntersuchung an. Aus der Körpergröße und dem Gewicht wird Ihr derzeitiger Body-Mass-Index (BMI) errechnet. Die Ärztin oder die

Hintergrund

Die Gebärmutter: Das befruchtete Ei kommt in die Gebärmutter und nistet sich in der Schleimhaut des Gebärmutterkörpers ein. Dort sollte es möglichst bis zum Geburtszeitraum heranreifen und dann die Gebärmutter durch den Gebärmutterhals verlassen.

Eine aufgerichtete Gebärmutter (Uterus) wird der Form nach häufig mit einer Birne verglichen. Im Körper der Frau ist die Gebärmutter zunächst allerdings meistens nach vorn in Richtung Blase gebogen.

Der obere runde Teil wird als Fundus bezeichnet. Etwa ab der zwölften Schwangerschaftswoche kann dieser über den Schambeinen ertastet werden. Am Fundusstand lassen sich ungefähr das Schwangerschaftsalter und das Wachstum des Kindes abschätzen.

Der muskuläre Gebärmutterkörper geht in einen mehr aus Bindegewebe bestehenden Teil über, der in der Schwangerschaft als Unteres Uterinsegment bezeichnet wird. Beide Teile wachsen und dehnen sich gemeinsam mit dem Wachstum des Mutterkuchens, des Kindes und der Fruchthöhle. Das Untere Uterinsegment bildet später den unteren rundlichen Abschluss der Gebärmutterhöhle und verschließt die Gebärmutter mit dem Inneren Muttermund.

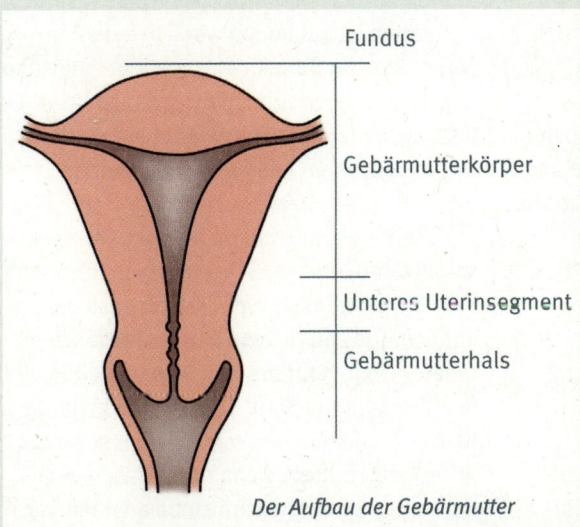

Fundus

Gebärmutterkörper

Unteres Uterinsegment

Gebärmutterhals

Der Aufbau der Gebärmutter

Direkt im Anschluss daran befindet sich der Gebärmutterhals. Auch dieser besteht überwiegend aus Bindegewebe. Der Gebärmutterhals behält bis wenige Wochen vor der Geburt in etwa seine Größe und Form. Erst in der Vorbereitungszeit auf die Geburt – bei reifgeborenen Kindern etwa ab 36+0 Schwangerschaftswochen – wird er allmählich weicher und kürzer. Dabei öffnet sich zunächst der innere Muttermund. In der Eröffnungsphase der Geburt wird sich mit den Geburtswehen nach und nach auch der äußere Muttermund bis auf zehn Zentimeter dehnen, um das Kind hindurchzulassen.

Hebamme misst bei jeder Vorsorge den Blutdruck, untersucht den Urin und beobachtet mögliche Krampfadern (Varikosis) oder Wassereinlagerungen (Oedema) (siehe Seite 45 ff.).

Zur ersten Vorsorgeuntersuchung gehört laut den Mutterschafts-Richtlinien auch eine gynäkologische Untersuchung. Dabei wird gegebenenfalls Vaginalsekret gewonnen, um es mikroskopisch zu begutachten. Ein Abstrich des Gebärmutterhalses für einen Krebsfrüherkennungstest gehört nicht zu den Leistungen der Mutterschafts-Richtlinien, dafür aber zu den Standard-Vorsorgeuntersuchungen einer Frau ab dem 20. Lebensjahr.

Über die bei den Vorsorgeuntersuchungen empfohlenen Blutuntersuchungen erfahren Sie mehr ab Seite 50.

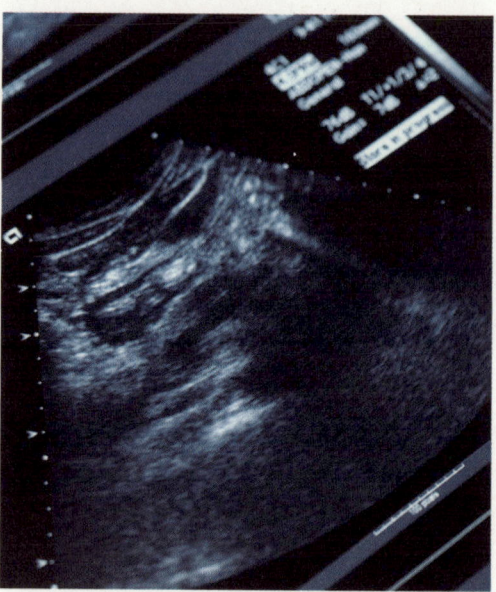

Wann kommt das Kind? Der Ultraschall hilft, den Termin zu bestimmen.

So berechnet sich der Geburtszeitraum des Kindes

Im Allgemeinen ist heute eher von einem Zeitraum auszugehen, als von einem bestimmten Datum, an dem Ihr Kind zur Welt kommen wird. Es ist ja auch eine komische Vorstellung, dass wir alle genau die gleiche Zeit im Bauch verbracht haben sollen. So wie es größere und kleinere, dickere und dünnere Menschen gibt, so gibt es auch Kinder, die früher geboren werden, und solche, die erst später zur Welt kommen. Das ist ganz normal.

Messungen bei einer frühen Ultraschalluntersuchung sagen den Entbindungstermin (ET) in der Regel genauer vorher als die sogenannte Naegele-Regel. Trotzdem können besondere Bedingungen wie eine stark gekrümmte Haltung des Embryos dazu führen, dass auch per

Ultraschall unterschiedliche Termine berechnet werden. Experten diskutieren darüber, ob möglicherweise Jungen bei dem frühen Ultraschall älter geschätzt werden als sie wirklich sind. Außerdem ist unklar, ob wirklich bei allen Frauen bei der Berechnung von einer gleichen Schwangerschaftsdauer ausgegangen werden darf. Denn dann ist man wieder bei Werten, die so tun, als wären alle Menschen gleich.

Zum Zeitpunkt des frühen Ultraschalls zwischen der 9. und 12. Schwangerschaftswoche sind die Längenmaße der Kinder noch sehr ähnlich. Die Länge des Embryos wird in Zentimetern vom Kopf bis zum Po angegeben, fachlich Scheitel-Steiß-Länge (SSL) genannt. Es kann zu Beginn einer Schwangerschaft zu Irritationen führen, wenn der Ultraschall die Schwangerschaftswoche ab dem ersten Tag Ihrer letzten Menstruationsblutung berechnet,

Ärztin oder Hebamme aber von dem Alter des Embryos nach dem Datum der wahrscheinlichen Befruchtung sprechen.

Als die Naegele'sche Regel (nach Franz Carl Naegele; 1778 – 1851) eingeführt wurde, ging man noch davon aus, dass die Eizelle kurz nach der Menstruation befruchtet wird. Später wurde diese Regel neueren Erkenntnissen entsprechend erweitert. Die Naegele-Regel wird anhand von Kalenderdaten berechnet, wobei die unterschiedliche Länge der Kalendermonate unberücksichtigt bleibt. Auch deshalb lässt sich der Geburtstermin so nicht exakt feststellen. Hier wird die erweiterte Naegele-Regel vorgestellt, mit der Sie den Geburtszeitraum errechnen können.

Erweiterte Naegele-Regel: Von dem ersten Kalendertag der letzten Menstruation werden drei Monate abgezogen. Diesem Kalendertag werden sieben Tage und ein Jahr hinzugerechnet.

Wenn Ihr Zyklus länger als 28 Tage ist, rechnen Sie entsprechend viele Tage hinzu. Bei einem Menstruationszyklus von weniger als 28 Tagen ziehen Sie entsprechend viele Tage ab. Der Geburtszeitraum beginnt 13 Tage vor und endet 13 Tage nach diesem Datum.

Beispiel	
1. Tag der letzten Regel:	14.07.2015
– drei Monate	14.04.2015
+ 7 Tage und 1 Jahr	21.04.2016
Geburtszeitraum	08.04. – 04.05.2016

Bei einem Menstruationszyklus von 32 Tagen (28 + 4 Tage):

	21.04.2016 + 4 = 25.04.2016
Geburtszeitraum	12.04. – 08.05.2016

Aktuelle Diskussionen könnten zu einer erneuten Änderung der Naegele-Regel führen. Demnach sollen nicht nur sieben, sondern neun Kalendertage hinzugerechnet werden. Bei unregelmäßigen Menstruationen und bei einer Empfängnis kurz nach oder während der hormonellen Empfängnisverhütung kommt es zu weiteren Ungenauigkeiten bei der Berechnung des Entbindungstermins. Zudem kann es passieren, dass sich eine Frau nicht genau an den Beginn der letzten Menstruation erinnert oder eine Nidationsblutung mit einer Menstruation verwechselt. Von einer Nidationsblutung wird dann gesprochen, wenn zum Zeitpunkt, an dem das befruchtete Ei in die Gebärmutterschleimhaut einwächst, eine Blutung stattfindet. Diese Blutung wird häufig für eine leichte Regelblutung gehalten.

Warum ist der Entbindungstermin so wichtig?
An dem nach den beiden eben vorgestellten Verfahren errechneten Entbindungstermin werden etwa 4 von 100 Kindern geboren. 40 von 100 Frauen überschreiten den berechneten Entbindungstermin. Es ist also ganz normal, dass Kinder erst nach dem errechneten Entbindungstermin geboren werden. Und das, obwohl allen Frauen mit Schwangerschaftserkrankungen eine Einleitung oder ein Kaiserschnitt vor dem errechneten Termin empfohlen wird und sie deswegen in den meisten Fällen früher gebären.

Relevant ist der errechnete Entbindungstermin für die Berechnung von kalendarischem Beginn und Ende des Mutterschutzes (siehe Seite 91), für im Vorfeld geplante Kaiserschnitte und für das Vorgehen bei Terminüberschreitung (siehe Seite 139). Der Nachteil: Bis zum Entbindungstermin steigt die emotionale Belastung der Schwangeren deutlich an. Weil Freunde, Verwandte und Kollegen nachfragen, wann das Kind endlich kommt, fühlen sich viele Schwangere zusätzlich unter Druck gesetzt. Sie können diese Situation vermeiden, indem Sie Ihrem Umfeld nur den Geburtszeitraum, oder besser, das letzte Datum des Geburtszeitraumes bekanntgeben.

Was heißt eigentlich „Risikoschwangerschaft"?

Bereits nach der ersten Vorsorgeuntersuchung mit Anamnese, Allgemein- und Blutuntersuchung entscheidet sich oft, ob Ihre Schwangerschaft als „Risikoschwangerschaft" eingestuft wird. Durch diese Einstufung sind während der Schwangerschaft mehr Vorsorgeuntersuchungen und je nach Bedarf zusätzliche Untersuchungen und Behandlungen möglich.

Von wem Sie sich untersuchen lassen, ist Ihre Entscheidung. Sie können sich auch bei einer Risikoschwangerschaft an eine Hebamme wenden und nur für die Ultraschalluntersuchungen zu einer Frauenärztin gehen. Die Hebamme wird auf Auffälligkeiten und Risikofaktoren achten und bei Bedarf empfehlen, eine Ärztin hinzuzuziehen.

Bislang wurden in Deutschland 3 von 4 Schwangeren als Risikoschwangere klassifiziert. Das heißt: Nur jede vierte Schwangere galt laut den Mutterschafts-Richtlinien als eine, bei der *nicht* mit einem erhöhten Risiko für Leben und Gesundheit von Mutter oder Kind zu rechnen ist. Der Grund für die hohe Zahl: Bisher wurde jeglicher Befund bereits als Risiko bewertet. Weil das nicht sinnvoll ist und zusätzlich zu großer

Verunsicherung der Frauen führt, hat man die Vorgaben verändert: Jetzt muss die Ärztin die Befunde bewerten und gegebenenfalls den Hinweis „Risikoschwangerschaft" im Mutterpass ankreuzen. Experten gehen davon aus, dass sich die Zahl der „Risikoschwangeren" dadurch halbiert. Das nähert sich schon eher der Realität an. Die Bezeichnung „Risikoschwangerschaft" wird aber weiterhin kritisiert. Schließlich handelt es sich in den meisten Fällen nur um Auffälligkeiten, die beobachtet werden müssen, die aber nicht zwangsläufig dazu führen, dass Komplikationen auftreten werden. Die Definition „Risikoschwangerschaft" macht zusätzliche vorgeburtliche Untersuchungen nicht immer nötig, aber ohne Zuzahlung auf Wunsch möglich.

Ein Beispiel: Nach zwei Frühgeburten werden Sie wahrscheinlich automatisch beim nächsten Kind als Risikoschwangere eingestuft, unabhängig davon, ob weitere Risiken vorliegen. Ergeben sich durch die medizinische Vorgeschichte keine weiteren Auffälligkeiten, könnten Ihnen frühzeitige CTG-Kontrollen empfohlen werden. Aber Wehen spüren Sie ja selbst, dafür ist keine vorsorgliche CTG-Kontrolle nötig. Vielleicht schadet sie sogar, wenn morgens in der Praxis keine Wehen im CTG aufgezeichnet wurden, aber am Nachmittag vorzeitige Wehen beginnen und Sie sich in Sicherheit wiegen, weil doch „alles in Ordnung" war. In diesem Beispiel wäre die normale Vorsorge, wie sie in den Mutterschafts-Richtlinien für Schwangere ohne Risiko vorgesehen sind, ausreichend.

Fast alle Risiken, die eine Schwangere betreffen können, sind im Mutterpass auf den Seiten 5 und 6 aufgelistet. Sie beziehen sich im Katalog A (Seite 5) auf mütterliche Vorerkrankungen, das Alter der Frau und Probleme bei vorhergehenden Schwangerschaften, im Katalog B (Seite 6) auf Komplikationen, die durch den jetzigen Schwangerschaftsverlauf bedingt sind.

Welche Schwangerschaften brauchen besondere Betreuung?

Jede Schwangerschaft braucht eine besondere Betreuung, das heißt: ein genaues Abwägen zwischen zu wenig und zu viel. Nicht immer benötigen Schwangere medizinische Untersuchungen, sondern vielmehr Gespräche, Hilfestellungen und Motivation. Falls Sie als Risikoschwangere gelten, sollten Sie sich für jedes Risiko, das vermutet wird, genau erklären lassen, worin es besteht und was Sie zu erwarten haben.

Mütterliche Vorerkrankungen

Schon vor einer Schwangerschaft bestehende Erkrankungen können durch die hormonellen, körperlichen und psychosozialen Veränderungen in der Schwangerschaft beeinflusst werden. Genauso ist es möglich, dass sich Vorerkrankungen auf die Schwangerschaft auswirken – positiv und negativ. Zum Beispiel kann eine Hauterkrankung durch eine Schwangerschaft völlig verschwinden. Und ein durch eine Vorerkrankung erlerntes Schmerzmanagement kann auch bei der Geburt helfen. Ist eine Krankheit bereits diagnostiziert, lässt sich die Schwangerschaftsbegleitung direkt darauf abstimmen. Hinzu kommt, dass viele Frauen, die schon lange mit einer Erkrankung leben, sehr gut mit den Umstellungen einer Schwangerschaft umgehen können, weil sie ihren Körper gut kennen. Bei den Vorsorgeuntersuchungen in der Arzt- oder Hebammenpraxis sollte mit Ihnen besprochen werden, welche Erfahrungen es zu einer Vorerkrankung gibt. Die medizinische Abklärung oder eine eventuell notwendige Behandlung übernimmt die Frauenärztin. Gegebenenfalls werden weitere Fachärzte zur Begleitung der Schwangerschaft hinzugezogen.

Alter der Schwangeren

Wird eine Frau vor ihrem 18. Geburtstag schwanger, gilt das als mögliches Schwangerschaftsrisiko. Dies macht eine Mehrzahl zusätzlicher Untersuchungen nicht nötig, aber möglich. Etwa jedes 200. Kind wird von einer Frau unter 20 Jahren geboren. Jüngere Frauen sind oft unbeschwerter schwanger als ältere. Ihr Körper benötigt weniger Ruhepausen, und sie machen sich im Allgemeinen weniger Sorgen um Dinge, die passieren könnten. Stattdessen müssen Sie häufig erst ein gemeinsames Zuhause für sich und ihr Kind aufbauen, haben mehr ungewohnte Behördengänge zu erledigen und müssen eine frühe Schwangerschaft gegenüber anderen rechtfertigen. Fragen rund um Vormundschaft, Vaterschaft, Umzug, finanzielle Absicherung, aber auch die Wahl eines passenden Geburtsvorbereitungskurses können zu einer Überforderung führen, die sich nachteilig auf die Schwangerschaft auswirkt. Vielleicht sind das Gründe dafür, dass sie ein statistisch höheres Risiko haben, ihr Kind schon zu Beginn des Geburtszeitraums oder früher zu gebären.

Junge Schwangere können sich Unterstützung holen, um zum Beispiel zu klären, wie sich Schule und Ausbildung neben der Schwangerschaft organisieren lassen und wie ihr Leben mit Kind später aussehen soll. Schwangerschaftsberatungsstellen, Familienhebammen und alle weiteren Akteure der regionalen „Frühen Hilfen" sind gute Anlaufstellen (siehe Seite 32 f.). Ärztinnen und Hebammen können junge Frauen auf die Beratungsangebote hinweisen und an die für sie richtigen Ansprechpartner vermitteln.

Nicht nur bei sehr jungen, sondern auch bei älteren Frauen ab 35 Jahren wird von einem möglichen Schwangerschaftsrisiko gesprochen. Mittlerweile wird jedes fünfte Kind von einer Frau über 35 Jahren und jedes 20. Kind von einer Frau über 40 Jahren geboren. In diesem Alter wissen viele Frauen bereits, was sie wollen und was ihnen guttut. Ihr Leben verläuft oftmals in ruhigeren Bahnen als bei Schwangeren unter 20. Sie haben jedoch aufgrund bereits durchgemachter oder bestehender chronischer Erkrankungen ein statistisch höheres Risiko für Schwangerschaftserkrankungen. Andererseits sind sie oft im Umgang mit bestehenden Erkrankungen vertraut, leben in gefestigten Beziehungen, sind beruflich etabliert und finanziell abgesichert und haben eventuell sogar schon Schwangerschaften und Geburten erlebt. All das mindert ihr Risiko.

Wenn Sie Schwierigkeiten am Arbeitsplatz oder finanzielle Probleme haben, sich Sorgen wegen der Lebensveränderung machen oder nicht wissen, ob das Geschwisterkind akzeptiert wird, können Sie sich an die Schwangerschaftsberatungsstellen oder die Akteure der regionalen „Frühen Hilfen" wenden. Die Arzt- oder Hebammenpraxis kann Sie dabei unterstützen.

Probleme bei vorhergehenden Schwangerschaften

Weil jede Schwangerschaft und jede Geburt anders verläuft, sind Probleme bei vorhergehenden Schwangerschaften zunächst ein theoretisches Risiko für die aktuelle Schwangerschaft. Sie zeigen aber, ob es körperliche oder psychische Vorbelastungen gibt. Besprechen Sie unbedingt mit Ihrer Ärztin, ob ein bestimmtes Verhalten helfen kann, das Wiederholungsrisiko zu verringern. Immer wieder lässt sich beobachten, dass Schwangere aus Vorsicht Dinge tun, mit denen sie ihr Risiko in der aktuellen Schwangerschaft gar nicht senken können, die aber ihre Lebensqualität einschränken. Holen Sie sich Unterstützung bei beiden Professionen: Hebamme und Ärztin.

Vorzeitige Wehen zum Beispiel können nach einer Überdehnung der Gebärmutter oder bei einem schweren Schlag gegen den Bauch der Mutter einsetzen. Auch hormonelle und entzündliche Vorgänge im Körper der Schwangeren führen unter Umständen zu einem vorzeitigen Wehenbeginn.

Angenommen, bei der ersten Schwangerschaft setzten einige Zeit nach einer Vollbremsung mit dem Auto, bei der der Bauch gegen das Lenkrad gedrückt wurde, vorzeitige Wehen ein. Dann könnte die Schwangere versucht sein, in den letzten Monaten der zweiten Schwangerschaft nicht mehr alleine Auto zu fahren. Oder Verwandte mahnen sie ständig zur Vorsicht. Aus fachlicher Sicht ist allerdings unklar, ob die unsanfte Bremsung Auslöser für die vorzeitigen Wehen war oder nicht. Vielleicht hat sie die Wehen nur etwas früher ausgelöst, die später, bedingt durch andere Vorgänge im Körper, sowieso eingesetzt hätten. Die Einschränkung der Mobilität würde in diesem Fall eventuell mehr schaden als nutzen.

Komplikationen in der aktuellen Schwangerschaft

In der aktuellen Schwangerschaft können Komplikationen und Risiken auftreten, die mit Ihrer Vorgeschichte zusammenhängen oder nichts mit ihr zu tun haben (Katalog A des Mutterpasses). Beides ist möglich. Das entspricht einem anderen Verständnis von Risikoschwangerschaft: Nicht Ihre Vorgeschichte, für die es rein rechnerisch ein erhöhtes Risiko für Sie als Schwangere und Ihr Kind gibt, führt zu einer umfassenderen Vorsorge, sondern aktuelle Befunde. Sie haben vielleicht erhöhte Blutwerte, vorzeitige Wehen oder eine leichte Blutung. Diese Ereignisse werden beobachtet und gegebenenfalls behandelt.

In den Mutterpass werden alle Befunde eingetragen, zum Beispiel die Ergebnisse der drei vorgesehenen Ultraschalluntersuchungen.

Der Mutterpass

Nach der ersten oder zweiten Vorsorgeuntersuchung erhalten Sie in der Arzt- oder Hebammenpraxis Ihren Mutterpass. Weil nicht jede Schwangerschaft vor der ersten Vorsorgeuntersuchung bekannt ist, nicht jede Schwangerschaft willkommen ist und sehr früh erkannte Schwangerschaften eventuell keinen Bestand haben, wäre es wenig einfühlsam, den Mutterpass routinemäßig bei der ersten Vorsorgeuntersuchung auszustellen. Außerdem benötigen manche Schwangere erst einmal Zeit, um sich auf die neue Situation einzustellen.

Alle in der Schwangerschaft erhobenen Befunde werden in den Mutterpass eingetragen. So haben nicht nur Sie alle Informationen jederzeit griffbereit, sondern auch Ärzte und Hebammen. Wenn Sie zum Beispiel aufgrund

eines Unfalls plötzlich ins Krankenhaus müssen, können die dort arbeitenden Ärztinnen und Ärzte mit den Informationen im Mutterpass den bisherigen Verlauf der Schwangerschaft nachvollziehen.

Der Mutterpass ist Ihr persönliches Dokument. Sie allein entscheiden darüber, wer etwas eintragen und wer ihn einsehen darf. Arbeitgeber und Behörden können nicht verlangen, den Mutterpass einzusehen.

Wichtig

Während der Schwangerschaft sollten Sie Ihren Mutterpass immer bei sich haben und zu jeder Untersuchung mitbringen. Das gilt natürlich besonders für die Geburt.

Dem Kind zuliebe: Kein Alkohol, keine Zigaretten, keine anderen Drogen

Es passt nicht zusammen, sich Sorgen um das Kind zu machen und gleichzeitig Alkohol, Zigaretten oder andere Drogen zu konsumieren. Nach einem Kaiserschnitt oder bei Diabetes wird bei wenigen von hundert oder sogar tausend Schwangeren mit Problemen gerechnet. Das Glas Alkohol, eine Zigarette oder eine andere Droge, die Sie sich genehmigen, betrifft Ihr Kind genau zu hundert Prozent. Dabei ist es unerheblich, um welche Sorte alkoholisches Getränk es sich handelt, wie viel Nikotin die einzelne Zigarette enthält und ob Sie Drogen als Tablette, geraucht, geschnupft oder gespritzt zu sich nehmen.

Bei Alkohol gilt: Null Toleranz

Alkohol schädigt Ihr Kind in der Schwangerschaft und während der Stillzeit. Es gibt kein Zeitfenster, in dem der Körper des Kindes Alkohol toleriert. Jedes Gramm Alkohol gelangt ungehindert durch den Mutterkuchen zum Kind. Dort hemmt er die Zellteilung und beeinflusst die Entwicklung des Gehirns.

Die Leber des Kindes ist so unreif, dass es immer noch mit Alkohol kämpft, wenn die Mutter ihn längst abgebaut hat. Bei einem weiteren Glas bei der nächsten Gelegenheit ist das Kind eventuell noch alkoholisiert – und muss trotzdem mit neuem Alkohol klarkommen. Falls Sie diese Zeilen erst lesen, wenn Sie bereits Alkohol getrunken haben: Es lohnt sich auch jetzt noch, sofort aufzuhören! Sagen Sie beim nächsten Glas Alkohol Ihrem Kind zuliebe *nein*.

Es ist schwer, ein geliebtes Ritual aufzugeben. Das gilt auch für das Gläschen am Abend zur Entspannung, um den Feierabend gemütlich zu beginnen. Vielleicht denken Sie, doch nicht schwanger zu sein? Oder Sie merken davon noch nicht viel? Vielleicht haben Sie Freunden noch nicht von der Schwangerschaft erzählt und wollen nicht durch plötzlichen Alkoholverzicht auffallen? Es gibt viele verständliche Gründe, weiter zu trinken. Und doch gilt: Null Toleranz bei Alkohol! Wenn Sie Unterstützung suchen, können Sie jederzeit Ihre Ärztin oder Ihre Hebamme ansprechen. Oder Sie wählen Hilfsangebote im Internet. Auf der Internetseite www.iris-plattform.de bekommen Sie Tipps und Anregungen auf dem neuesten Stand der Suchttherapie.

Welche gesundheitlichen Folgen hat der Alkohol für das Kind?

Jährlich werden in Deutschland Schätzungen zufolge 1 bis 2 von 100 Kindern mit Schädigungen durch Alkohol geboren. Sie haben eine Fetale Alkoholspektrum-Störung (FASD). Zunächst sind diese Kinder unauffällig. Mit der Zeit machen sich aber unterschiedlich stark ausgeprägte Entwicklungsstörungen und geistige Einschränkungen bemerkbar. Bei Alkoholkonsum in den ersten drei Schwangerschaftsmonaten können Herzfehler und Fehlbildungen der Nieren auftreten. Etwa 20 von 100 Kindern mit FASD haben das Vollbild des Fetalen Alkoholsyndroms (FAS) mit einer schwerwiegenden geistigen Behinderung und auch äußerlich sichtbaren Veränderungen.

Schäden, die in der Schwangerschaft verursacht wurden, lassen sich nicht heilen. Bei einer frühen Diagnose der Krankheit und speziellen Hilfen können die Auswirkungen der Behinderung allerdings gelindert werden.

Bisher ist es nicht gelungen, einen Zusammenhang zwischen der Menge des Alkohols, den eine Schwangere getrunken hat, und der Schwere des Krankheitsbildes festzustellen. Deswegen ist der vollständige Alkoholverzicht in der Schwangerschaft so wichtig.

Jede Zigarette ist schädlich

So drastisch wie beim Alkohol ist auch die Empfehlung für Raucherinnen: Nikotin und weitere Schadstoffe aus Zigaretten gelangen ungehindert durch den Mutterkuchen zum Kind. Der Nikotinspiegel ist beim Kind sogar etwas höher als bei der Mutter. Das Herz des Kindes fängt unmittelbar noch schneller an zu schlagen. Langfristig führt eine Verengung der Blutgefäße dazu, dass der Mutterkuchen nicht richtig ausgebildet und das Kind in der Folge nicht ausreichend versorgt wird. Das Kohlenmonoxid im Rauch verhindert eine ausreichende Sauerstoffsättigung im Blut des Kindes. Passiv-Rauchen und Rauchen nach der Geburt sind deshalb ebenfalls schädlich.

Ihr Körper gerät in Unruhe, wenn er die Zigarette nicht bekommt? Bei besonders viel Stress hilft Ihnen das Rauchen zur Entspannung? Ist die kurze Zigarettenpause eine Belohnung im Alltag? Genießen Sie die gemeinsame Zigarette mit ihrem Partner? Das sind alles verständliche Gründe. Und doch gilt auch hier: Null Toleranz beim Rauchen! Jede Zigarette, die Sie *nicht* geraucht haben, hilft Ihrem Kind.

Unterstützung gibt es von mehreren Seiten. Sie können sich zum Beispiel auf eine internetbasierte Behandlung einlassen (www.iris-plattform.de) oder Ihre Ärztin um Hilfe bitten. In der kostenfreien Broschüre „rauchfrei in der Schwangerschaft" der Bundeszentrale für gesundheitliche Aufklärung erhalten Sie wichtige Informationen zum Thema sowie zahlreiche Tipps und Anleitungen.

> **Tipp**
>
> Sie können die Broschüre „rauchfrei in der Schwangerschaft" auf der Internetseite der Bundeszentrale für gesundheitliche Aufklärung herunterladen: www.bzga.de, Stichwort „Informationsmaterialien" in die Suchmaske „Rauchfrei in der Schwangerschaft" eingeben.)

Welche gesundheitlichen Folgen haben Zigaretten für das Kind?

Die durch zu enge Blutgefäße verursachte Sauerstoff-Unterversorgung des Kindes führt zu Veränderungen in der Lunge und im Gehirn. Bei rauchenden Schwangeren ist vermehrt mit einer Frühgeburt zu rechnen.

Das Ausmaß der Schädigung beim Kind scheint mit der Menge gerauchter Zigaretten zusammenzuhängen. Bei 1 bis 5 Zigaretten pro Tag werden Kinder mit niedrigerem Geburtsgewicht geboren. Bei 1 bis 10 Zigaretten am Tag kommt es vermehrt zu Konzentrationsschwäche und Hyperaktivität. Untersuchungen zeigen, dass bei 4 Kindern, die aggressives Verhalten im Jugend- und Erwachsenenalter zeigen, 3 in der Schwangerschaft Nikotin und Kohlenmonoxid ausgesetzt waren. Die Gefahr für das Kind, an Asthma zu erkranken, ist um ein Drittel erhöht, die Gefahr, am Plötzlichen Kindstod (SIDS) zu versterben, um das Dreifache. Raucht die Mutter mehr als 10 Zigaretten am Tag, steigt das Risiko des Plötzlichen Kindstodes auf das Sechsfache.

Die Zigarette steht hier als ein Beispiel für den Konsum von Tabakwaren. An ihr lässt sich anschaulich eine Einheit bestimmter Mengen an Nikotin und anderen Schadstoffen beschreiben. Das Verbrennen der gleichen Menge Tabak in einer Pfeife, in einer Zigarre, einem Zigarillo oder einer Nargileh (Shisha, Wasserpfeife) kann mit dem Rauchen einer Zigarette gleichgesetzt werden. Über die Schädlichkeit von E-Zigaretten gibt es uneinheitliche Aussagen. Nikotin wird dabei weiterhin konsumiert. Durch den fehlenden Verbrennungsprozess fällt allerdings kein Monoxid an. Dafür werden Propylenglykole verwendet, deren Langzeitwirkungen noch unbekannt sind. Auch hier gilt deshalb: Zum Schutz des Kindes sollten Sie auf all diese Rauchwaren gänzlich verzichten.

Drogen sind für Kinder Gift

Drogen in Form von Medikamenten, geraucht, geschnupft oder gespritzt, werden vom Ungeborenen viel weniger toleriert als vom Körper der Mutter. Mit Fehlbildungen in unterschiedlichen Formen, geistiger Behinderung, aber auch dem Tod des Ungeborenen muss gerechnet werden. Das oberste Ziel sollte sein, die Einnahme sofort zu beenden. Dies gilt einzig nicht bei der Einnahme von Heroin. Ein Heroinentzug in der Schwangerschaft wäre schädlicher als die Substitution. Schwangeren, die Heroin konsumieren, wird ein Wechsel auf Methadon oder ein methadonähnliches Medikament empfohlen.

Wenn Sie Drogen konsumieren und Hilfe benötigen, können die Frauenärztin oder die Hebamme erste Ansprechpartnerinnen sein. Oder Sie wenden sich an die nächstgelegene Drogenberatungsstelle.

Alles Wichtige zu Medikamenten, Zahngesundheit und Übergewicht

Sie geben Ihrem Kind die besten Startbedingungen, indem Sie gesund leben. Das sagt sich so einfach. Aber was ist eigentlich gesund? Und gelten für alle Schwangeren die gleichen Regeln, zum Beispiel beim Essen und beim Sport? Bitte sprechen Sie darüber mit Ihrer Ärztin oder Ihrer Hebamme. Und behalten *Sie* die Expertise für Ihren Körper.

Dass Alkohol, Tabak und Drogen nicht zu einem gesunden Leben gehören, ist im vorangegangenen Kapitel ausführlich beschrieben. An dieser Stelle sollen nur drei Themen herausgegriffen werden.

Medikamente: Vorher die Ärztin oder die Hebamme fragen

Medikamente in der Schwangerschaft stellen immer ein Risiko dar. Deswegen ist es durchaus zu begrüßen, wenn Schwangere zum Beispiel bei Kopfschmerzen oder Erkältungen auf Medikamente verzichten. Häufig reichen wenige Tage Ruhe ohne Arbeit und übliche Verpflichtungen aus, um gesund zu werden.

Starke Kopfschmerzen oder Migräne ausschließlich mit Ruhe behandeln zu wollen, funktioniert allerdings nicht. Bei Migräne empfehlen Ärztinnen und Ärzte häufig, möglichst früh Medikamente zu nehmen, um den Schmerz zu unterbrechen. Und es gibt viele andere Erkrankungen, die mit Medikamenten behandelt werden müssen. Weil Medikamentenstudien an Schwangeren ethisch nicht

vertretbar sind, wird in vielen Beipackzetteln von der Einnahme der Arznei in der Schwangerschaft und Stillzeit abgeraten. Das ist im Allgemeinen gut so. Allerdings müssen auch Schwangere und Stillende behandelt werden. Und nicht immer ist eine medikamentöse Behandlung riskanter als der Verzicht.

Bitte besprechen Sie mit Ihrer Ärztin, wann Sie ein Medikament nehmen sollen und welches Präparat geeignet ist. Embryotox, ein öffentlich gefördertes, unabhängiges Institut, unterstützt Hebammen und Ärzte bei der Medikamentenauswahl. Das Institut sammelt die Erfahrungen von Ärzten und Betroffenen mit Medikamenten und stellt diese in eine Datenbank zu möglichen Risiken und Nebenwirkungen ein. Die Datenbank kann über die Homepage, aber auch über eine App eingesehen werden (Internet: www.embryotox.de).

Wenn Sie schwanger sind und ein Medikament einnehmen, können Sie Ihre Erfahrungen zur Verfügung stellen. Auf der Internetseite finden Sie einen passenden Fragebogen und eine Telefonnummer. Als Gegenleistung können Sie sich direkt von den Mitarbeitern des Instituts beraten lassen.

Früh in der Schwangerschaft zum Zahncheck

Eine Schwangerschaft wirkt sich auch auf die Zähne aus. Deshalb gehen Sie am besten schon im ersten Drittel der Schwangerschaft zum Zahnarzt. Die Schwangerschaftshormone führen zu einer stärkeren Durchblutung und Auflockerung des Zahnfleisches. Das bietet Bakterien eine gute Möglichkeit, sich auszubreiten. Mögliche Folgen sind Entzündungen der Mundschleimhaut (Schwangerschaftsgingivitis) und vermehrtes Zahnfleischbluten. Diese blutenden Stellen sollten regelmäßig mit einer weichen Zahnbürste geputzt werden.

Wenn Sie plötzlich Vorlieben für Süßes oder Saures entwickeln, wird das Gleichgewicht der vorherrschenden Bakterien im Mund gestört. Und süße und saure Speisen greifen gleichermaßen den Zahnschmelz an, sodass die Zähne anfälliger für Kariesbakterien sind.

Auch die Magensäure bei Sodbrennen oder Erbrechen nagt am Zahnschmelz. Spülen Sie den Mund zunächst aus und warten Sie etwa eine halbe Stunde, bis der saure Geschmack verschwunden ist. Erst dann sollten Sie vorsichtig Zähne und Zahnfleisch („von Rot nach Weiß") mit einer weichen Zahnbürste putzen.

In der Schwangerschaft lohnt eventuell eine professionelle Zahnreinigung. Fragen Sie den Zahnarzt. Zahnbehandlungen werden nur in dringenden Fällen vorgenommen.

Übergewicht: Besser nur mäßig zunehmen

Eigentlich sollen Sie die Schwangerschaft genießen. Und dazu gehören gelegentlich ungesundes Essen und die Freude über ein Stück Torte oder ein Eis.

Leider steigen bei einem zu hohen Ausgangsgewicht vor der Schwangerschaft auch die Risiken in der Schwangerschaft und bei der Geburt leicht an. Ein Body-Mass-Index (BMI) von über 25 gilt als Übergewicht, ein BMI von über 30 als Adipositas beziehungsweise Fettleibigkeit. Adipositas wird dann noch einmal in drei Stufen eingeteilt: Grad I bis zu einem BMI von 34,9, Grad II bis 39,9, ab einem BMI von 40 gilt Adipositas Grad III.

> **Gut zu wissen**
>
> So berechnet sich der Body-Mass-Index:
> Körpergewicht : (Körpergröße in m)^2 = BMI.

Adipositas wird bei etwa 9 von 100 Schwangeren im Mutterpass bescheinigt. Bei ihren Kindern ist das Risiko für den „offenen Rücken" (Spina bifida) um das Zweifache erhöht. Kommt ein offener Rücken jährlich bei etwa 1 bis 2 von 1.000 Kindern vor, sind bei Müttern mit Adipositas etwa 2 bis 3 von 1.000 Kindern betroffen.

Ein angeborener Herzfehler tritt insgesamt bei etwa 1 von 100 Kindern auf. Bei Müttern mit Adipositas steigt das Risiko um ein Viertel. Haben also unter allen Schwangeren 4 von 400 Kindern einen angeborenen Herzfehler, dann sind es bei Müttern mit Adipositas 5 von 400 Kindern.

Frauen mit Adipositas gehen gelegentlich bereits mit Vorerkrankungen in eine Schwangerschaft und leiden eher an Schwangerschaftserkrankungen wie Gestationsdiabetes, einer Präeklampsie und dem HELLP-Syndrom (siehe Seite 55 und 87). Aufgrund solcher (Vor)erkrankungen bringen Mütter mit Adipositas ihre Kinder häufiger als andere Frauen vor 37+0 Schwangerschaftswochen als Frühgeburten zur Welt. Andererseits kommt es auch häufiger zur Einleitung der Geburt, sobald der Entbindungstermin überschritten ist. So soll ein zu großes Geburtsgewicht von mehr als 4000 Gramm verhindert werden. Der Grund: Bei sehr großen Kindern treten während der vaginalen Geburt eher Komplikationen bei der Drehung der Schultern auf.

Zu Beginn der Schwangerschaft wird der BMI ermittelt, um die optimale Gewichtszunahme berechnen zu können. Innerhalb der Schwangerschaft wird kein weiterer BMI errechnet.

Untergewichtige Frauen sollen mehr als üblich zunehmen, adipöse Frauen weniger.

Lassen Sie sich in der Schwangerschaft durch eine individuelle Ernährungsberatung unterstützen. Vielleicht ergibt sich daraus eine Ernährungsumstellung, die Ihnen und Ihrem Kind langfristig hilft, gesund zu essen. Auch Kochkurse und Bewegungsprogramme können Sie dabei unterstützen, das Gewicht in den Griff zu bekommen. Einige Krankenkassen bezahlen solche Angebote als freiwillige Leistungen. Fragen Sie am besten nach.

Gut zu wissen

Empfohlene Gewichtszunahme in der Schwangerschaft

	BMI	empfohlene Zunahme in der Schwangerschaft in Kilogramm
untergewichtige Frauen	bis 18,4	12,5–18 kg
normalgewichtige	18,5–24,9	11,5–16 kg
übergewichtige	25,0–29,9	7–11,5 kg
adipöse Frauen	ab 30,0	5–9 kg

Hält die Schwangerschaft?

Leider ist es ganz normal, dass mindestens ein Drittel aller Schwangerschaften innerhalb der ersten drei Monate mit einer Fehlgeburt endet. Die genauen Ursachen bleiben oft unbekannt. Für die Betroffenen ist das kein Trost.

Die kritischen ersten drei Monate

Bei einer sehr frühen Fehlgeburt wird von einem erhöhten Anteil oftmals spontan entstandener genetischer Veränderungen ausgegangen. Eine ungewöhnliche Anzahl von

Nach den ersten drei Monaten ist das Risiko einer Fehlgeburt schon viel geringer.

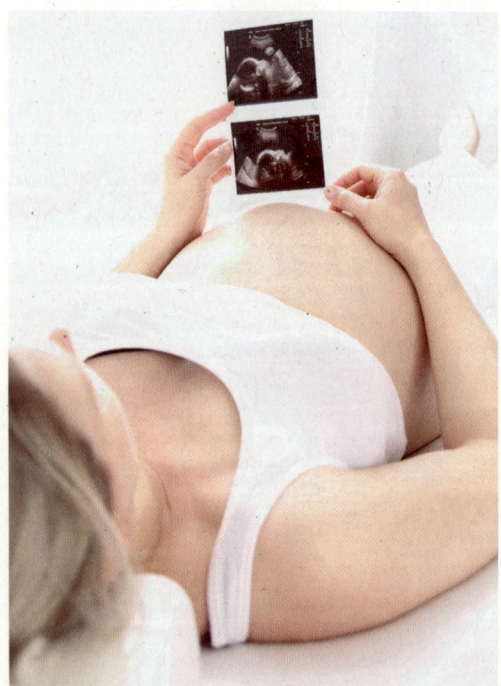

Chromosomen bei der Verschmelzung der weiblichen und männlichen Zelle oder bei der darauffolgenden Zellteilung führt dann zu der Fehlgeburt. Je älter die Paare sind, desto höher ist ihr Risiko. Eine sehr frühe Fehlgeburt tritt etwa vier Wochen nach der letzten Regelblutung auf. Diese Regelblutung ist eventuell ein wenig stärker als üblich und fällt vielen Frauen gar nicht als Fehlgeburt auf.

Von allen Frauen, die bereits wissen, dass sie schwanger sind, erleiden immer noch 10 bis 20 von 100 eine Fehlgeburt bis zu 12+0 Schwangerschaftswochen. Als Grund wird häufig ein ungenügendes Wachstum des Mutterkuchens genannt. Aber auch dafür gibt es nicht immer erklärbare Ursachen.

Überlegen Sie, ob Sie nicht besser erst dann im größeren Bekanntenkreis von der Schwangerschaft erzählen, wenn die besonders kritischen ersten drei Monate vorüber sind. Beim Verlust des Kindes schlägt die Freude über die Schwangerschaft schnell in Hoffnungslosigkeit und Trauer um. Viele Frauen möchten diese Gefühle nur mit nahestehenden Personen teilen.

Etwa 3 von 100 Schwangeren erleiden zwischen der 12. und der 24. Schwangerschaftswoche eine Fehlgeburt. Noch bis zu 24+0 Schwangerschaftswochen wird bei einem spontanen Versterben des Kindes in der Gebärmutter von einer späten Fehlgeburt gesprochen. In dieser Zeit kommt es auch vermehrt zu Fehlgeburten durch vielleicht vermeidbare oder unbehandelte Infektionen.

Fehlgeburt: Was passiert jetzt?

Eine Fehlgeburt macht sich durch Blutungen und wehenartige Unterbauchschmerzen, die oft auch im unteren Rücken oder in der Leiste zu spüren sind, bemerkbar. Dann hat die Geburt des Kindes bereits begonnen (Abortus incipiens oder beginnende Fehlgeburt). Bitte lassen Sie die Blutung in einer Arztpraxis oder in einer Klinik abklären. Es gibt viele Blutungen in der frühen Schwangerschaft, die das Kind nicht gefährden.

Handelt es sich um eine Fehlgeburt, müssen Sie erst einmal mit dieser Tatsache klarkommen. Lassen Sie sich für weitere Entscheidungen Zeit. In den meisten Fällen gibt es keine Notwendigkeit, sofort zu handeln. Bei frühen Fehlgeburten kommt es öfter zu einer kompletten Geburt (Abortus completus oder vollständiger Fehlgeburt), bei späteren Fehlgeburten eher zu einer mehrzeitigen und zunächst inkompletten Geburt (Abortus incompletus).

Dann verbleiben in der Gebärmutter oft Teile des Mutterkuchens und der Eihäute. Eine Ärztin oder ein Arzt muss sie gegebenenfalls operativ lösen, wenn sie nicht doch noch spontan geboren werden.

Erst ein verstorbenes Kind mit einem Geburtsgewicht von 500 Gramm oder mehr wird standesamtlich als Totgeburt erfasst. Die Geburt wird beurkundet. Kinder mit diesem Geburtsgewicht werden bestattet. Mittlerweile ist es aber immer öfter möglich, auch ein Kind mit weniger als 500 Gramm Geburtsgewicht zu beerdigen. Seit dem Jahr 2013 werden auch Frühgeborene mit unter 500 Gramm Geburtsgewicht auf Wunsch beim Standesamt registriert.

Unter den Stichwörtern „Sternenkinder" oder „Schmetterlingskinder" finden Sie Bücher, Internetseiten und Beratungsangebote, die Anregungen für einen angemessenen und würdevollen Umgang mit Fehlgeborenen geben.

Rechte am Arbeitsplatz in der Frühschwangerschaft

Für schwangere Frauen gelten am Arbeitsplatz besondere Schutzrechte. An erster Stelle steht das Mutterschutzgesetz (MuSchG). Es hat zum Ziel, Mutter und Kind vor Gesundheitsgefahren zu schützen. Außerdem soll die Mutter weder finanzielle Einbußen noch Angst um ihren Arbeitsplatz haben. Deshalb enthält das Gesetz Regelungen zu Arbeitszeiten, der Arbeitsplatzgestaltung, zu Schutzfristen, Beschäftigungsverboten, zur finanziellen Unterstützung und zum Kündigungsschutz.

Das Mutterschutzgesetz gilt für alle Schwangeren und Mütter, die in einem Arbeitsverhältnis stehen, unabhängig davon, ob sie in Vollzeit oder Teilzeit arbeiten. Es schließt Auszubildende, Angestellte und Arbeiterinnen im öffentlichen Dienst, geringfügig Beschäftigte, Heimarbeiterinnen und Hausangestellte ein. Frauen mit einem befristeten Job fallen so lange unter das Mutterschutzgesetz, wie das Arbeitsverhältnis besteht.

Gut zu wissen

Ausgenommen von den Regelungen des Mutterschutzgesetzes sind unter anderem Selbstständige. Für Beamtinnen gelten die Regelungen im Beamtenrecht.

Für das Mutterschutzgesetz spielt die Staatsangehörigkeit keine Rolle. Ausländerinnen genießen die gleichen Schutzrechte wie deutsche Arbeitnehmerinnen. Ausschlaggebend ist, dass die Frau ihren Arbeitsplatz gewöhnlich in Deutschland hat.

Der Arbeitgeber muss die Mutterschutzbestimmungen ab dem Tag beachten, an dem er von der Schwangerschaft erfährt. Es spricht daher einiges dafür, den Chef oder die Personalabteilung so früh wie möglich über die Schwangerschaft zu informieren. Andererseits kann es aber auch sinnvoll sein, damit zu warten, bis die besonders kritischen ersten drei Monate verstrichen sind. Denn in dieser Zeit besteht ein erhöhtes Risiko für eine Fehlgeburt (siehe Seite 28 f.). Für die Betroffenen ist das oft eine sehr belastende Erfahrung, die sie nur mit vertrauten Personen teilen möchten – nicht aber mit dem Arbeitgeber. Es kann schwerfallen, dem Chef von einer Fehlgeburt zu erzählen. Und es kann Folgen für die weitere Karriere oder sogar das Beschäftigungsverhältnis haben. Weiß der Chef, dass seine Angestellte ein Kind haben möchte, sieht er möglicherweise von einer Beförderung ab, weil er fürchtet, bald vorübergehend auf sie verzichten zu müssen. Manche Arbeitgeber finden sogar einen Grund für eine Kündigung, um den Ausfall zu verhindern. Mit der Mitteilung der Schwangerschaft zu warten empfiehlt sich

Gut zu wissen

In einem Bewerbungsgespräch darf der Arbeitgeber nicht nach einer bestehenden Schwangerschaft fragen. Tut er es trotzdem, haben Sie das Recht, eine falsche Antwort zu geben. Überlegen Sie aber anschließend, ob eine vertrauensvolle Zusammenarbeit möglich ist, wenn Ihr Arbeitgeber Sie zu einer falschen Aussage ermutigt hat.

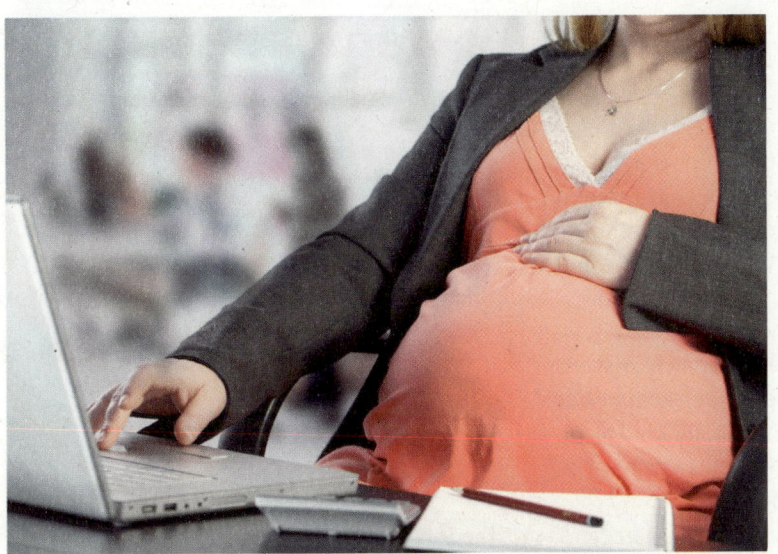

In der Schwangerschaft müssen Frauen am Arbeitsplatz geschützt werden.

auch dann, wenn Sie in Verhandlungen um einen neuen Arbeitsplatz stehen. Oder wenn Ihr Arbeitsverhältnis entfristet werden soll. Letztlich müssen Sie aber selbst entscheiden, welcher Zeitpunkt für Sie der richtige ist.

Es lohnt sich, das Gespräch vorzubereiten. Überlegen Sie sich, wie Ihre berufliche Tätigkeit nach der Geburt des Kindes aussehen kann. Wollen Sie Elternzeit nehmen? Wie viele Stunden möchten Sie wieder arbeiten? Wenn Sie Ihrem Chef schon beim ersten Gespräch konkrete Vorschläge machen, sieht er, dass

Sie auch weiterhin Interesse an Ihrem Job haben und kann besser mit Ihnen planen. Der Arbeitgeber kann einen ärztlichen Nachweis über die Schwangerschaft verlangen, muss aber eventuell anfallende Kosten übernehmen. Nach der Bekanntgabe ist er verpflichtet, die zuständigen Aufsichtsbehörden – das sind die staatlichen Arbeitsschutz- oder Gewerbeaufsichtsämter – zu informieren. Sie kontrollieren die Einhaltung der Mutterschutzvorschriften. Wenn Sie Fragen zum Mutterschutzgesetz oder zu anderen Schutzbestimmungen haben, können Sie sich an diese Stellen wenden.

Beratungsangebote für werdende Eltern

Eine Schwangerschaft ist eine unbekannte Situation. Viele Eltern haben jede Menge Fragen: Welche Vorsorgeuntersuchungen sind sinnvoll? Wo soll das Kind auf die Welt kommen? Welche Rechte haben Arbeitnehmerinnen? Manche Frauen und Männer suchen Unterstützung, weil sie sitzengelassen wurden oder nicht wissen, wie sie finanziell über die Runden kommen sollen. Oder weil sie Angst haben, ihr Kind nicht sehen zu können. Andere fürchten sich vor der neuen Lebenssituation oder sind verunsichert, ob sie die Verantwortung für ein Kind tragen können. Oder sie haben erfahren, dass sie mit hoher Wahrscheinlichkeit ein behindertes Kind bekommen werden und möchten sich über Hilfsmöglichkeiten informieren. Und manche Frauen sind ungewollt schwanger und wissen nicht, ob sie das Kind behalten werden. Sie alle haben einen gesetzlichen Anspruch auf Hilfe.

In Schwangerschaftsberatungsstellen können sich Frauen und Männer zu allen Fragen rund um Schwangerschaft und Geburt beraten lassen – kostenlos und auf Wunsch auch anonym. Die Mitarbeiterinnen geben unter anderem Auskunft über finanzielle Leistungen, soziale und wirtschaftliche Hilfen oder rechtliche Ansprüche. Die Beratungsstellen informieren auch zu einem Schwangerschaftsabbruch oder den Möglichkeiten, ein Kind zur Adoption freizugeben.

Die Beratung kann sich auf einen Termin beschränken oder mehrere Treffen umfassen. Auf Wunsch begleiten die Mitarbeiterinnen Eltern durch die komplette Schwangerschaft und das erste Lebensjahr des Kindes.

Gut zu wissen

Schwangeren in besonderen finanziellen Notlagen hilft die Bundesstiftung „Mutter und Kind – Schutz des ungeborenen Lebens". Sie beteiligt sich zum Beispiel an den Kosten für die Schwangerschaftsbekleidung und die Erstausstattung des Kindes. Die Hilfe kann nur über eine Schwangerschaftsberatungsstelle beantragt werden (Internet: www.bundesstiftung-mutter-und-kind.de).

Die Schwangerschaftsberatung wird von unterschiedlichen Trägern angeboten: von kommunalen Gesundheits- und Jugendämtern, Wohlfahrtsverbänden oder Vereinen. Ratsuchende haben also die Möglichkeit, aus verschiedenen Anbietern jene auszuwählen, die ihnen von der Ausrichtung und vom Selbstverständnis am nächsten sind. Manche Frauen und Männer fühlen sich bei einer konfessionellen Beratungsstelle am besten aufgehoben. Andere bei einem Verein wie pro familia, der sich für Sexualaufklärung einsetzt. Die Beratung kann persönlich, telefonisch oder über das Internet in Form von E-Mails oder Chats erfolgen. Manche Beratungsstellen bieten Gruppenchats an. Wofür Sie sich entscheiden, hängt vom Anliegen und den persönlichen Vorlieben ab. Sachfragen lassen sich gut am Telefon klären. Wer anonym bleiben möchte, für den eignet sich ein Chat-Angebot. Im persönlichen Gespräch ist ein direkter Austausch möglich. Im Internet unter www.familienplanung.de – Stichwort „Beratung" – „Beratungsstelle finden" können Sie nach Beratungsstellen mit bestimmter Ausrichtung in der Nähe Ihres Wohnortes suchen.

Manchen Schwangeren fällt es jedoch schwer, einen Termin zu vereinbaren. Sie sind es nicht gewohnt, mit Fremden zu telefonieren, sie gehen ungern zum Arzt oder zu unbekannten Institutionen. Außerdem müssen vielleicht noch andere Kinder versorgt werden. Oder der Weg zur Beratungsstelle hat weitere Hürden, die jeden Versuch scheitern lassen. In diesen Fällen kann die Unterstützung einer **Familienhebamme** genau das Richtige sein. Sie ist Hebamme und kennt sich mit der Schwangerschaft, der Geburt und der Zeit danach aus. Sie kann aber auch bei den vielen anderen Dingen helfen, die bereits in der Schwangerschaft bedacht werden müssen. Denn sie weiß, wie schwer es manchmal ist, alles in den Griff zu bekommen. Die Familienhebamme besucht Sie zu Hause. Das Angebot ist für Sie kostenlos. Eine Familienhebamme kommt aber nur, wenn Sie das wollen, und auch nur so lange, wie Sie das wünschen. Vielleicht lassen Sie sich von einer Freundin helfen, um den Kontakt über die „Frühen Hilfen" in Ihrer Region herzustellen (siehe Seite 212).

Wenn ein Schwangerschaftsabbruch im Raum steht

Nicht jede Frau ist mit ihrer Schwangerschaft glücklich. Dafür kann es ganz unterschiedliche Gründe geben. Wer einen Schwangerschaftsabbruch erwägt, muss sich in einer anerkannten Schwangerschaftskonfliktberatungsstelle beraten lassen. Die Beratung ist als Hilfsangebot gedacht. Sie soll Raum geben, über die Gründe für den Schwangerschaftsabbruch zu sprechen. Ihr Ziel ist es, Frauen Perspektiven für ein Leben mit dem Kind aufzuzeigen und sie zu ermutigen, die Schwangerschaft fortzusetzen. Das bedeutet aber nicht, dass Frauen

bedrängt werden, das Kind zu bekommen. Die Mitarbeiter nennen Hilfsangebote und bieten praktische Unterstützung an, zum Beispiel bei der Suche nach einer Betreuung für das Kind. Oder sie helfen dabei, die Fortsetzung der Ausbildung zu organisieren. Außerdem erklären sie, unter welchen Voraussetzungen ein Schwangerschaftsabbruch straffrei möglich ist. Auf Wunsch kann sich die Beratung über mehrere Termine erstrecken.

Schwangere Frauen haben einen gesetzlichen Anspruch auf umgehende Beratung. Auf Wunsch können sie eine Vertrauensperson mitbringen. Die Mitarbeiterinnen unterliegen der Schweigepflicht. Ohne Einverständnis der Schwangeren dürfen sie niemanden über den Inhalt des Gespräches informieren – auch nicht den Partner oder nahe Angehörige. Nach der Beratung wird eine Bescheinigung ausgestellt. Sie ist Voraussetzung für einen straffreien Schwangerschaftsabbruch.

Gut zu wissen

Manche Frauen halten ihre Schwangerschaft geheim. Sie möchten nicht, dass irgendjemand von der Geburt und dem Kind erfährt. Für sie gibt es das Angebot der vertraulichen Geburt: Sie können ihr Kind mit einer Hebamme oder in einem Krankenhaus anonym zur Welt bringen. Ihre Daten werden einmalig aufgenommen und sicher hinterlegt, damit das Kind später erfahren kann, wer seine Mutter ist. Die Mutter muss sich um die Kosten keine Sorgen machen. Die Beratung, die vertrauliche Geburt sowie die Vor- und Nachsorge muss sie nicht selbst bezahlen. Mehr Informationen gibt es über die kostenlose Rufnummer 0800/40 40 020 oder auf der Internetseite www.geburt-vertraulich.de.

Untersuchungen in der Schwangerschaft

Eine Schwangerschaft ist ein natürliches Ereignis im Leben einer Frau. Es ist aber doch so besonders, dass Schwangere im Alltag und im Arbeitsleben Rücksicht von anderen erwarten können. Es gibt kaum eine andere Zeit, in der so viele Dinge zu regeln und zu beachten sind wie in der Schwangerschaft. Das müssen Sie nicht alles alleine tun. Sie haben Anspruch auf Beratung, Unterstützung und medizinische Begleitung.

Der Umfang der Leistungen hängt von Ihren Bedürfnissen beziehungsweise Ihrem Wunsch nach Unterstützung und von Ihrer gesundheitlichen Verfassung ab. Im Rahmen der Schwangerenvorsorgeuntersuchungen werden sie von einer Ärztin oder einer freiberuflich tätigen Hebamme medizinisch betreut, um Krankheiten bei Ihnen oder Ihrem Kind zu vermeiden. Viele Frauenärztinnen und Hebammen begleiten darüber hinaus auch bei schwanger-

Das Kind spürt die warme Hand bei der Untersuchung.

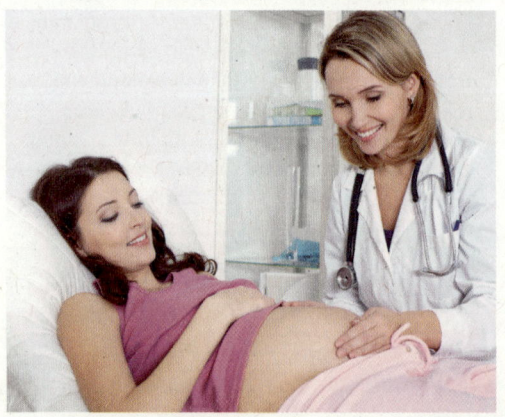

schaftsbedingten Beschwerden und psychosozialen Problemen. Hebammen sind Expertinnen für alle Themen zur Vorbereitung auf die Geburt und die Zeit danach. Familienhebammen unterstützen bei praktischen Fragen. Sie begleiten Schwangere in Facharztpraxen, zum Sozial-, Jugend- oder Arbeitsamt und vermitteln an andere Beratungsstellen.

In den folgenden Unterkapiteln bekommen Sie zunächst allgemeine Informationen zu den Vorsorgeuntersuchungen. Dann werden alle Untersuchungen für gesunde Schwangere beschrieben: zuerst die regelmäßigen Untersuchungen, die auf den Seiten 7 und 8 im Mutterpass eingetragen werden, dann die einmaligen (zumeist) Blutuntersuchungen, deren Ergebnisse auf den Seiten 2 und 3 stehen.

Leider lässt sich das Normale nicht ohne die Grenze zum Kranken beschreiben. Bei der Erklärung der verschiedenen Untersuchungen wird deshalb auch immer eine mögliche Erkrankung genannt. Bitte lassen Sie sich dadurch nicht verunsichern.

Die Untersuchungen sollen Sie und Ihr Kind schützen und frühzeitig Hinweise auf Auffälligkeiten geben. Zu viele Hinweise führen allerdings häufig zu weiteren Untersuchungen und zu vorzeitigen Behandlungen – auch in Fällen, in denen gar keine Behandlung nötig gewesen wäre. Untersuchungen können also auch schaden. Aus diesem Grund ist es sinnvoll, einzelne Untersuchungen und Behandlungsangebote kritisch zu hinterfragen.

Nach den standardmäßigen kontinuierlichen und einmaligen Untersuchungen werden weitere Untersuchungen beschrieben, die in vielen Schwangerschaften nicht notwendig sind. Sie werden aber angeboten. Oder sie sind wichtig, wenn ein bestimmtes Risiko vorliegt (siehe Seite 87). Wenn Sie also im ersten Teil eine der Ihnen angebotenen Untersuchungen nicht finden, ist diese bei einer unauffälligen Schwangerschaft nicht oder erst zu einem späteren Zeitpunkt vorgesehen. Bitte lassen Sie sich dann den Grund für das Angebot erklären. SIE entscheiden darüber, ob Sie eine Untersuchung wahrnehmen wollen oder eben nicht.

Ultraschalluntersuchungen (Seiten 10 und 11 des Mutterpasses) und Beratungsthemen, die im Mutterpass dokumentiert werden (Seite 5), werden in eigenen Kapiteln behandelt (siehe Seite 14, 22, 25, 57).

Frage 2

Brauche ich die Vorsorgeuntersuchungen wirklich? Machen sie mein Kind gesünder?

In Deutschland sind für eine unkompliziert verlaufende Schwangerschaft regulär etwa zehn bis zwölf Vorsorgeuntersuchungen vorgesehen. Anhand der umfassenden medizinischen Vorgeschichte, Ergebnissen von Untersuchungen und Laborwerten sollen die Schwangeren herausgefunden werden, die intensiver betreut oder auch behandelt werden müssen. Vom Gemeinsamen Bundesausschuss wurde ein zunächst monatliches und später vierzehntägiges Untersuchungsschema verhandelt und durch die Mutterschafts-Richtlinien bestimmt. Das gemeinsame Dokument ist der Mutterpass.

Die Anzahl der Vorsorgeuntersuchungen in Deutschland ist im europäischen Vergleich hoch. Das AQUA-Institut für angewandte Qualitätsförderung und Forschung im Gesundheitswesen definiert bei einer normalen Schwangerschaft eine Anzahl unter fünf Vorsorgeuntersuchungen als Unterversorgung, aber schon zwölf Vorsorgeuntersuchungen als Überversorgung. Es wird nicht beschrieben, welche Vorsorgeuntersuchung gegebenenfalls ausgelassen werden kann. Untersuchungen, die bestimmten Schwangerschaftswochen zugeordnet sind, sollten in der vorgegebenen Zeitspanne vorgenommen werden. Aber bleiben Sie Expertin für Ihren Körper und passen Sie die Möglichkeiten Ihren Bedürfnissen an! Zusätzliche (Ultraschall-)Untersuchungen auf Wunsch der Schwangeren und Individuelle Gesundheitsleistungen (IGeL) sind fast immer überflüssig. Sonst wären Sie im Katalog der Mutterschafts-Richtlinien aufgeführt. Bitte lassen Sie sich Nutzen und Schaden einer Untersuchung genau erklären, bevor Sie sich entscheiden. Nach einer Einstufung als Risikoschwangere zahlt die Krankenkasse für zusätzliche Untersuchungen und Behandlungen. Die Einstufung hat allerdings auch Auswirkungen auf die Geburt. Risikoschwangere werden in der Klinik wahrscheinlich während der gesamten Zeit an ein CTG angeschlossen: Damit ist ihre Bewegungsfreiheit deutlich eingeschränkt.

Die regelmäßige Teilnahme an Vorsorgeuntersuchungen garantiert nicht, dass Sie und Ihr Kind gesund bleiben. Sie kann aber dabei unterstützen, Ihr eigenes Krankheits- beziehungsweise Gesundheitsgefühl zu bestätigen. Und Sie ermöglicht, bestimmte Diagnosen zu stellen und gegebenenfalls frühzeitig eine Behandlung einzuleiten, die eine Übertragung einer Krankheit auf das Kind verhindert oder deren Folgen minimiert.

Zehn bis zwölf Vorsorgeuntersuchungen stehen Schwangeren zu

Entsprechend den Mutterschafts-Richtlinien zahlen die gesetzlichen Krankenkassen in einer Schwangerschaft zehn bis zwölf Vorsorgeuntersuchungen bei einer Ärztin oder einer Hebamme. Damit ist eine kontinuierliche Begleitung der Schwangeren gewährleistet. Die Untersuchungen wiederholen sich bei jedem Vorsorgetermin. Zu Beginn erfolgt pro Schwangerschaftsmonat (4 Wochen) je eine Vorsorge, ab der 32. Schwangerschaftswoche sind alle zwei Wochen Kontrollen vorgesehen.

Zum Standard gehören außerdem drei Ultraschall- und bestimmte Blutuntersuchungen innerhalb vorgegebener Intervalle. Aus Sicht der Ärzteschaft, der Krankenhäuser und der Krankenkassen unter dem Dach des Gemeinsamen Bundesausschusses ist so die gesundheitliche Versorgung ausreichend sichergestellt.

Der Gemeinsame Bundesausschuss aktualisiert regelmäßig die Mutterschafts-Richtlinien und nimmt nach umfassender Prüfung gegebenenfalls weitere Untersuchungen auf oder streicht überflüssig gewordene. Bei der Prüfung wird für jeden Test die Anzahl der falsch positiven und falsch negativen Ergebnisse errechnet. Das ist wichtig, um die Aussagekraft zu prüfen (siehe Seite 37 und 40). Außerdem werden die Vor- und Nachteile einer Untersuchung diskutiert. Sie können sicher sein, dass Ihre Schwangerschaft auch ohne zusätzliche Untersuchungen nach dem derzeitigen Stand der Medizin optimal begleitet wird. Es kann höchstens passieren, dass eine Untersuchung gerade noch oder gerade noch nicht in den aktuellen Mutterschafts-Richtlinien steht. Über aktuelle Diskussionen können Sie sich auf der Internetseite des Gemeinsamen Bundesausschusses informieren (www.g-ba.de).

Es gibt ein großes Angebot an zusätzlichen Leistungen auch für Schwangere ohne aktuelles Risiko. Die Mutterschafts-Richtlinien können Ihnen dabei helfen einzuschätzen, ob eine angebotene zusätzliche Untersuchung für Ihre Schwangerschaft und Geburt oder für Ihr Kind einen Nutzen bringt.

Die freiwilligen Leistungen der Krankenkassen

Zusätzlich zu den festgeschriebenen Untersuchungen kann jede gesetzliche Krankenkasse in ihrer Satzung weitere Leistungen aufnehmen, die dann allen Mitgliedern zustehen. Das Versorgungsstrukturgesetz aus dem Jahr 2012 ermöglicht es den Krankenkassen, sich durch Satzungsleistungen zu profilieren und damit in Wettbewerb zu treten. Unter anderem dürfen die Krankenkassen auch zusätzliche Hebammenleistungen bei Schwangerschaft und Mutterschaft bezahlen. Ein Vergleich lohnt sich: Als Extraleistung kann ein einmaliger Toxoplasmose-Test genannt sein, aber auch die Übernahme der Kosten für die Rufbereitschaft einer Hebamme (siehe Seite 103).

Bitte informieren Sie sich bei Ihrer Krankenkasse. Viele Krankenkassen stellen ihre Satzung auch online zur Verfügung.

Muss man die Untersuchungen wahrnehmen?

Alle für eine unkomplizierte Schwangerschaft vorgesehenen Untersuchungen sind durch Einigung der Experten im Gemeinsamen Bun-

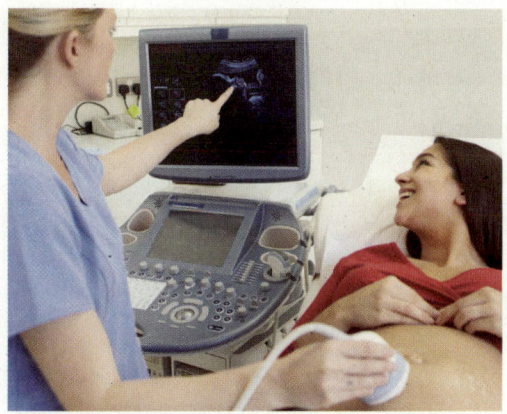

Mehr Ultraschalluntersuchungen führen nicht zu mehr Gesundheit.

desausschuss in die Mutterschafts-Richtlinien aufgenommen worden. Bei einer normal verlaufenden Schwangerschaft werden durch die zehn bis zwölf Vorsorgeuntersuchungen mögliche Gesundheitsprobleme rechtzeitig erkannt und behandelt. Das ist das gemeinsame Ziel.

Im Erstgespräch oder in der Schwangerschaft erkannte Risiken, das Angebot Individueller Gesundheitsleistungen (IGeL) sowie der Wunsch vieler Schwangeren nach weiteren (Ultraschall-)Untersuchungen führen allerdings dazu, dass die meisten Frauen zusätzliche Vorsorgeuntersuchungen oder weitere Untersuchungen innerhalb eines Vorsorgetermins in Anspruch nehmen. Durch die Einstufung als Risikoschwangere bekommen sie mehr Vorsorgeuntersuchungen bezahlt. Ärztin und Hebamme können je nach Bedarf weitere Untersuchungen und zusätzliche Behandlungen mit der gesetzlichen Krankenkasse abrechnen. Die privaten Krankenkassen schließen sich in der Regel an, wenn die Mutter für Leistungen in der Schwangerschaft versichert ist. Es gibt also durchaus auch einen finanziellen Anreiz,

möglichst viele Frauen als Risikoschwangere zu definieren.

Die Sache mit dem „Risiko": Welche Aussagen machen die Tests?

Gesunde Frauen zu untersuchen, um eine Erkrankung festzustellen, ist nur dann sinnvoll, wenn der Test die Erkrankung auch wirklich finden kann. Das hört sich banal an, ist es aber nicht. Das Gleiche gilt für Untersuchungen, die feststellen sollen, ob eine Frau eine bestimmte Erkrankung bereits hatte. Auch in diesem Fall sollte ein Test immer dann ein positives Ergebnis zeigen, wenn eine Frau schon einmal erkrankt war.

In einer Schwangerschaft ist ein Test nur dann zu rechtfertigen, wenn er mit hoher Wahrscheinlichkeit durch einen Erreger infizierte Frauen oder Frauen, die eine bestimmte Erkrankung bereits durchgemacht haben, identifiziert und

1. wenn die Entdeckung der Krankheit wesentliche Konsequenzen für die Mutter oder das ungeborene Kind hat oder
2. wenn bei einer möglichen Erkennung einer Erkrankung in einem frühen Stadium die Heilungschancen größer sind.

Sie könnten einwenden, dass es doch immer gut ist zu wissen, wenn in oder an Ihrem Körper potentiell krankmachende Erreger zu finden sind? Das ist aber nicht in jedem Fall richtig. Krank werden Sie nur, wenn Ihr Körper mit den Erregern nicht selbst fertig wird. Erst dann reagiert er. Ein Beispiel: Dringen Bakterien in eine Wunde ein, die der Körper nicht bekämpfen kann, kommt es zu einer Rötung, schlech-

Im Überblick: Alle wichtigen Untersuchungen während der Schwangerschaft

Schwangerschaftswochen	1.	2.	3.	4.	5.	6.	7.	8.	9.	10.	11.	12.	13.	14.	15.	16.	17.	18.	19.	20.
Schwangerschaftsmonat	1. Monat				2. Monat				3. Monat				4. Monat				5. Monat			

Vorsorgeuntersuchung	VS	VS	VS	VS	VS

Anamnese (einmalig)
Familienanamnese
Eigenanamnese
Schwangerschaftsanamnese
Sozial- und Arbeitsanamnese

allgemeine Untersuchung bei jeder Vorsorge
Fundusstand / Symphysen-Fundus-abstand
Kindslage
Kindsbewegung
Herztöne des Kindes

RR (Blutdruckmessung)
Gewicht
Ödeme bei der Mutter
Varkosis

Urinprobe
Untersuchung des Mittelstrahlurins auf Eiweiß und Zucker bei jeder Vorsorgeuntersuchung

Nachweis von Chlamydia-Trachomatis-DNA (einmalig)

Blutuntersuchungen
Blutgruppenbestimmung
1. Antikörper-Suchtest
Röteln-Antikörpertest
Lues-Suchreaktion (LSR)
Hämoglobinbestimmung (Hb)
HIV-Test (alles einmalig)

evtl. Röteln-Antikörpertest-Kontrolle

Ultraschall
1. Screening
2. Screening

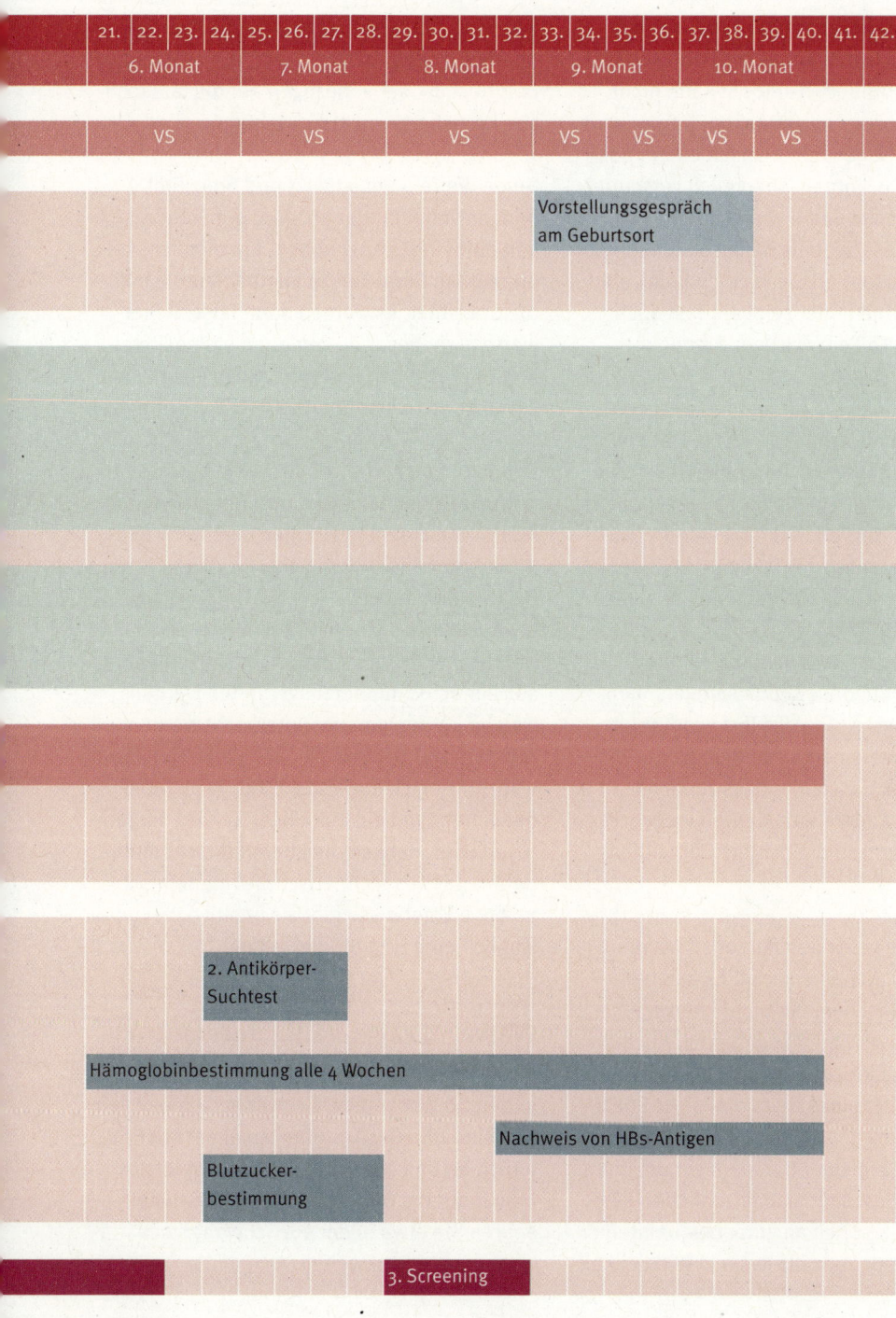

21.	22.	23.	24.	25.	26.	27.	28.	29.	30.	31.	32.	33.	34.	35.	36.	37.	38.	39.	40.	41.	42.
6. Monat				7. Monat				8. Monat				9. Monat				10. Monat					

VS   VS   VS   VS   VS   VS   VS

Vorstellungsgespräch
am Geburtsort

2. Antikörper-
Suchtest

Hämoglobinbestimmung alle 4 Wochen

Nachweis von HBs-Antigen

Blutzucker-
bestimmung

3. Screening

ten Heilung und gegebenenfalls Müdigkeit und Fieber. Ein Test stellt aber oftmals nur fest, ob Bakterien vorhanden sind. Er kann nicht sagen, ob Sie an ihnen erkranken. Und er kann auch nicht aussagen, ob die nach einem positiven Ergebnis eventuell vorsorglich verschriebene antibiotische Salbe wirklich nötig war. Ein positives Testergebnis hat also nicht immer etwas damit zu tun, ob Sie wirklich krank sind oder werden. Und leider zeigt ein Test auch nicht in jedem Fall ein richtiges Ergebnis.

Wie viele Personen mit einer Erkrankung ein positives Ergebnis erhalten, beschreibt die Empfindlichkeit (Sensitivität) eines Tests. Die Empfindlichkeit wird in Prozent angegeben. Werden 95 von 100 erkrankten Personen positiv getestet, dann hat der Test eine Sensitivität von 95 Prozent. 5 von 100 Personen sind also krank und fühlen sich eventuell schlecht. Der Test sagt aber aus, dass sie die vermutete Krankheit nicht haben. Bei diesen Personen wird im günstigsten Fall der Test wiederholt und zeigt dann ein richtiges Ergebnis an. Es kann aber auch passieren, dass zunächst andere Tests auf andere Krankheiten vorgenommen werden und so die richtige Behandlung zu spät einsetzt.

Auch nicht alle gesunden Personen werden von einem Test richtig erkannt. Es gibt bei jedem Test Menschen, die nicht krank sind, aber ein positives Ergebnis erhalten. Auch dieser Wert wird in Prozent angegeben. Man nennt ihn die Spezifität eines Tests. Bei einer Spezifität von 95 Prozent erhalten 5 Personen, die eigentlich gesund sind, trotzdem ein positives Ergebnis. Der Test sagt also fälschlicherweise, dass diese 5 Personen an einer bestimmten Erkrankung leiden, obwohl sie sie in Wirklichkeit

NICHT haben. Wenn jetzt vorsorglich eine Behandlung begonnen wird, war diese eigentlich überflüssig oder – bezogen auf die tatsächliche Krankheit – nicht die richtige.

Beide Werte – Sensitivität und Spezifität – hängen voneinander ab. Wird die Empfindlichkeit eines Tests angehoben, um möglichst alle erkrankten Personen zu identifizieren, sinkt die Spezifität. Es werden dann fälschlicherweise mehr gesunde Personen ein positives Ergebnis erhalten und womöglich gegen eine Erkrankung behandelt, die sie gar nicht haben.

Bei Screenings wird zum Beispiel bewusst eine hohe Sensitivität angewandt: Beim Neugeborenen-Hörscreening erhalten eigentlich alle Kinder ohne Hörstörung ein negatives Ergebnis (Sensitivität etwa 100 %). Dafür wird bei etwa 4 von 100 Kindern fälschlicherweise eine Hörstörung festgestellt. Durch das Screening soll zunächst nur herausgefunden werden, welche Kinder genauer untersucht werden müssen. Das wird bei der ärztlichen Aufklärung wahrscheinlich auch so gesagt. Wenn aber bei einem Kind ein auffälliger Befund diagnostiziert wird, denken die Eltern oft nicht mehr daran, dass es rechnerisch viel mehr falsch positive Ergebnisse gibt als positive, bei denen wirklich eine Hörstörung vorliegt.

Was wird regelmäßig untersucht und warum?

In den 40 Wochen der Schwangerschaft wachsen Kind und Gebärmutter zunächst kontinuierlich an und bereiten sich dann im letzten Monat auf die Geburt vor. Als Schwangere spüren Sie etwa in der 36. Schwangerschaftswoche erste Senkwehen.

Die Vorsorgeuntersuchungen in der Schwangerschaft sind in den ersten acht Mond-Monaten zunächst alle vier Wochen und ab 32+0 Schwangerschaftswochen im Abstand von etwa zwei Wochen vorgesehen. Alle Ergebnisse werden auf den Seiten 7 und 8 Ihres Mutterpasses eingetragen.

Fundusstand, Kindslage und -bewegung

Größe und Lage von Gebärmutter und Kind werden bei jeder Vorsorgeuntersuchung bestimmt. Dies geschieht durch die Höhe des Fundusstandes oder das Maß des Symphysen-Fundusabstandes.

Für die äußerliche Untersuchung des Bauches wenden Ärztinnen und Hebammen Handgriffe nach Leopold an. Dazu werden Sie als Schwangere gebeten, sich mit erhöhtem Oberkörper hinzulegen und den Bauch frei zu machen. Von außen über die Bauchdecke lässt sich gut der höchste Punkt der Gebärmutter ertasten. Er wird als Fundus uteri bezeichnet (siehe Seite 15). Dieser wird in Bezug zur Symphyse – der vorderen Verbindung der beiden Schambeine – zum Nabel und zum Rippenbogen bestimmt. Er zeigt unter Einbeziehung des Schwangerschaftsalters und der Ergebnisse vorheriger Untersuchungen das Wachstum des Kindes an.

Die Gewichtszunahme der Mutter kann das Wachstum des Kindes lediglich bestätigen. Da Frauen mit höherem BMI geraten wird, im Verlauf der Schwangerschaft eher nicht weiter zuzunehmen und eine Gewichtszunahme auch durch eine höhere Wassereinlagerung in den Händen und Beinen verursacht sein kann, spiegelt dieser Wert nur ungefähr das kindliche Wachstum wieder.

Mit fortgeschrittener Schwangerschaft können Ärzte und Hebammen durch Handgriffe nach

Hintergrund

So wird das Schwangerschaftsalter dargestellt: Eine Schwangerschaft wird fachlich mit 10 Mond-Monaten (ca. 28 Tage von Neumond zu Neumond) oder 40 Schwangerschaftswochen berechnet. Für die genaue Darstellung des Schwangerschaftsalters werden vollendete Wochen plus die Tage der aktuellen Woche vermerkt: 34+5 SSW (34 plus 5 Schwangerschaftswochen) bedeutet, dass der erste Tag der letzten Regelblutung vor 34 Wochen und 5 Tagen war. Die Schreibweise „36. Schwangerschaftswoche" ist missverständlich. Damit könnte ein Zeitraum von 35+1 SSW bis 36+6 SSW gemeint sein, also fast zwei Wochen. Diese Schreibweise wird im Buch immer dann verwendet, wenn ein ungefährer Zeitraum in der Schwangerschaft gemeint ist. Für konkrete Angaben wird die bei Hebammen und Ärzten gebräuchliche Schreibweise genutzt: Zum Beispiel gilt eine Geburt nach 36+6 Schwangerschaftswochen nicht mehr als Frühgeburt, ein Kind ab 42+0 SSW als übertragen. Auch das Alter des Kindes wird unterschiedlich angegeben. Wurde es vom Tag der Empfängnis an berechnet, steht hinter der Schwangerschaftswoche häufig ein p.c. (post conceptionem). Beispiele dazu finden Sie auf Internetseiten, die das Wachstum des Kindes in der Frühschwangerschaft beschreiben. Ist der Konzeptionstermin bekannt, kann er auf Seite 6 des Mutterpasses eingetragen und gegebenenfalls zur Korrektur des Entbindungstermins herangezogen werden. Die Berechnung des Entbindungstermins beginnt immer mit dem ersten Tag der letzten Menstruation (post menstruationem (p.m.)) vor der Schwangerschaft. Dem entsprechen die Einträge der Schwangerschaftswoche auf den Seiten 7 und 8 des Mutterpasses.

Hintergrund

Fundusstand und Symphysen-Fundusabstand:
Nach 12 Schwangerschaftswochen ist die Gebärmutter so weit aufgerichtet, dass sie oberhalb der Symphyse ertastet werden kann. In der 24. Schwangerschaftswoche (24+0 Schwangerschaftswochen plus/minus sechs Tage) lässt sich der Fundus bei einer liegenden Frau in Höhe des Nabels erspüren; in der 36. Schwangerschaftswoche ist der Fundus am Rippenbogen angekommen. Ärztin oder Hebamme tragen im Mutterpass auf Seite 7 jeweils den Abstand in Bezug zur Symphyse, zum Nabel oder zum Rippenbogen ein. Der Abstand über oder unter einem der Bezugspunkte zum Fundus wird durch die benötigte Anzahl an Quer-fingern (QF) der Schwangeren angegeben. Ein

Querfinger entspricht der Breite des Zeigefingers der Schwangeren. Zwei QF ⌐RB würde bedeuten, dass der oberste Punkt der Gebärmutter zwei Querfinger unter dem Rippenbogen zu ertasten ist.

Alternativ wird der Symphysen-Fundusabstand (SFA) bestimmt. Dieser wird mit einem Zentimetermaß vom obersten Punkt der Schambeinfuge (Symphyse) über die Krümmung des Bauches bis zum höchsten Punkt der Gebärmutter gemessen. Bis zur 36. Schwangerschaftswoche liegt der Zahlenwert in Zentimeter jeweils etwa zwei Zahlen unter dem Zahlenwert der Schwangerschaftswoche (in 24+0 SSW etwa 22 Zentimeter SFA, in 36+0 SSW etwa 34 Zentimeter SFA).

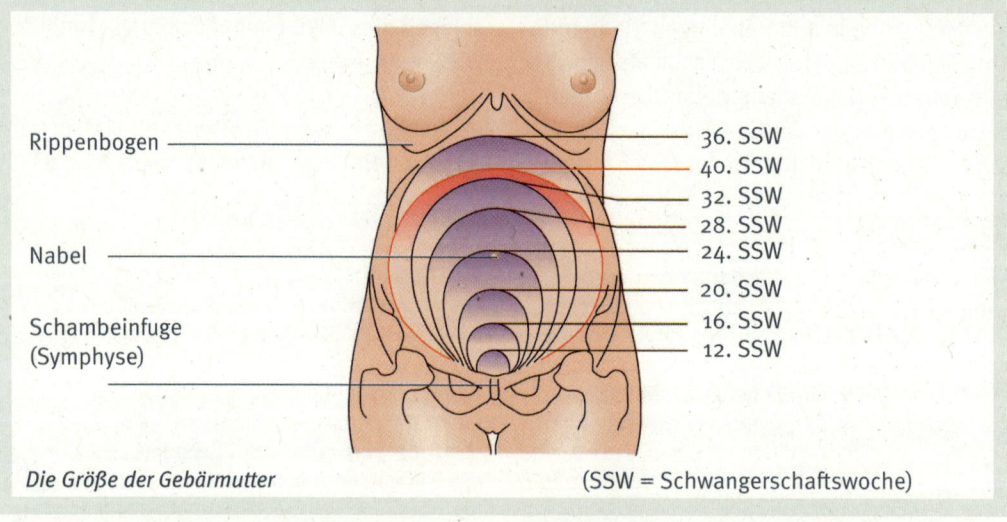

Rippenbogen

Nabel

Schambeinfuge
(Symphyse)

36. SSW
40. SSW
32. SSW
28. SSW
24. SSW
20. SSW
16. SSW
12. SSW

Die Größe der Gebärmutter   (SSW = Schwangerschaftswoche)

Leopold die Größe und Lage des Kindes bestimmen. Frauen spüren etwa ab der Hälfte der Schwangerschaft die ersten Bewegungen ihres Kindes. Am besten fühlen sie das Strecken der Beine. Durch die Kindsbewegungen und durch die Bestimmung der kindlichen Lage reift bei Frauen die Vorstellung von ihrem Kind. Es fällt ihnen leichter, Kontakt zum Ungeborenen

aufzunehmen. Und auch für Partner und Geschwister wird das Kind im Mutterleib realer.

Die kindliche Lage in der Gebärmutter zeigt, ab wann sich das Kind in die Schädellage begibt (der Kopf des Kindes liegt in Richtung zum mütterlichen Becken) und auf welcher Seite sich der kindliche Rücken befindet.

Irgendwann wird das Kind in Schädellage liegen bleiben. Daraus lassen sich Schlüsse für die Geburt ziehen. Die Ärztin oder die Hebamme nennen Haltungen, die das Kind darin unterstützen, eine möglichst günstige Ausgangsposition für die Geburt einzunehmen.

Erfahrene Ärztinnen und Hebammen können mit Handgriffen nach Leopold im Geburtszeitraum sehr genau das Geburtsgewicht einschätzen. Sie übertreffen damit die rechnerische Leistung des Ultraschalls.

Gut zu wissen

Viele Untersuchungswerte beziehen sich auf das Schwangerschaftsalter. Wenn alles irgendwie nicht passt, könnte der Geburtstermin falsch berechnet sein.

Hintergrund

Die Kindslage: Die Lage des Kindes wird auf Seite 7 des Mutterpasses eingetragen. Zu Beginn der Schwangerschaft hat das Kind ausreichend Platz, um sich frei zu bewegen. In dieser Zeit wird die Kindslage nur vereinzelt notiert. Etwa ab der 28. Schwangerschaftswoche wird es enger im Bauch. Ärztinnen und Hebammen unterscheiden dann zunächst zwischen einer Längslage und einer Querlage. Sitzt oder liegt das Kind aufrecht in der Gebärmutter, handelt es sich um eine Längslage, die im Mutterpass oft durch „LL" abgekürzt wird. Liegt das Kind quer in der Gebärmutter, notieren die Expertinnen ein „QL" für Querlage. Erst in den letzten sieben bis acht Schwangerschaftswochen wird die Längslage noch weiter nach Schädellage oder Beckenendlage unterschieden. Bei der Schädellage (SL) zeigt der Kopf des Kindes in Richtung des mütterlichen Beckens. Bei der Beckenendlage (BEL) – auch Steißlage genannt – hat das Kind eine sitzende Position in der Gebärmutter eingenommen.

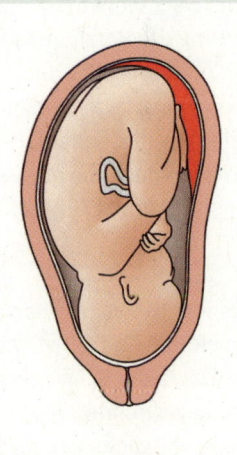

Schädellage

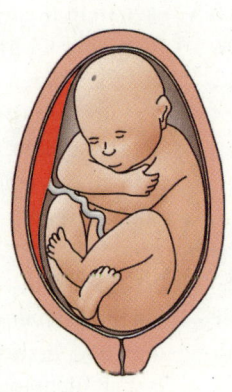

Steißlage

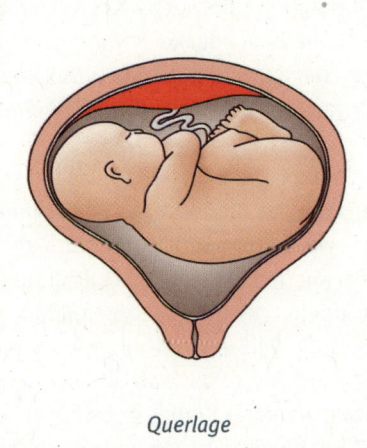

Querlage

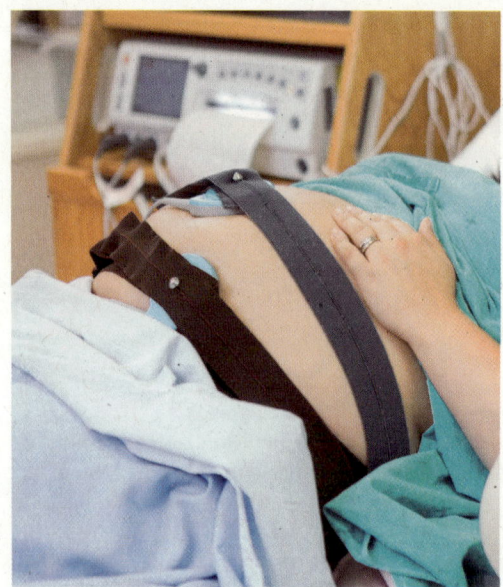

Um ein CTG zu schreiben, werden ein Drucksensor und ein Schallkopf auf dem Bauch befestigt.

Die kindlichen Herztöne

Das kindliche Herz schlägt bereits etwa ab der 5. Schwangerschaftswoche. Ab der 7. bis 8. SSW ist der Herzschlag im Ultraschall sichtbar. Da die Gebärmutter erst nach der 12. Schwangerschaftswoche so groß ist, dass sie durch die Bauchdecke in Höhe der Symphyse zu tasten ist, wird der erste Ultraschall in der Schwangerschaft vaginal vorgenommen.

Auch durch die Bauchdecke lassen sich die Herztöne des Kindes hören. Hebammen nutzen dazu ein Dopton und später dann ein Pinard-Rohr. Mit dem Dopton, das mit Ultraschallwellen arbeitet, können sie die Herztöne etwa ab der 12. SSW hören. Es ist immer noch nicht abschließend geklärt, ob Ultraschallwellen die Entwicklung des Kindes beeinflussen. Schnellere Herztonfrequenzen und vermehrte Bewegungen des Kindes während der Untersuchung lassen vermuten, dass der Ultraschall vom Kind wahrgenommen wird. Manche Hebammen lehnen es deshalb ab, das Dopton schon in der frühen Schwangerschaft zu benutzen.

Etwa ab der 17. bis 20. SSW kann eine Hebamme die Herztöne mit einem besonders geformten Holzrohr (Pinard-Rohr) ohne elektrisch erzeugte Schallwellen abhören. Je nach Bauchdecke der Frau und Übung der Hebamme funktioniert das etwas früher oder später.

Der Herzschlag des Kindes hat eine Frequenz von 120 bis 160 Schlägen pro Minute. Das entspricht etwa der doppelten Geschwindigkeit des mütterlichen Pulses. Schon vor der Geburt wird die Herzfrequenz des Kindes meist in Zusammenhang mit Kontraktionen der Gebärmutter (Wehen) abgehört und auf einem speziellen Papierstreifen aufgezeichnet. Dazu bekommt die Mutter für etwa 20 bis 30 Minuten einen Schallkopf und einen Drucksensor auf den Bauch gelegt. Das Gerät wird kurz CTG („der" Cardio-Toco-Graph) oder Herz-Wehen-Schreiber genannt. Die Aufzeichung der Herztöne funktioniert mit Ultraschall. Ärztinnen und Hebammen benutzen die Abkürzung CTG auch für das Cardio-Toco-Gramm, also den beschriebenen Papierstreifen. Sie sprechen dann davon, „ein" CTG zu schreiben oder sich „den" CTG-Streifen anzusehen.

Laut den Mutterschafts-Richtlinien und nach der Empfehlung einer Leitlinie für Frauenärztinnen und -ärzte soll ein CTG in der Schwangerschaft nicht routinemäßig verwendet werden. Ab der 26. Schwangerschaftswoche kommt es beim Verdacht auf vorzeitige – also viel zu früh einsetzende – Wehen und bei besonderen Ereignissen und Befunden zum Einsatz. Ab der

28. Schwangerschaftswoche wird immer dann ein CTG geschrieben, wenn beim Abhören der Herztöne durch die Bauchdecke der Mutter Abweichungen auffallen. Ergibt die etwa dreißigminütige Aufzeichnung mit einem CTG eine Auffälligkeit, kann das CTG wiederholt werden.

Die Beurteilung des CTG wurde immer weiter standardisiert. Es wird heute meistens als „unauffällig bzw. normal", „suspekt" oder „pathologisch" bezeichnet. Doch so eindeutig sind die Ergebnisse nicht. Leider passiert es immer wieder, dass ein CTG-Streifen von verschiedenen Fachleuten ganz unterschiedlich beurteilt wird. Oder dass dieselbe Person ein CTG zu unterschiedlichen Zeitpunkten jeweils anders interpretiert.

Frauenärztinnen und gelegentlich auch Hebammen verwenden das CTG viel zu früh und viel zu oft. Ein Grund ist, dass die Aufzeichnung nicht aufwendig ist und vom Personal in der Praxis übernommen werden kann. Ein weiterer Grund könnte sein, dass einige Ärztinnen und Hebammen glauben, mit einem maschinenbeschriebenen Papierstreifen in einem gerichtlichen Verfahren einen besseren Beweis zu haben als mit der eigenen Dokumentation der Abhörergebnisse. Bitte fragen Sie in der Schwangerschaft jedes Mal nach der Begründung für ein CTG, wenn Sie das Gefühl haben, dass es eher routinemäßig eingesetzt wird.

Gut zu wissen

Bei einer unauffälligen Schwangerschaft führt ein CTG nicht zu einer besseren Versorgung.

Ein unauffälliger Verlauf von Herzton- und Wehenkurve wird als Zeichen dafür gewertet, dass es dem Kind in der Gebärmutter gut geht. Doch auch ein „suspektes" oder „pathologisches" Herzfrequenzmuster bedeutet nicht unbedingt, dass das Kind Probleme hat. Bei jeder zweiten Frau werden die Aufzeichnungen falsch eingeschätzt. 50 von 100 als „suspekt" oder „pathologisch" eingestufte Herztonmuster zeigen eigentlich normale Veränderungen im Verlauf der Herzaktion, die weder kontrolliert noch behandelt werden müssen. Es geht also auch diesen Kindern gut. In der Schwangerschaft reicht eine alleinige Einschätzung anhand des CTG in den meisten Fällen nicht aus, um eine sichere Aussage für das Wohlergehen des Kindes zu machen.

Deshalb noch einmal: Das Schreiben eines CTG bei sonst unauffälliger Schwangerschaft hat gegenüber dem Abhören mit einem Pinard-Rohr oder dem Dopton keinen Vorteil. Es führt im Gegenteil eher zu falsch positiven Ergebnissen und damit zu Handlungen und Interventionen, die nicht nur überflüssig, sondern potentiell schädigend sind. Berechtigt ist das CTG bei besonderen Ereignissen und Befunden, die unter Umständen erfordern, die Schwangerschaft vorzeitig zu beenden. Auch bei bestimmten Risikopatientinnen sollte regelmäßig ein CTG geschrieben werden. Es ist dann ein zusätzliches Diagnoseinstrument, nicht das alleinige.

Ödeme, Blutdruck und Zusammensetzung des Urins

Ödeme sind Wassereinlagerungen in Händen und Füßen. Auch im Gesicht und von den Füßen aufsteigend in den Beinen kann sich vermehrt Wasser im Gewebe einlagern. Ödeme sind eine normale Erscheinung in den letzten Monaten der Schwangerschaft. Denn von der

Auflockerung des Gewebes zur Vorbereitung auf die Geburt sind auch die Blutgefäße betroffen. So kann vermehrt Flüssigkeit aus dem Blut ins Gewebe fließen. Viele Frauen bemerken Ödeme daran, dass ihre Fingerringe nicht mehr passen und die Schuhe zu klein werden. Oder daran, dass ihr Gewicht stärker gestiegen ist als erwartet. Manche Frauen haben in den betroffenen Körperteilen auch ein unangenehmes Spannungsgefühl.

Gegen Ödeme hilft ein Wechsel aus Schonung und Bewegung. Ruhephasen mit hochgelagerten Beinen entlasten Hände und Füße. Bewegung wiederum unterstützt den Stoffwechsel und damit den Abtransport des eingelagerten Wassers. Was Sie sonst noch tun können, um die Ödeme loszuwerden, erfahren Sie von Ihrer Ärztin oder Ihrer Hebamme.

Wassereinlagerungen als alleiniges Symptom sind nicht gefährlich. Sie können aber ein Indiz dafür sein, dass Sie einen Gang herunterschalten und Ihr Leben gemächlicher angehen lassen sollten. Wenn Ödeme gemeinsam mit erhöhtem Blutdruck und einer Eiweißausscheidung im Urin auftreten, handelt es sich um eine Schwangerschaftserkrankung, die behandelt werden muss – die Präeklampsie (siehe Seite 87). Im Mutterpass werden Ödeme in der dafür vorgesehenen Spalte mit einem einzelnen (+) bis zu drei Pluszeichen (+++) vermerkt.

Als **Blutdruck** wird, verkürzt, der Druck in den Adern bezeichnet. Dieser setzt sich aus einem höheren (Systole) und einem niedrigeren Wert (Diastole) zusammen. Zum Vergleich wird der Blutdruck wiederholt am Oberarm gemessen. Dafür bekommt die Frau eine Armmanschette nach Riva-Rocci (RR) angelegt, die den Blutdruck in der Messeinheit „Millimeter-Quecksilbersäule" (mmHg) misst und die Abkürzung RR im Mutterpass erklärt.

> **Hintergrund**
>
> **Der Blutdruck:** Der höhere Wert beschreibt den Moment, wenn das Herz Blut in die Adern pumpt (Systole). Der niedrigere Wert beschreibt den Druck, der mindestens im Blutgefäß herrscht, wenn der Herzmuskel entspannt (Diastole), um sich erneut mit Blut zu füllen.

Jede Frau geht mit ihrem individuellen Wert in die Schwangerschaft. Im ersten Drittel sinkt der Blutdruck häufig, weil die Auflockerung des Gewebes auch die Blutgefäße erweitert. In der zweiten Hälfte der Schwangerschaft und kurz vor der Geburt steigt der Blutdruck für gewöhnlich wieder etwas an.

Während niedriger Blutdruck (Hypotonie) sich schnell durch Schwindel und Schwäche bemerkbar macht, führt hoher Blutdruck (Hypertonie) erst relativ spät zu spürbarem Herzklopfen und Kopfschmerz, der zusätzlich Schwindel und Übelkeit hervorrufen kann. Hoher Blutdruck in der Schwangerschaft kann zu Veränderungen an den Blutgefäßen im Mutterkuchen führen. Ab Werten von 140/90 mmHg in Ruhe bei zwei aufeinander folgenden Messungen wird von einem erhöhten Blutdruck gesprochen. Etwa 1 bis 2 von 100 Schwangeren sind davon betroffen. Blutdruckwerte über 160/100 mmHg in der Schwangerschaft müssen wahrscheinlich medikamentös behandelt werden.

Bluthochdruck tritt als hypertensive Schwangerschaftserkrankung häufig in der zweiten Schwangerschaftshälfte auf und normalisiert sich in der Regel erst im Wochenbett. Bluthochdruck in Verbindung mit Ödemen und einer Eiweißausscheidung im Urin wird als Präeklampsie bezeichnet: Unbehandelt stellt diese eine lebensbedrohliche Gefahr für Mutter und Kind dar (siehe Seite 87).

Die Zusammensetzung des Urins gibt einen wichtigen Hinweis auf die Funktion der Nieren. Die Frau muss dafür eine Probe des Mittelstrahls abgeben, in die ein Teststreifen eingetaucht wird. Der Streifen verfärbt sich nach wenigen Sekunden und zeigt so unterschiedliche Substanzen an.

Gut zu wissen

Für eine Probe Mittelstrahlurin erhalten Sie einen Becher, der etwa 2 bis 5 Zentimeter hoch mit Urin gefüllt werden soll. Dazu lassen Sie die erste Urinmenge in die Toilette laufen und sammeln erst anschließend die entsprechende Menge im Becher. Den Rest entleeren Sie wieder in die Toilette.

Die Mutterschafts-Richtlinien sehen mindestens die Untersuchung auf Eiweiß und Glukose vor. Die Ärztin soll außerdem das Urinsediment beurteilen, um zum Beispiel Infektionen der Nieren oder der Harn ableitenden Organe (Harnleiter, Harnblase und Harnröhre) zu erkennen. Ein erster Verdacht lässt sich alternativ durch einen erweiterten Teststreifen bestätigen, der Beimengungen von Blut und Nitrit als Abbauprodukt von Bakterien anzeigt.

Eiweiß (Protein) im Urin: Normalerweise ist im Urin nur wenig oder kein Eiweiß enthalten. Bei sehr konzentriertem Urin, wenn nur wenig getrunken wurde, bei Infektionen der Harnwege oder durch die Schwangerschaft selbst kann es aber zu Ausscheidungen von Eiweiß kommen.

Anhand der Farbintensität auf den Teststreifen lässt sich die ungefähre Menge der Eiweißausscheidungen bestimmen. Das Ergebnis wird mit bis zu drei Pluszeichen (+++) im Mutterpass eingetragen.

Ein deutlich positives Ergebnis (zwei (++) bis drei (+++) Pluszeichen) führt allein noch zu keiner eindeutigen Diagnose. Es ist lediglich ein Hinweis, der zusammen mit anderen Ergebnissen gedeutet wird und gegebenenfalls zu weiteren Untersuchungen führt.

Eine Eiweißausscheidung über 0,3 Milligramm in 24 Stunden bei gleichzeitiger Hypertonie in der zweiten Schwangerschaftshälfte und Ödemen wird als Präeklampsie bezeichnet. Die Präeklampsie muss behandelt und gut beobachtet werden, da sie für Mutter und Kind lebensbedrohlich sein kann. Bei Verdacht auf eine Präeklampsie sehen die Mutterschafts-Richtlinien als zusätzliche Untersuchung einen Doppler-Ultraschall vor (siehe Seite 72).

Damit Sie eine Vorstellung davon bekommen, wie oft ein Verdacht auf Präeklampsie oder eine der anderen hypertensiven Erkrankungen besteht, ist hier eine Zahl: Bei etwa 1 von 200 Schwangeren wird vorsorglich ambulant ein Doppler-Ultraschall durchgeführt.

Ein erhöhtes Risiko scheinen Frauen zu haben, die stark übergewichtig sind, als Diabetikerin schwanger werden, mehr als ein Kind erwarten oder ihr erstes Kind bekommen. Auch eine erbliche Belastung und ein Wiederholungsrisiko werden diskutiert. Die Häufigkeit hypertensiver Erkrankungen steigt mit zunehmendem Alter an – wahrscheinlich aufgrund der längeren medizinischen Vorgeschichte.

Zucker (Glukose) im Urin

Die Mutterschafts-Richtlinien sehen die Bestimmung von Zucker im Urin als regelmäßige Untersuchung vor. Normalerweise liegt die Zuckerkonzentration im Urin unterhalb der Nachweisgrenze. Der Harnteststreifen zeigt in diesem Fall ein negatives Ergebnis. Erst ab einem bestimmten Wert wird das Ergebnis positiv. Das sagt zunächst aber nichts aus. Der Wert ist lediglich ein Hinweis darauf, dass der Zuckerspiegel im Blut (Blutzucker) erhöht sein könnte.

Die Niere filtert den Zucker zunächst gemeinsam mit anderen Stoffen aus dem Blut heraus. Anschließend nehmen die Nierenzellen den Zucker aber wieder auf und fördern ihn zurück in das Blut. Nur wenn das Zuckerangebot zu hoch ist, schafft die Niere diese Aufgabe nicht vollständig. Der restliche Zucker wird dann über den Harn ausgeschieden. Die Zuckerkonzentration im Blut, die die Niere nicht vollständig verarbeiten und zurückbefördern kann, wird von Fachleuten als Nierenschwelle bezeichnet.

Im Laufe der Schwangerschaft verlangsamt sich der Stoffwechsel. Die Körperzellen nehmen Zucker im Blut langsamer auf. Dadurch ist der Blutzucker nach einer Mahlzeit länger erhöht, was die Nieren überfordern kann. Indem Schwangere ihre Nahrung umstellen und das Angebot an Zucker (Kohlehydrate) verringern, können sie den Blutzuckerspiegel niedrig oder konstant halten und einen schwangerschaftsbedingten Diabetes (Gestationsdiabetes) behandeln (siehe Seite 55 f.).

Es ist aber normal, dass im Laufe der Schwangerschaft immer mal wieder Zucker im Urin nachgewiesen wird, besonders, wenn Sie Süßes gegessen oder getrunken haben. Bei einem wiederholt positiven Wert wird allerdings zu einem Zuckerbelastungstest geraten, über den sich der Blutzucker direkt messen lässt. Der Zuckerbelastungstest wird auf Seite 56 beschrieben. Die Mutterschafts-Richtlinien sehen vor, dass die Untersuchung allen Schwangeren im sechsten oder siebten Schwangerschaftsmonat angeboten wird. Frauen, bei denen schon früher positive Zuckerwerte gemessen wurden, bekommen die beiden Bluttests früher empfohlen. Denkbar ist, dass die Schwangere einen Diabetes Typ 2 (Zuckerkrankheit) hat, der zuvor nicht aufgefallen ist. Die Mutterschafts-Richtlinien raten zu einem zweistufigen Verfahren, bei dem erst nach dem zweiten Test die Diagnose Schwangerschaftsdiabetes gestellt werden kann.

Krampfadern (Varikosis)

Krampfadern treten in der Schwangerschaft vermehrt auf – sowohl an den Beinen als auch an den Schamlippen oder am Darm als Ausstülpung der Hämorrhoiden. Die zunehmende Blutflüssigkeit, das höhere Gewicht und die Schwangerschaftshormone, die für eine Auflockerung des Gewebes sorgen, belasten die Blutgefäße an diesen Stellen besonders. Dafür sind die Beckenorgane, also auch die Gebärmutter, gut durchblutet und versorgt. Und durch die Auflockerung des Gewebes werden die Beckengelenke, die man im nicht schwangeren Zustand kaum wahrnimmt, auf die Geburt vorbereitet.

In den Beinen sind die Venenklappen gelegentlich damit überfordert, das Blut zurück zum Herzen zu transportieren. Staut sich das Blut in den Venen, können Krampfadern oder auch viele kleine, bläuliche Äderchen meist in der Nähe der Knöchel sichtbar werden, die sogenannten Besenreiser. Die Ärztin oder die Hebamme vermerken bei jeder Vorsorgeuntersuchung, ob Varizen (Krampfadern) vorhanden sind, und tragen das Ergebnis auf Seite 7 des Mutterpasses ein.

Gegen Krampfadern hilft, nicht zu lange zu stehen und die Beine immer wieder hochzulagern. Dabei sollten Körper und Oberschenkel in einem Winkel größer als 90 Grad zueinander stehen, weil sonst eventuell die Vene in der Leiste, über die das Blut zum Herzen transportiert wird, zu wenig Platz hat. Viele Schwangere werden durch ein mitunter sogar schmerzhaftes Schweregefühl in den Beinen daran erinnert, sie hochzulegen. Neben kühlenden und durchblutungsfördernden Maßnahmen wie Wechselduschen mit kaltem und warmem Wasser oder Sport zur Kräftigung der Wadenmuskulatur können ihnen auch gut angepasste Stützstrümpfe Linderung verschaffen.

Die vaginale Untersuchung

Die Mutterschafts-Richtlinien empfehlen bei einer unkompliziert verlaufenden Schwangerschaft nur während der ersten Vorsorge eine vaginale gynäkologische Untersuchung. Weitere Untersuchungen können folgen, wenn es einen Verdacht auf eine Entzündung, eine Blutung oder auf einen vorzeitigen Blasensprung gibt. Oder um nach vorzeitigen Kontraktionen der Gebärmutter zu ertasten, ob der Gebärmutterhals verkürzt oder geweitet ist.

Hintergrund

Der Aufbau des Beckens: Das knöcherne Becken schafft Standfestigkeit und kann eine Schwangerschaft sicher tragen, ist aber doch so beweglich, dass das Kind bei der Geburt hindurchkommt. Drei Knochen und drei Gelenke bilden das große und das kleine Becken. Die Trennlinie vom großen zum kleinen Becken wird von dem oberen Rand der Schambeinfuge (Symphyse) entlang der inneren gebogenen Linie des Hüftbeines und hinten vom Promontorium, dem inneren obersten Rand des Kreuzbeines, gebildet. Das große obere, offene Becken wird durch die Darmbeinschaufeln begrenzt, das untere kleine Becken durch die unteren Anteile des Hüftbeines (Schambeine und Sitzbeine) und hinten durch das Kreuzbein. Das Bindegewebe der Gelenke (Symphyse und Iliosakralgelenke) wird während der Schwangerschaft aufgelockert. Dadurch sind die Gelenke zur Geburt beweglicher als gewöhnlich.

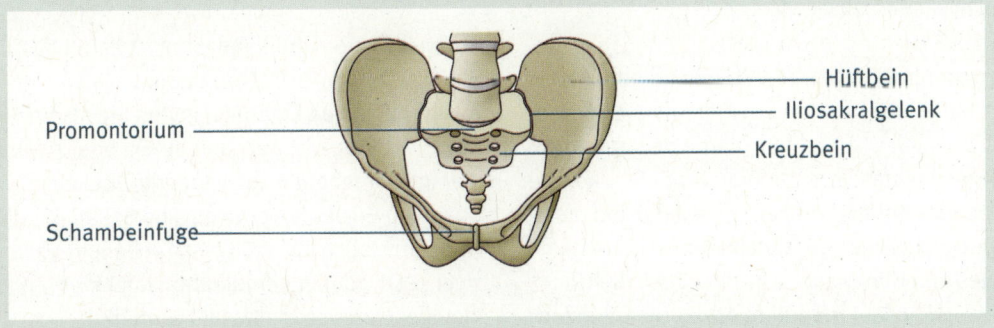

Promontorium

Schambeinfuge

Hüftbein

Iliosakralgelenk

Kreuzbein

Manche Frauen empfinden eine vaginale gynäkologische Untersuchung als unangenehm oder sogar schmerzhaft. Bitte fragen Sie nach, wenn Ärztin oder Hebamme eine vaginale Untersuchung anregen, und lassen Sie sich den Nutzen erklären. So können Sie mitentscheiden und gegebenenfalls gemeinsam nach einer Alternative suchen.

Die frühen Blutuntersuchungen und der Chlamydien-Test

Mit den Blutuntersuchungen in der Schwangerschaft werden gesunde Frauen auf Krankheiten getestet, um eine mögliche Übertragung auf das ungeborene Kind zu verhindern. Für viele Frauen ist es das erste Mal, dass sie mit diesen Tests konfrontiert werden. Das verstärkt möglicherweise die Vorstellung, dass die Schwangerschaft vorrangig medizinisch überwacht werden muss.

Die **Blutgruppe** wird allerdings häufig nur deswegen zu Beginn der Schwangerschaft bestimmt, weil das bisher noch nicht notwendig war. Können Sie eine Impfung gegen **Röteln** und **Hepatitis B** nachweisen, um ein Schwangerschaftsrisiko auszuschließen, ist kein weiterer Bluttest notwendig. Waren Sie bereits schwanger, müssen diese Untersuchungen nicht wiederholt werden.

Bei anderen Tests wird untersucht, ob Sie aktuell mit einem bestimmten Krankheitserreger infiziert sind. Die Infektion würde bei Ihnen zwar gegebenenfalls symptomlos verlaufen, könnte aber das Kind schädigen. Beispiele sind die Untersuchungen auf **Chlamydien** (Urintest), **Lues** und **HIV**. Diese Tests, wie auch die Untersuchung auf **irreguläre Antikörper**, werden

bei jeder neuen Schwangerschaft wiederholt. Denken Sie dran: Testergebnisse haben nicht immer recht mit dem, was sie aussagen. Sie liefern auch falsche Ergebnisse (siehe Seite 37).

Blutgruppenzugehörigkeit und irreguläre Antikörper

Auf der zweiten Seite des Mutterpasses werden zunächst Ihre Blutgruppe (ABO-System) und der dazugehörige Rhesusfaktor eingetragen. Falls Sie einen Blutspendeausweis oder einen anderen ärztlichen Nachweis Ihrer Blutgruppe besitzen, können Ärztin oder Hebamme die Daten übernehmen und müssen sie nicht erneut bestimmen.

In der Schwangerschaft ist es aus zwei Gründen wichtig, die Blutgruppe zu kennen. Zum einen soll im Notfall kostbare Zeit eingespart werden. Falls Sie aufgrund eines Unfalls oder, in seltenen Fällen, auch rund um die Geburt eine Bluttransfusion brauchen, kann die serologische Verträglichkeitsprobe – verkürzt Kreuzprobe genannt – gleich mit dem wahrscheinlich richtigen Spenderblut durchgeführt werden. Diese Untersuchung erfolgt vor jeder Bluttransfusion. Zum anderen ist es wichtig zu wissen, ob Ihre Blutgruppe eventuell Antikörper gegen die Blutgruppe Ihres Kindes bildet. Dafür ist der Rhesusfaktor verantwortlich.

Am wichtigsten und häufigsten ist dabei das Rhesusmerkmal „D". Führen die Tests zu einem negativen Ergebnis, gelten Sie als Rh negativ (D negativ, auch mit einem oder zwei kleingeschriebenen „d" vermerkt). Bei einem positiven Ergebnis der Tests sind Sie Rh positiv (D positiv, auch mit großgeschriebenem „D", zwei „DD" oder in Kombination mit einem kleingeschrieben d als „Dd" vermerkt).

Weitere Rhesusmerkmale können die Buchstaben „C" und „E" haben, weitere Blutmerkmale können dem Kell-System angehören. Diese Merkmale werden, falls bekannt, gelegentlich im Nachweis der Blutgruppe eingetragen, haben für Sie als Schwangere aber zunächst keine Relevanz.

Das Blutmerkmal Rhesus positiv tragen etwa 85 von 100 Deutschen. Eine Schwangere, die Rh-positiv getestet ist, wird mit wenigen Ausnahmen ein Kind mit dem gleichen Rhesusfaktor gebären. Deshalb kommt es bei Kontakt des eigenen Blutes mit dem Blut des Kindes nicht zu einer Antikörperbildung. Sind die leiblichen Eltern beide Rh negativ getestet, ist eine eventuelle Vermischung des mütterlichen und kindlichen Blutes ebenfalls unproblematisch.

Bei leiblichen Eltern mit ungleichem Rhesusfaktor D sieht das anders aus. In diesem Fall ist eine Antikörperbildung wahrscheinlich, wenn die Mutter Rh-negativ ist, ihr Kind aber mit hoher Wahrscheinlichkeit, wie der Vater, Rh-positiv sein wird. Ein einmaliger Kontakt zwischen mütterlichem und kindlichem Blut löst dann bei der Mutter eine Antikörperbildung aus, die in der jetzigen Schwangerschaft und auch bei folgenden Schwangerschaften das Rh-positive Blut eines Kindes angreifen würde. Auslöser können Blutungen in der Schwangerschaft und invasive Untersuchungen im Rahmen der Pränataldiagnostik sein. Kommt es zu einer Vermischung des Blutes bei einer Fehlgeburt, einem Schwangerschaftsabbruch oder bei der Geburt, dann sind Kinder künftiger Schwangerschaften gefährdet. Bei einer Blutgruppenunverträglichkeit werden durch die Antikörper der Mutter rote Blutkörperchen beim Kind zerstört. Je nach Ausmaß kann es

beim Kind zu einer Anämie und einer Überlastung der Leber kommen.

Zur Vorbeugung erfolgen Impfungen gegen Antikörper des Rhesusfaktors D (Anti-D-Prophylaxe). Zudem wird das mütterliche Blut in jeder Schwangerschaft erneut auf irreguläre Antikörper, die auch mögliche Antikörper im Kell-System anzeigen, getestet.

Laut den Mutterschafts-Richtlinien steht der erste Bluttest auf irreguläre Antikörper im Rahmen der ersten Vorsorgeuntersuchung an. Die Wiederholung erfolgt in der 24. bis 27. Schwangerschaftswoche. Allen Schwangeren mit dem Blutgruppenmerkmal Rh negativ wird in der 28. bis 30. Schwangerschaftswoche die Anti-D-Prophylaxe empfohlen. Die Impfung soll 2 bis 72 Stunden nach der Geburt wiederholt werden, wenn im Nabelschnurblut des Kindes der Rhesusfaktor D nachgewiesen wurde (Rh positiv). Diese Empfehlung zur Impfung gilt auch für alle anderen Ereignisse, die theoretisch zu einem Kontakt zwischen mütterlichem und kindlichem Blut führen können, etwa schwangerschaftsbedingte Blutungen, eine Chorionzottenbiopsie, eine Amniozentese oder eine äußere Wendung des Kindes. Nach der Anti-D-Prophylaxe wird der nächste Bluttest auf irreguläre Antikörper positiv ausfallen. Das liegt an der Impfung und bedeutet keine Gefahr für das Kind.

Röteln
Röteln sind eine ansteckende Viruserkrankung, die normalerweise harmlos verläuft. Wer einmal daran erkrankt ist oder gegen Röteln geimpft wurde, wird die Krankheit normalerweise nicht oder kein zweites Mal bekommen. Kinder zwischen drei und zehn Jahren erkranken am

häufigsten. Sie haben Fieber und viele kleine rote Flecken im Gesicht und am Körper. Die Erkrankung wird durch Tröpfchen übertragen. Sie ist ansteckend, bevor die ersten Symptome auftreten. Die Ständige Impfkommission empfiehlt, Kleinkinder gegen Röteln zu impfen. Die Krankenkassen tragen die Kosten. Viele Kinder werden bereits am Ende des ersten Lebensjahres geimpft. Die Wiederholung erfolgt im zweiten Lebensjahr. Diese Kinder sind gegen die Krankheit geschützt. Es gibt aber auch viele Kinder, die nicht geimpft sind.

Sollten Sie als Schwangere Röteln bekommen, kann dies in den ersten drei Monaten zu einer Fehlgeburt oder zu schweren Schäden beim Kind führen. Je früher die Krankheit in der Schwangerschaft ausbricht, desto größer ist das Risiko für das ungeborene Kind. In den ersten Schwangerschaftswochen wird jede zweite Schwangere die Rötelninfektion auf ihr Kind übertragen, in der 16. Schwangerschaftswoche ist es noch jede zehnte. Die Übertragungswahrscheinlichkeit nimmt danach kontinuierlich ab.

Eine Impfung in der Schwangerschaft ist leider nicht möglich, weil sie dem Kind im Mutterleib schaden könnte. Die Impfung sollte stattdessen möglichst bald nach der Geburt nachgeholt werden.

Um eine sogenannte Rötelnembryopathie, also die Schädigung des Ungeborenen in den ersten drei Monaten, zu verhindern, empfehlen die Mutterschafts-Richtlinien, bei allen Schwangeren im Rahmen der ersten Vorsorgeuntersuchung die Immunität gegen Röteln durch eine Blutuntersuchung zu testen. Wenn Sie nachweisen können, dass Sie zweimal in Ihrem Leben gegen Röteln geimpft wurden,

oder in früheren Tests Antikörper festgestellt wurden, muss die Immunität nicht erneut bestimmt werden. In diesem Fall wird davon ausgegangen, dass Sie nicht an Röteln erkranken können.

Ärztin oder Hebamme müssen im Mutterpass ankreuzen, ob Sie zweifelsfrei immun sind. Wenn Sie als Schwangere weder geimpft sind noch Röteln hatten, schützt Sie der Test natürlich nicht vor einer Ansteckung. Er zeigt nur, dass Sie besser vorsichtig sind und lieber einen Kindergeburtstag ausfallen lassen. Und, dass Sie sich nach der Geburt bei weiterem Kinderwunsch impfen lassen sollten. In der 16. oder 17. Schwangerschaftswoche wird Ihnen ein erneuter Rötelnantikörper-Test angeboten, um auch eine gerade durchgemachte Infektion auszuschließen.

Treten Symptome einer Rötelninfektion auf oder hatten Sie Kontakt mit einer erkrankten Person, sollten Sie eine Ärztin oder einen Arzt aufsuchen. Sie können versuchen, die Infektion durch passive Immunisierung mit einem Immunglobulin zu verhindern. Kindergärtnerinnen, Erzieherinnen und Lehrerinnen ohne Immunschutz dürfen während der Schwangerschaft am Arbeitsplatz keinen Kontakt zu Kindern haben. Gegebenenfalls wird ein Beschäftigungsverbot ausgesprochen (siehe Seite 92).

Chlamydien

Chlamydien sind Bakterien, die vor allem bei ungeschütztem Geschlechtsverkehr über Ausscheidungen aus Darm und Scheide übertragen werden. Die Chlamydieninfektion ist eine der häufigsten sexuell übertragbaren Krankheiten. Schätzungen zufolge kommen 10 von 100 Frauen mit Chlamydien in Kontakt. Die

Bakterien können Entzündungen der Blase, des Gebärmutterhalses oder der Eileiter hervorrufen. In den meisten Fällen verläuft die Infektion allerdings symptomlos. Das heißt: Die Frau hat keine Beschwerden und lässt sich nicht behandeln. Unbehandelt können jedoch die Eileiter verkleben. In der Folge kann die Frau eventuell keine Kinder auf natürlichem Wege bekommen. Außerdem steigt das Risiko für eine Eileiterschwangerschaft, also einer Schwangerschaft, die sich nicht in der Gebärmutter, sondern im Eileiter einnistet.

Die Infektion lässt sich mit Antibiotika einfach behandeln. Dadurch können Folgeschäden beim Kind verhindert werden. Unbehandelt besteht die Gefahr, dass durch eine Infektion der Eihäute eine Frühgeburt ausgelöst wird. Außerdem kann es passieren, dass sich das Kind nach der Geburt ansteckt und eine Augen- oder Lungenentzündung bekommt. Die Mutterschafts-Richtlinien sehen das Screening auf eine Chlamydia-Trachomatis-Infektion bei der ersten Vorsorgeuntersuchung vor. Dafür wird im Labor Urin untersucht, aber nicht, wie sonst üblich, der Mittelstrahlurin, sondern der Anfangsurin, der beim Wasserlassen zuerst abgegeben wird. Durch den sogenannten NAT-Test kann die Bakterien-DNA der Chlamydien nachgewiesen werden. Dieser Test zeigt nur, ob Chlamydien vorhanden sind. Er sagt nicht aus, ob es früher schon einmal eine Infektion mit Chlamydien gab und wie lange die Übertragung zurückliegt. Das Ergebnis steht auf Seite 3 des Mutterpasses.

Lues

Die bakterielle Infektionskrankheit Lues – besser bekannt als Syphilis (Venerische Syphilis) – wird über Schleimhautverletzungen beim Ge-

schlechtsverkehr übertragen. Der sexuelle Kontakt mit einem infektiösen Partner würde bei 30 von 100 Frauen zu einer Infektion führen. In Deutschland erkranken vor allem Männer, die gleichgeschlechtlichen Sex haben. Die Entdeckung einer Lues-Infektion bei Schwangeren ist sehr selten. Allerdings sind die Symptome der Erkrankung lange Zeit so unauffällig, dass häufig kein Verdacht entsteht. Liegt eine gesicherte Diagnose vor, kann Lues gut mit Penicillin behandelt werden.

Ist eine Schwangere mit dem Lues-Bakterium infiziert, kann sie die Krankheit jederzeit über die Plazenta auf Ihr Kind übertragen. Hat sie sich erst vor Kurzem angesteckt, ist wahrscheinlich auch das Kind betroffen. Liegt die Übertragung bereits längere Zeit zurück, wird sich das Kind voraussichtlich auch erst später in der Schwangerschaft infizieren.

Unbehandelt kommt es bei 1 von 3 Schwangerschaften zu einer Fehlgeburt oder später zu einer Totgeburt. Oder das Kind wird zunächst ohne Symptome geboren und zeigt dann etwa nach der dritten Lebenswoche sichtbare Zeichen der Infektion.

Die Mutterschafts-Richtlinien empfehlen im Rahmen der ersten Vorsorge eine Blutuntersuchung, um zu vermeiden, dass eine bestehende Infektion von der Mutter auf das Kind übertragen wird. Dabei wird mithilfe der Lues-Suchreaktion (LSR) ermittelt, ob Syphilis-Erreger im Körper vorhanden sind. Für Sie ist es wichtig zu wissen: Ihre Ärztin dokumentiert im Mutterpass lediglich, dass die LSR vorgenommen wurde, nicht aber das Ergebnis. Ob eine Lues-Infektion vorliegt oder nicht, sollte sie Ihnen nur persönlich mitteilen.

Bei einem positiven Ergebnis bekommt die Schwangere ein Antibiotikum. Der Partner sollte ebenfalls behandelt werden, um eine Neuansteckung zu verhindern. Nach der Behandlung kann die Krankheit nicht mehr auf das Kind übertragen werden.

HIV (Menschliches Immunschwäche-Virus)

Das HIV wird am häufigsten durch ungeschützten sexuellen Kontakt übertragen, aber auch bei gemeinsamer Benutzung von Spritzen oder Injektionsnadeln. Potentielle Überträger sind Samen- und Scheidenflüssigkeit, Muttermilch und Blut. Das HIV führt nach eventuell mehrjähriger symptomfreier Zeit zu AIDS (Acquired Immuno Deficiency Syndrome = Erworbenes Immunschwäche-Syndrom) und gilt weiterhin als unheilbar, auch wenn es inzwischen sehr wirksame Medikamente gibt, die die Lebenszeit deutlich verlängern und die Lebensqualität erheblich verbessern.

2013 waren in Deutschland rund 80.000 Menschen mit HIV infiziert, unter ihnen rund 15.000 Frauen, das sind 1 bis 2 von 10.000 Frauen in Deutschland. Da aber nicht jede Frau von ihrer Infektion weiß, soll der Test helfen, diejenigen zu ermitteln, die bisher keine Diagnose haben. Jeder Schwangeren wird gemäß den Mutterschafts-Richtlinien bei der ersten Vorsorgeuntersuchung ein HIV-Test angeboten. Pro Jahr werden etwa 550 Neuerkrankungen bei Frauen diagnostiziert, bei jeder dritten zu Beginn der Schwangerschaft. Je früher eine Behandlung erfolgt, desto sicherer lässt sich eine Übertragung auf das Kind verhindern. Das ist der Grund, warum der Gemeinsame Bundesausschuss die Untersuchung in die Mutterschafts-Richtlinien aufgenommen und jeder Schwangeren zugänglich gemacht hat.

Für den HIV-Test wird eine Blutprobe auf bereits bestehende Antikörper getestet. Diese Antikörper sind in der Regel drei Monate nach einer Ansteckung mit HIV nachweisbar. Eventuell sollte der Test deshalb nach dieser Zeit wiederholt werden. Das Ergebnis ist entweder positiv (HIV-Antikörper nachweisbar) oder negativ (keine HIV-Antikörper nachweisbar). Bei einem positiven Testergebnis erfolgt zunächst ein zweiter Test, um ein falsch positives Ergebnis auszuschließen.

Schwangere mit HIV erhalten Medikamente, die die Virusanzahl stark reduzieren und dann gering halten. Dadurch sinkt die Gefahr, die Krankheit auf das Kind zu übertragen. Für die Geburt wird in Deutschland zu einem Kaiserschnitt geraten. Bei sehr geringer Viruslast ist auch eine vaginale Geburt möglich. Weil sich Kinder über die Muttermilch anstecken können, sollen Frauen mit HIV nicht stillen.

HIV-Infizierte werden immer noch gesellschaftlich stigmatisiert. Aus diesem Grund soll der Arzt im Mutterpass auf Seite 5 nur die Beratung zum Test eintragen – aber nicht, ob der Test von der Frau vorgenommen wurde oder nicht und wie das Ergebnis ausfiel. Bitte lassen Sie sich zum Schutz aller Frauen einen neuen Mutterpass ausstellen, falls das Ergebnis dennoch bei Ihnen vermerkt wurde.

Die Ärztin oder die Hebamme teilen Ihnen das Ergebnis des Tests in einem vertraulichen Gespräch mit. Sie können bei Bedarf Ansprechpartner und Unterstützungsmöglichkeiten nennen. Der HIV-Test ist auch bei anderen Ärztinnen und Ärzten, beim Gesundheitsamt, einer AIDS-Beratungsstelle oder einem Tropeninstitut – auf Wunsch anonym – möglich.

Hepatitis B

Hepatitis ist eine Leberentzündung. Das Hepatitis-B-Virus wird am häufigsten durch ungeschützten Geschlechtsverkehr oder bei der Geburt übertragen, zumeist bei Kontakt mit Körperflüssigkeiten und Blut. Eine Infektion macht sich unter anderem durch Appetitlosigkeit, Bauchschmerzen mit Übelkeit und Erbrechen, Müdigkeit und allgemeines Unwohlsein bemerkbar. Später kommt die für Leberentzündungen typische Verfärbung der Haut und der Augen hinzu.

Viele Hepatitis-B-Infektionen werden gar nicht wahrgenommen und heilen von selbst wieder aus. Dabei hinterlassen sie eine lebenslange Immunität. Bei etwa jedem zehnten Erkrankten geht die Infektion allerdings in eine chronische Erkrankung mit weiteren negativen Folgen für die Leber über.

Schätzungen zufolge tragen in Deutschland etwa 5 von 1.000 Personen Spuren von Hepatitis-B-Viren in sich. Bei der Geburt können die Viren auf das Kind übergehen. 9 von 10 infizierten Kindern bekommen wahrscheinlich eine bleibende chronische Leberentzündung. Deshalb empfehlen die Mutterschafts-Richtlinien eine Untersuchung auf Hepatitis B nach der 32+0. Schwangerschaftswoche, aber möglichst dicht am errechneten Geburtszeitraum. Ausgenommen sind Frauen, die gegen Hepatitis B geimpft sind, oder bei denen ein früherer Test eine Immunität zeigte.

Kann im Blut ein bestimmter Teil des Hepatitis-B-Virus nachgewiesen werden, leidet die Schwangere an einer Hepatitis-B-Infektion, ob akut oder chronisch, ist allerdings unklar. Das Ergebnis der Laboruntersuchung wird auf Seite 3 des Mutterpasses eingetragen. Wurde eine Schwangere positiv getestet, sollte ihr Kind direkt nach der Geburt aktiv und passiv geimpft werden. Dabei erhält es innerhalb von zwölf Stunden einen Impfstoff und Immunglobulin. Die Impfung wird nach einem und nach sechs Monaten wiederholt. So lässt sich der Ausbruch der Infektion verhindern. Ist der Hepatitis-B-Status der Mutter unbekannt, soll das Kind direkt nach der Geburt geimpft werden. Der Mutter wird ein Test empfohlen. Fällt er positiv aus, soll das Kind zusätzlich Immunglobulin erhalten.

Weitere Tests im Verlauf der Schwangerschaft

Zusätzlich zu den oben beschriebenen Untersuchungen wird im Rahmen der Vorsorge regelmäßig der Hämoglobin-Wert (Hb) im Blut kontrolliert. An ihm lässt sich ablesen, wie gut Sauerstoff aus der Lunge in den Körper transportiert wird. Der Test zur Bestimmung des Blutzuckers steht im zweiten Schwangerschaftsdrittel an. Mit ihm lässt sich ein Gestationsdiabetes erkennen.

Gestationsdiabetes

Sie bekommen schon früh in der Schwangerschaft von Ihrer Ärztin oder der Hebamme eine Broschüre ausgehändigt, in der erklärt wird, warum ein erhöhter Blutzuckerspiegel problematisch sein kann. Zwischen 24+0 und 27+6 Schwangerschaftswochen haben Sie dann – entsprechend den Mutterschafts-Richtlinien – Anspruch auf einen Test zur Bestimmung des Blutzuckers.

Bei etwa 4 bis 5 von 100 Schwangeren wird ein erhöhter Blutzuckerspiegel festgestellt.

Sie leiden unter Gestationsdiabetes (GDM), oft Schwangerschaftsdiabetes genannt. Ein erhöhtes Risiko haben Frauen, die älter als 45 Jahre, adipös (BMI größer 30 zu Beginn der Schwangerschaft) und körperlich inaktiv sind oder deren Eltern oder Geschwister Diabetes haben. Auch ein vorheriges Kind mit mehr als 4500 Gramm Geburtsgewicht, ein Gestationsdiabetes bei einer früheren Schwangerschaft, erhöhter Blutdruck und weitere, seltenere Diagnosen können Hinweise sein.

Theoretisch würde es ausreichen, nur Schwangere mit einem erhöhten Risiko, bei denen mehrfach Zucker im Urin festgestellt wurde und deren Kinder stärker als üblich an Gewicht zunehmen, zu testen. Doch nur bei 10 von 100 Schwangeren mit Gestationsdiabetes kommt es zeitgleich auch zu einer Ausscheidung von Zucker im Urin. Der Urintest reicht somit nicht aus, um einen Gestationsdiabetes zu diagnostizieren. Bei etwa 40 von 100 Schwangeren bliebe der Gestationsdiabetes wahrscheinlich zunächst unentdeckt. Umgekehrt bekommen aber auch Schwangere ein positives Testergebnis, die keine Probleme hätten. Für sie wirkt sich der Test unter Umständen negativ aus, weil sie sich Sorgen machen und nicht mehr unbeschwert essen können.

Die Mutterschafts-Richtlinien schlagen zunächst einen Vortest mit einmaliger Einnahme von 50 Gramm Glukoselösung vor. Die Schwangere sollte vorher etwas gegessen haben. Eine Stunde nach Einnahme wird der Blutzucker gemessen. Schwangere mit Blutzuckerwerten kleiner oder gleich 7,5 mmol/l (dies entspricht einem Wert von ≤135 mg/dl) haben mit hoher Wahrscheinlichkeit keinen Gestationsdiabetes. Liegt der Wert über 7,5 mmol/l, sollte sich

innerhalb weniger Tage ein oraler Glukosetoleranztest (oGTT) mit 75 Gramm Glukoselösung anschließen. Der Vortest zeigt viele falsch positive Ergebnisse. Es ist also zu erwarten, dass nicht jede Schwangere mit positivem Vortest auch einen positiven oGGT-Wert erhält.

Für den oGGT muss die Frau nüchtern sein. Sie darf mindestens acht Stunden vorher nichts gegessen oder getrunken haben. Nur Wasser ist erlaubt. Zunächst bekommt sie Blut abgenommen. Danach muss sie die Glukoselösung innerhalb von drei bis fünf Minuten in konstanter Geschwindigkeit trinken. Nach einer und nach zwei Stunden wird erneut Blut abgenommen. Während dieser zwei Stunden sollte die Schwangere ruhig sitzen. Anderweitige Untersuchungen müssen warten.

Grenzwerte:
Nüchtern $\geq$ 5,1 mmol/l (92 mg/dl)
nach 1 Stunde $\geq$ 10,0 mmol/l (180 mg/dl)
nach 2 Stunden $\geq$ 8,5 mmol/l (153 mg/dl)

Wird einer der Grenzwerte überschritten, liegt ein Gestationsdiabetes vor. Nicht jede Frau muss dann für den Rest der Schwangerschaft Insulin spritzen. Häufig genügt es, die Ernährung umzustellen und sich mehr zu bewegen, um den Blutzucker zu stabilisieren. Betroffene werden zunächst an einen Diabetologen überwiesen, der das weitere Vorgehen mit ihnen bespricht.

Bei jeder zweiten Schwangeren mit Gestationsdiabetes ist innerhalb von zehn Jahren ein Diabetes Typ 2 zu erwarten. Um das Risiko zu senken, ist es deshalb wichtig, die Ernährung nicht nur in der Schwangerschaft umzustellen, sondern langfristig gesünder zu essen.

Hb-Wert

Am Hämoglobin-Wert (Hb) lässt sich ablesen, wie gut Sauerstoff aus der Lunge in den Körper transportiert wird. Dabei spielt unter anderem der Eisenwert eine Rolle, denn bei zu wenig Eisen sinkt der Hämoglobingehalt in den roten Blutkörperchen.

In der Schwangerschaft ist das Blut stärker verdünnt. Deshalb gelten für Schwangere andere Richtwerte als für nicht schwangere Frauen. Ein Hämoglobinspiegel von mehr als 11 Gramm pro Deziliter ist normal. Im zweiten Trimester darf der normale Hb-Wert auch auf 10,5 Gramm pro Deziliter abfallen. Bei niedrigeren Werten spricht man von einer Anämie (Blutarmut).

Eine Anämie macht sich durch Müdigkeit und Erschöpfung bemerkbar. Hält dieser Zustand länger an, sinken die Abwehrkräfte des Körpers. Das Infektionsrisiko steigt. Betroffenen wird die Einnahme von Eisenpräparaten empfohlen, die die Ärztin verschreiben kann.

Eisen lässt sich ausreichend über die Nahrung aufnehmen, zum Beispiel über Fleisch, durch Getreide (besonders Hirse), Hülsenfrüchte wie Linsen und Bohnen und durch grünes Blattgemüse. Der Körper kann Eisen in Verbindung mit Vitamin C leichter aufnehmen. Trinken Sie deshalb beim Essen ein Glas Orangensaft. Bei normalen Hb-Werten ist es besser, bewusst eisenhaltige Lebensmittel zu essen, als Eisenpräparate einzunehmen. Vorsorglich Tabletten zu schlucken, bringt weder der Mutter noch dem Kind Vorteile.

Der Hb-Wert wird bei der ersten Vorsorgeuntersuchung bestimmt und etwa ab dem sechsten Schwangerschaftsmonat regelmäßig kontrolliert. Dazu reicht ein Tropfen Blut aus der Fingerkuppe oder dem Ohrläppchen. Bei einem niedrigen Hb-Wert können zusätzlich die Erythrozyten im Blut gezählt werden. Die Werte werden im Mutterpass auf Seite 7 eingetragen.

Die Ultraschalluntersuchungen: Bilder vom Kind

Beim Ultraschall wird das Echo der über einen Schallkopf in den Körper ausgesendeten Schallwellen zu einem Bild verarbeitet. In der Schwangerschaft dienen Ultraschalluntersuchungen sowohl der Überwachung der Schwangerschaft als auch der vorgeburtlichen Untersuchung des Kindes. Damit sind sie auch ein Teil der pränatalen Diagnostik (siehe Seite 66). Bis zur 12. Woche erfolgt der Ultraschall durch die Scheide (vaginal), danach wird durch die Bauchdecke (abdominal) untersucht. Die Untersuchungen haben je nach Zeitpunkt der Schwangerschaft, Zweck der Untersuchung und Expertise der Untersuchenden unterschiedliche Schwerpunkte.

Welche Untersuchungen stehen an?

Für die Schwangerenvorsorge sind laut den Mutterschafts-Richtlinien drei Basis-Ultraschalluntersuchungen in der 9. bis 12., der 19. bis 22. und der 29. bis 32. Schwangerschaftswoche vorgesehen. Die Ergebnisse geben Auskunft über das Alter der Schwangerschaft, die Größe des Kindes und seine altersgerechte Entwicklung, die Funktion des Mutterkuchens (Plazenta) und die Menge des Fruchtwassers. Sie können aber auch auf Entwicklungsstörungen hinweisen. Bei Auffälligkeiten wird entweder in kurzem Zeitabstand ein Kontrollultraschall durchgeführt, oder es werden wei-

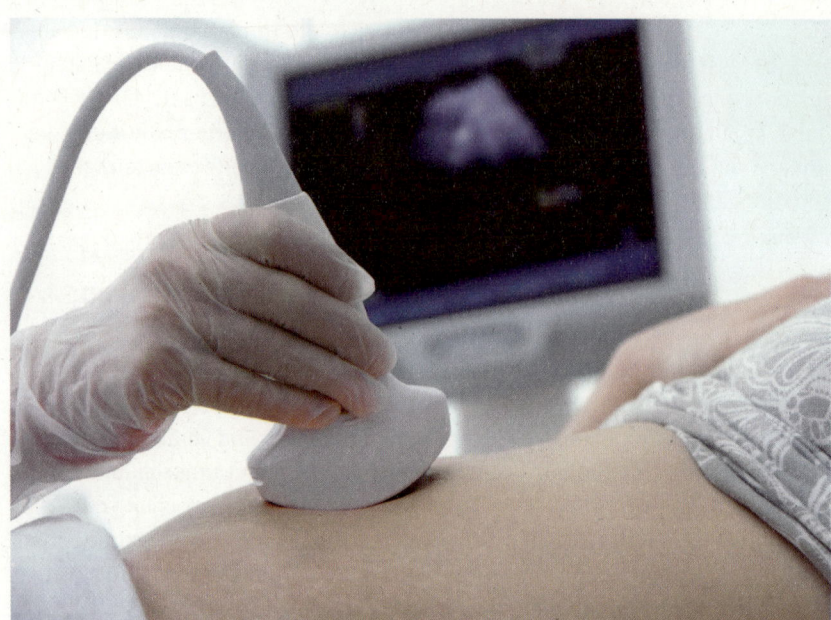

Der Ultraschall hilft, die Schwangerschaft zu überwachen und das Kind zu untersuchen.

terführende Untersuchungen wie ein Doppler-Ultraschall, eine Feindiagnostik oder eine invasive Diagnostik, etwa eine Fruchtwasser-untersuchung, empfohlen. Alle Ultraschalluntersuchungen sind – ebenso wie alle anderen Leistungen nach den Mutterschafts-Richtlinien – für Sie freiwillig. Da Sie ein Recht auf Nichtwissen haben, können Sie auf einzelne Ultraschalluntersuchungen, bestimmte Aspekte der Untersuchungen oder die Mitteilung bestimmter Ergebnisse verzichten.

Basisultraschall: 9. bis 12. Schwangerschaftswoche (SSW)

Bei dieser Untersuchung geht es um die Bestätigung der Schwangerschaft. Hat sich die Eizelle in der Gebärmutter eingenistet und zu einem Embryo entwickelt? Handelt es sich um eine Mehrlingsschwangerschaft? Seit wann besteht die Schwangerschaft? Die Ärztin misst die Körperlänge des Kindes und den Durchmesser des Kopfes. Mithilfe dieser Daten kann sie den Geburtstermin bestimmen und mit dem errechneten Geburtstermin abgleichen. Auch der Herzschlag und die Körperform des Kindes werden geprüft. Bereits zu diesem frühen Zeitpunkt der Schwangerschaft lassen sich, je nach Expertise der Untersuchenden und Qualität der Geräte, Auffälligkeiten der kindlichen Entwicklung entdecken. In diesem Fall wird die Ärztin weitere Untersuchungen zur Abklärung empfehlen. Das Geschlecht des Kindes darf in Deutschland erst nach Ende der 12. Schwangerschaftswoche mitgeteilt werden.

Basisultraschall oder erweiterter Basisultraschall: 19. bis 22. Schwangerschaftswoche

Beim zweiten Ultraschall können Sie zwischen

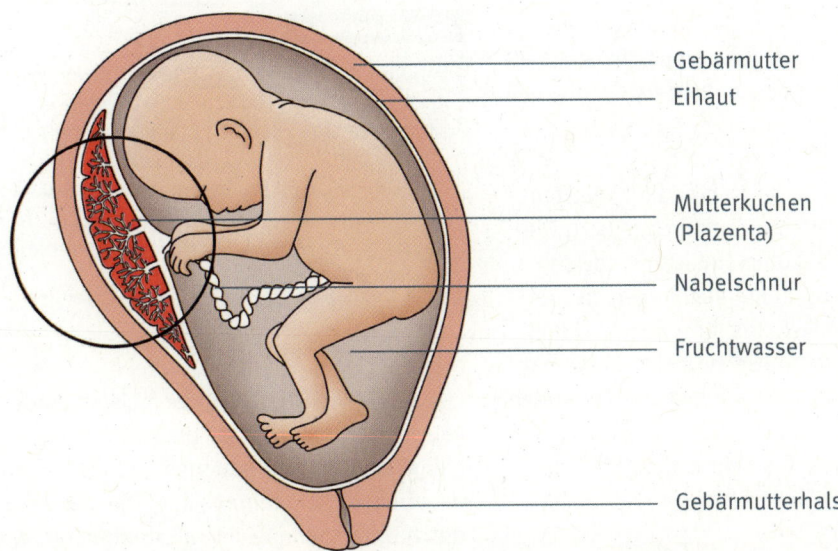

Gebärmutter

Eihaut

Mutterkuchen
(Plazenta)

Nabelschnur

Fruchtwasser

Gebärmutterhals

So wird das Kind in der Gebärmutter versorgt.

der Basis-Ultraschall- oder einer erweiterten Basis-Ultraschalluntersuchung wählen. Beim zweiten Basisultraschall untersucht die Ärztin, wie das Kind gewachsen ist und ob es sich altersgerecht entwickelt. Dafür misst sie Kopf, Bauch und Oberschenkel oder Oberarm. Auch die Plazenta und die Menge des Fruchtwassers werden beurteilt. Bei der erweiterten Ultraschalluntersuchung schaut sich die Ärztin zusätzlich noch Gehirn, Hals, Rücken, Bauchwand sowie Herz, Magen und Harnblase näher an. Auch diese erweiterte Untersuchung wird von der Krankenkasse bezahlt (siehe Seite 70).

Basisultraschall: 29. bis 32. Schwangerschaftswoche
Bei dieser Untersuchung beurteilt die Ärztin das Wachstum und die Lage des Kindes, die Lage der Plazenta und ihre Durchblutung

sowie die Fruchtwassermenge. Außerdem sieht sie sich die Organe sowie Arme und Beine des Kindes an.

Neben den Basisuntersuchungen gibt es weitere Ultraschalluntersuchungen wie eine Ultraschall-Feindiagnostik oder eine Doppler-Sonografie (siehe Seite 72). Außerdem fließen Werte aus den Ultraschalluntersuchungen in die nichtinvasiven pränatalen Untersuchungen ein, beispielsweise beim Ersttrimester-Test.

Reichen drei Ultraschalluntersuchungen?
Für die Überwachung einer gesunden Schwangerschaft reichen die drei Basisultraschalluntersuchungen völlig aus. Lediglich für die Ultraschalluntersuchungen im ersten und zweiten Schwangerschaftsdrittel ist ein wissenschaftlicher Nutzen für die Gesundheit von Mutter und

Kind erwiesen. Deshalb sind in einigen europäischen Ländern bei gesunden Schwangeren nur zwei Routine-Ultraschalluntersuchungen vorgesehen.

Weltweit werden in Deutschland die meisten Ultraschalluntersuchungen durchgeführt. Die meisten Frauen bekommen hierzulande sehr viel mehr Ultraschalluntersuchungen als medizinisch sinnvoll ist. Das führt nicht zu einer besseren Mutter-Kind-Gesundheit, sondern oft zu weiteren, nicht notwendigen Interventionen und Verunsicherung. Mehr Ultraschalluntersuchungen bedeuten also nicht, dass Sie eine bessere Vorsorge bekommen.

Können die Untersuchungen dem Kind schaden?

Es gibt keine wissenschaftlich gesicherten Hinweise, dass der normale Ultraschall für das Kind schädlich sein könnte. Bei der Doppler-Ultraschalluntersuchung (siehe Seite 72) entsteht im untersuchten Gewebe Wärme. Deshalb soll diese Untersuchung nicht in der Frühschwangerschaft und nur bei medizinischer Notwendigkeit durchgeführt werden.

Wie genau sind die Befunde?

Die Genauigkeit der Ergebnisse hängt in hohem Maße von der Erfahrung der Untersuchenden und der Qualität der Geräte ab. Auch eine sehr geringe Fruchtwassermenge, eine dicke Bauchdecke der Mutter oder eine ungünstige Lage des Kindes können das Ergebnis ungenauer machen.

Aus Deutschland gibt es keine abgesicherten Daten zum Nachweis des Nutzens (Evidenz) der Ultraschallbefunde. Eine Ursache hierfür ist das für Deutschland spezifische Stufenkon-

Gut zu wissen

Für die meisten Eltern ist es sehr bewegend, ihr Kind im Ultraschall zu sehen. Deshalb wünschen sie sich diese Erfahrung möglichst oft. Der medizinische Ultraschall ist jedoch kein Babyfernsehen. Die Ergebnisse können die Eltern beruhigen. Sie können aber auch Befürchtungen und Ängste auslösen und die Schwangerschaft nachhaltig stören.

zept der Untersuchungen. Dabei hat die erste Qualitätsstufe (DEGUM I) der meisten niedergelassenen Gynäkologen die geringste Genauigkeit, was zu Irritationen und Verunsicherungen der Eltern führen kann. Diese können durch Untersuchungen von Experten der zweiten Qualitätsstufe (DEGUM II) häufig entkräftet werden. Für Eltern ist es wichtig, von dieser ungünstigen Regelung zu wissen. Bei einem Verdacht, der aufgrund einer Ultraschalluntersuchung bei der Frauenärztin ausgesprochen wird, sollten Sie sich nicht zu große Sorgen machen, sondern diesen sehr bald in einer spezialisierten Praxis prüfen lassen.

Welchen Nutzen haben die 3-D- und 4-D-Untersuchungen?

Die Ultraschallbilder entsprechend den Mutterschafts-Richtlinien sind zweidimensional. Neuere Verfahren wie 3-D/4-D-Ultraschall liefern drei- oder vierdimensionale Bilder. Während das 3-D-Verfahren eine räumliche Darstellung des kindlichen Körpers und der Organe ermöglicht, wird beim 4-D-Ultraschall ein dreidimensionales Bild in Echtzeit erzeugt. Deshalb ist es zutreffender, hier von einem Echtzeit 3-D-Ultraschall (real-time) oder von Live-3-D-Ultraschall zu sprechen statt von einem 4-D-Ultraschall. Aus medizinischer Sicht haben diese Methoden nur in sehr wenigen Fällen zusätzlichen

Nutzen, weshalb sie in der normalen Vorsorge nicht helfen. Gegebenenfalls kann der 3-D-Ultraschall bei der Suche nach Fehlbildungen ergänzend eingesetzt werden, zum Beispiel, um Spaltbildungen von Lippen und Kiefer besser zu finden. Normalerweise werden diese Verfahren kommerziell genutzt, um den Eltern ein Bild oder eine Videoaufnahme ihres Kindes als IGeL-Leistung anzubieten (siehe Seite 62).

Was bezahlt die Krankenkasse?

Die gesetzliche Krankenkasse übernimmt die Kosten für die drei Basis-Ultraschalluntersuchungen sowie für den erweiterten Basisultraschall im zweiten Schwangerschaftsdrittel. Stellt die Ärztin Auffälligkeiten fest, die Kontrolluntersuchungen oder eine weitere Abklärung erfordern, zahlt die Krankenkasse auch diese Untersuchungen. Viele ärztliche Praxen bieten weitere Ultraschalluntersuchungen oder bestimmte Kombinationen von Vorsorgeuntersuchungen als Kombinationsleistungen an.

Gut zu wissen

Die Grenze zwischen Schwangerenvorsorge und Pränataler Diagnostik ist nicht klar zu ziehen. Vorsorgeuntersuchungen der Mutter betreffen immer auch das Kind. Dies wird am deutlichsten bei der Ultraschalldiagnostik. Die Basisultraschalluntersuchungen sind nicht explizit Pränatale Diagnostik. Auffällige Befunde können jedoch auf genetische Störungen hinweisen und die Eltern vor weitere Entscheidungen stellen. Je mehr man sehen und wissen kann, desto sorgfältiger muss mit dem möglichen Wissen umgegangen werden. Es ist gut, wenn Sie sich vor den Untersuchungen bereits mit den Möglichkeiten und Konsequenzen der vorgeburtlichen Diagnostik beschäftigt und gemeinsam mit ihrem Partner darüber nachgedacht haben, welches Wissen Ihnen wichtig ist.

Der Nutzen dieser Untersuchungen ist wissenschaftlich nicht abgesichert. Deshalb müssen sie selbst bezahlt werden.

Frage 3

Bei meinem Baby ist eine Zyste im Gehirn festgestellt worden. Was bedeutet das?

Die Ultraschalldiagnostik entwickelt sich ständig weiter. Das bedeutet auch, dass bei der Untersuchung des ungeborenen Kindes immer mehr Details gesehen werden können. Das gilt insbesondere für die Feindiagnostik, eine zusätzlich angebotene Ultraschalluntersuchung. Nicht alle der hierbei gefundenen Ergebnisse sagen jedoch etwas über die Gesundheit des Kindes aus. Besonderheiten wie eine Zyste im Gehirn oder in der Niere zählen zu den sogenannten Softmarkern. Wenn mehrere solcher Marker gefunden werden, kann das ein Hinweis für eine Erkrankung oder eine Behinderung des Kindes sein. Für sich alleine gesehen haben die Marker keinen Krankheitswert. Werdende Eltern kann die Entdeckung einer Zyste jedoch stark beunruhigen Wenn bei Ihrem Kind eine einzelne dieser Besonderheiten gesehen wird, heißt das aber nicht automatisch, dass Ihr Kind ein Problem hat. In vielen Fällen verschwinden die Zysten von selbst wieder und sind bei nachfolgenden Ultraschalluntersuchungen nicht mehr sichtbar. Falls Ihnen eine invasive Diagnostik vorgeschlagen wird, sollten Sie diese Entscheidung in aller Ruhe abwägen. Hierbei können Sie Unterstützung durch eine kostenlose unabhängige Beratung in einer Schwangerschaftsberatungsstelle bekommen.

IGeL-Leistungen: Selbst zahlen für Extras

IGeL sind individuelle Gesundheitsleistungen, deren Kosten nicht von der Krankenkasse übernommen werden. Eltern müssen selbst für sie zahlen. In der Schwangerschaft handelt es sich dabei zumeist um medizinische Untersuchungen zur Früherkennung oder Vorsorge, die für Schwangere ohne konkretes Risiko nicht notwendig sind. Hinzu kommen Untersuchungen, die nicht in den Mutterschafts-Richtlinien aufgenommen wurden, weil andere Methoden den Experten zufolge für die Versorgung der Schwangeren besser geeignet sind.

Warum gibt es IGeL?

Eine Arztpraxis kann sich durch IGeL-Leistungen von anderen Praxen abheben. Über den Internetauftritt und durch Flyer erhält sie ein besonderes, eigenes Profil. Manche Schwangeren entscheiden sich vielleicht bewusst für eine bestimmte Praxis, weil diese alternative Behandlungen oder besondere Vorsorgeuntersuchungen anbietet, die nicht von der Krankenkasse bezahlt werden. Denkbar ist auch, dass die Praxis durch IGeL vermeintlichen Wünschen von Schwangeren entsprechen will. Bei manchen Frauenärztinnen und -ärzten werden zum Beispiel mehr Ultraschalluntersuchungen angeboten oder außergewöhnliche 3-D- und 4-D-Aufnahmen des Kindes. Solche Zusatzleistungen erhöhen möglicherweise die Auslastung der Praxis.

Ärztinnen und Ärzte erhalten bei der Gestaltung ihrer öffentlichen Darstellung professionelle Hilfe von Werbefirmen. Medizinische Fachangestellte, die die Praxistermine organisieren, bekommen Kurse zur Vermarktung von IGeL angeboten. Manchmal sind sie auch am IGeL-Verdienst beteiligt.

Schwangere müssen sich leider besonders häufig mit IGeL-Leistungen auseinandersetzen. 30 von 100 IGeL-Angeboten werden in einer Frauenarztpraxis gemacht. In Relation zu ihrer Anzahl bieten Frauenärztinnen und -ärzte neben Augen- und Hautärzten neun Mal mehr IGeL an als Hausärzte, auch wenn sich ein Teil davon durch Verhütungsleistungen, die nicht von den Krankenkassen übernommen werden, erklärt. Die meisten frauenärztlichen IGeL-Leistungen sind aber Ultraschalluntersuchungen und Angebote für Schwangere. IGeL, oft auch Wahlleistungen genannt, begegnen Ihnen übrigens auch in Kliniken. Insgesamt zahlen die Verbraucher in Deutschland mehr als eine Milliarde Euro freiwillig an Praxen und Kliniken.

Tipp

Weitere Information erhalten Sie auf der Homepage des IGeL-Monitor: www.igel-monitor.de. Der IGeL-Monitor hat es sich zur Aufgabe gemacht, Schaden und Nutzen von Vorsorgeuntersuchungen anhand wissenschaftlicher Daten darzustellen. Für ein einfacheres Verständnis werden die einzelnen Untersuchungen als „positiv", „tendenziell positiv", „unklar", „tendenziell negativ" und „negativ" bewertet. Die Verbraucherzentralen sammeln besonders ärgerliche IGeL-Angebote auf der Internetseite www.igel-aerger.de.

Nutzen und Risiken von IGeL-Leistungen

Eltern wollen das Beste für ihr Kind. Viele Mütter und Väter wünschen sich schon in der Schwangerschaft Gewissheit über mögliche Risiken oder tatsächliche Gefahren. Da wundert es nicht, dass in Frauenarztpraxen ein Markt für individuelle Gesundheitsleistungen, besonders in der Vorsorge und bei der Berechnung von Risiken, entstanden ist. Bildgebende Verfahren, bei denen sich die Eltern vermeintlich selbst vom Wohlergehen ihres Kindes überzeugen können, werden besonders stark nachgefragt. Dazu gehören neben den gewöhnlichen Ultraschalluntersuchungen auch der 3-D- und 4-D-Ultraschall.

Liegt der Nutzen von Vorsorgeuntersuchungen nicht auf der Hand? Der IGeL-Monitor schreibt dazu: „Ergibt die Untersuchung keinen auffälligen Befund, sind Arzt und Patient erleichtert, dass alles in Ordnung ist. Ergibt sie dagegen einen auffälligen Befund, sind sie erleichtert, dass die Krankheit früh erkannt wurde und ‚rechtzeitig' behandelt werden kann. Und selbst wenn sich ein auffälliger Befund in weiteren Untersuchungen als Fehlalarm herausstellt und sich die Patienten unnötig Sorgen gemacht haben, sind die meisten Patienten am Ende sogar besonders erleichtert, weil sie doch nicht krank sind." Doch „jede Untersuchung kostet Zeit und Geld. Wenn sie unnötig war, ist auch der Aufwand an Zeit und Geld unnötig gewesen."

Der IGeL-Monitor geht auch auf die Nachteile der Untersuchungen ein. Beispiele sind Schmerzen und Entzündungen an Einstichstellen, falsch positive Befunde, die weitere, gefährlichere Untersuchungen nach sich ziehen

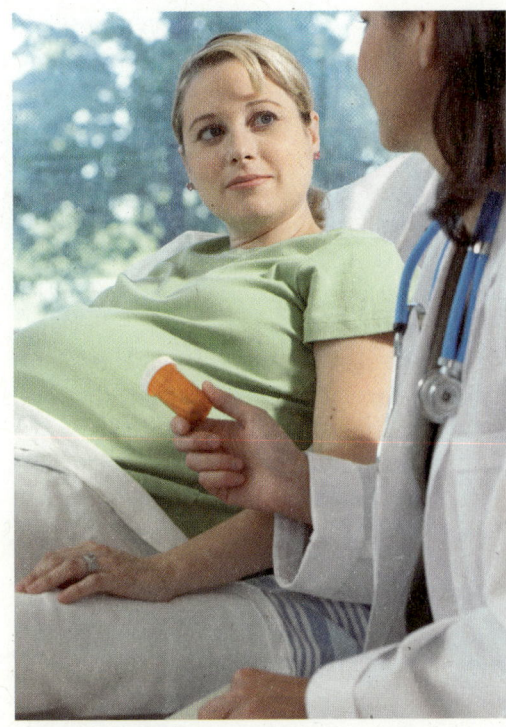

Längst nicht jede angebotene Untersuchung hat einen Nutzen.

(auf einen Ultraschall folgt beispielsweise eine Fruchtwasseruntersuchung) und falsch negative Befunde, die Alarmzeichen ignorieren. Damit ist gemeint, dass ein Untersuchungsergebnis fälschlicherweise keine Infektion zeigt, aber die klinischen Symptome der Schwangeren dafür sprechen (siehe Seite 37 und 40).

Auch richtig diagnostizierte positive Befunde weisen nicht unbedingt auf eine Krankheit hin. Der Nachweis von Streptokokken der Gruppe B in der Scheide der Mutter als IGeL-Leistung zum Beispiel zeigt eventuell Keime an, die für die Mutter harmlos sind und keiner Therapie bedürfen. Nur weil ihr Kind sich bei der vaginalen Geburt eventuell anstecken könnte, erhalten alle Schwangeren mit einem positiven Befund während der Geburt eine Dosis Antibiotikum, um die Keimanzahl zu verringern. Ungeklärt ist, ob dabei nicht auch Keime zerstört werden, die das Kind bei einer vaginalen Geburt vor einer späteren Asthmaerkrankung und Diabetes schützen können (siehe Seite 174).

Ein Beispiel für eine unnötige IGeL-Leistung ist der Toxoplasmose-Test bei Schwangeren ohne begründeten Verdacht auf eine Infektion. Laut IGeL-Monitor führt der Test fast immer zu weiteren Untersuchungen, weil ein Test alleine noch nicht aussagekräftig ist. Die Treffsicherheit des Tests sei gering und der Nutzen einer Behandlung unklar. Der IGeL-Monitor bewertet den Test deshalb „negativ". Zeigt eine Schwangere Symptome einer Infektion, zahlt die Krankenkasse alle notwendigen Untersuchungen.

Um sich vor Toxoplasmose zu schützen, sollten Schwangere besonders beim Umgang mit Katzen auf Hygiene achten. Zusätzlich wird empfohlen, nur gut durchgegartes Fleisch zu verzehren und frisches Gemüse und Obst vor dem Essen immer gründlich zu waschen. Auch Schwangere mit Antikörpern gegen Toxoplasmose können diese Empfehlung nicht ignorieren, denn sie gelten auch zum Schutz vor einer Infektion mit Listerien. Zur Vorbeugung sollten schwangere Frauen außerdem auf Rohmilch und Rohmilchkäse verzichten.

Nabelschnurblut spenden und einlagern

Vielleicht haben Sie gelesen, dass Nabelschnurblut aufbewahrt werden kann, damit es Ihrem Kind später im Falle einer Krankheit zur Verfügung steht. Oder Sie werden in der Klinik gefragt, ob Sie Nabelschnurblut für Erkrankte spenden möchten. Die Spende ist kostenlos. Das Nabelschnurblut steht dann weltweit potentiellen Empfängern zur Verfügung. Möchten Sie das Nabelschnurblut hingegen nur für sich oder Ihr Kind einlagern, müssen Sie sich an eine kommerzielle Nabelschnurblutbank wenden. Ob, wo und unter welchen Bedingungen Nabelschnurblut abgenommen wird, müssen Sie individuell klären.

Vor einer Entscheidung sollten Sie Folgendes wissen: Blut von Neugeborenen, das im Kind, im Mutterkuchen und der Nabelschnur zirkuliert, enthält besonders viele Stammzellen. Diese sind in der Lage, sich – anders als andere Zellen – zu unterschiedlichen Zell- oder Gewebstypen auszubilden. Das ist der große Vorteil gegenüber Erwachsenenblut.

Die Blutspende wird nach dem Abnabeln des Kindes aus dem Teil der Nabelschnur gewonnen, der zum Mutterkuchen führt. Da der Mutterkuchen nicht direkt an den Blutkreislauf der Mutter angeschlossen ist, bekommen also weder Mutter noch Kind Blut entnommen. Um möglichst viel Blut zu erhalten, wird das Neugeborene frühzeitig abgenabelt, also bevor die Nabelschnur aufhört, zu pulsieren (siehe Seite 178).

Stammzellen kommen zum Beispiel Menschen mit Leukämie zugute. Sie vertragen Stammzellen aus dem Blut von Neugeborenen besonders gut. Eine spätere Übertragung von Stammzellen aus Nabelschnurblut an einen Leukämiekranken ist aber nur dann möglich, wenn ausreichend viele Stammzellen im Blut vorhanden sind. Bei einer Nabelschnurblutspende ist das meistens nicht der Fall. Die dabei gewonnene Menge reicht für einen Erwachsenen – und damit auch für Ihr Kind, wenn es erwachsen ist – nicht aus.

Die Behandlung mit Nabelschnurblut hat außerdem Nachteile. Beim Empfang von Nabelschnurblut setzt die Blutbildung später ein als nach einer Übertragung von Knochenmark. Und ernste Erkrankungen, die im Nabelschnurblut zwar nicht nachgewiesen werden, aber dennoch vorhanden sein können, stellen ein Risiko für den Empfänger dar.

Für ein Kind, das an Leukämie erkrankt, ist eine Übertragung des eigenen Nabelschnurblutes nicht sinnvoll, weil davon ausgegangen wird, dass auch die Stammzellen der Spende Leukämie hervorrufen. Aus diesem Grund werden derzeit weltweit keine Spenden aus Eigenblut verabreicht. Liegt eine Blutspende eines Geschwisterkindes vor, kann diese in 25 von 100 Fällen genutzt werden. Dieses Geschwisterkind kommt dann aber auch als Knochenmarkspender in Frage.

Tipp

Weitere Informationen stehen auf der Internetseite des Zentralen Knochenmarkspender-Registers für die Bundesrepublik Deutschland: www.zkrd.de.

Frage 4

Ich möchte das Beste für mein Kind. Soll ich alles tun, was mir an vorgeburtlichen Untersuchungen angeboten wird?

Neben den Untersuchungen, die im Mutterpass vorgesehen sind, werden Ihnen weitere Untersuchungen angeboten. Dazu gehören Tests, die die Gesundheit der Mutter betreffen, wie der Toxoplasmose-Test. Vor allem aber geht es um vorgeburtliche Untersuchungen des Kindes. Ein Teil dieser Tests sind sogenannte IGeL-Leistungen, die Sie selbst bezahlen müssen, etwa der Ersttrimester-Test. Andere zusätzlich angebotene Untersuchungen werden ab einem bestimmten Alter der Mutter von der Krankenkasse übernommen, zum Beispiel die Fruchtwasseruntersuchung.

Das große Angebot der zusätzlichen Diagnostik erzeugt leicht das Gefühl, dass ein Mehr an Untersuchungen auch die Gesundheit des Kindes verbessert. Tatsächlich ist dies jedoch nicht der Fall, denn vorgeburtliche Diagnostik kann zwar einen Teil der möglichen Behinderungen oder Erkrankungen erkennen. Sie kann jedoch nicht die genetische Konstellation eines Kindes verändern, und nur in äußerst seltenen Fällen ist eine Therapie im Mutterleib möglich. Bei der Entscheidung über die zusätzlich angebotenen Tests geht es also um die Frage, ob Sie bestimmte Informationen über die Gesundheit Ihres Kindes kennen wollen.

In diese Überlegungen müssen Sie einbeziehen, dass nur ein Teil der Untersuchungen eine eindeutige Aussage macht. Bestimmte Tests geben eine Wahrscheinlichkeit beziehungsweise ein Risiko für eine bestimmte Erkrankung oder Behinderung an. Weil die Ergebnisse der vorgeburtlichen Diagnostik nicht nur beruhigen, sondern auch verunsichern oder sogar vor die Entscheidung über den Abbruch der Schwangerschaft stellen können, sollten Sie genau überlegen, ob und wenn ja welche der zusätzlich angebotenen Untersuchungen Sie in Anspruch nehmen wollen. Weniger kann hier durchaus mehr sein. Falls Sie unsicher sind, ob Sie zusätzliche Angebote nutzen wollen, kann Ihnen eine unabhängige, ergebnisoffene Beratung in einer Schwangerschaftsberatungsstelle helfen.

Pränataldiagnostik: Auf der Suche nach Auffälligkeiten

Wird unser Kind gesund sein? Diese Frage beschäftigt alle Eltern. Die vorgeburtliche Diagnostik zur Erkennung von kindlichen Fehlbildungen und Erkrankungen hat sich in den vergangenen Jahrzehnten rasant entwickelt. Neben der gesetzlichen Schwangerenvorsorge wird schwangeren Frauen, wie im vorherigen Kapitel beschrieben, heute eine Reihe von unterschiedlichen vorgeburtlichen Untersuchungen des Kindes angeboten, die zum Teil selbst bezahlt werden müssen.

Was ist Pränataldiagnostik?

Vorgeburtliche Diagnostik umfasst alle medizinischen Untersuchungen, die gezielt nach Fehlbildungen und Erkrankungen beim ungeborenen Kind suchen. Dazu zählen genetisch bedingte Abweichungen, bei denen bestimmte Chromosomen oder einzelne Gene verändert sind: Zum Beispiel bestimmte Muskel- und Stoffwechselstörungen oder angeborene Fehlbildungen und Entwicklungsstörungen. Bei den Untersuchungen unterscheidet man zwischen invasiven – in den Körper eingreifenden – und nichtinvasiven Methoden. Bei **invasiven** Untersuchungen, zum Beispiel der Fruchtwasseruntersuchung, wird über den Körper der Mutter genetisches Material des Kindes entnommen und analysiert. Bei der **nichtinvasiven** vorgeburtlichen Diagnostik wird anhand bestimmter Werte des Kindes, der Mutter oder von beiden eine Wahrscheinlichkeit für eine bestimmte Besonderheit oder Abweichung er-

rechnet. Ein Beispiel ist der Ersttrimester-Test. Bei fast allen Methoden spielt der Ultraschall eine wichtige Rolle.

Vorgeburtliche Diagnostik hat viele Aspekte. Die Ergebnisse der Untersuchungen können die Eltern beruhigen, wenn sie erfahren, dass alles bei ihrem Kind sehr gut aussieht. Es kann auch hilfreich sein, einen kindlichen Herzfehler vor der Geburt zu sehen und die Geburtsplanung entsprechend darauf abzustimmen. So kann das Kind optimal versorgt werden. In wenigen Fällen lässt sich ein Kind bereits in der Gebärmutter behandeln, um Schäden zu vermeiden. Zum Beispiel kann ein verklebter Harnleiter geschient werden, um eine Nierenstauung zu verhindern. Vorgeburtliche Untersuchungen können die Eltern aber auch belasten, wenn zum Beispiel die Ergebnisse unklar sind und weiter abgeklärt werden müssen. Die notwendigen Entscheidungen sind komplex. Methoden, die eine hohe Sicherheit bringen, sind mit dem Risiko verbunden, das Kind durch eine Fehlgeburt zu verlieren. Andererseits kann andauernde Unsicherheit eine Schwangerschaft sehr belasten.

Ein weiterer Aspekt ist die Schere zwischen Diagnostik und Therapie. Die Pränatale Diagnostik kann zwar zunehmend immer mehr Aspekte des ungeborenen Kindes entdecken. Allerdings lässt sich nur ein Bruchteil aller Entwicklungsstörungen vor der Geburt therapieren. Auch das kann die Eltern in eine belastende Situation bringen. Wenn nach der

Diagnose einer schwerwiegenden Fehlbildung oder Erkrankung des Kindes keine Therapie zur Verfügung steht, müssen sie entscheiden, ob sie die Schwangerschaft abbrechen oder ihr Kind bekommen wollen.

Das Angebot der vorgeburtlichen Diagnostik fordert einen bewussten Umgang mit den Möglichkeiten, Risiken, Grenzen und Konsequenzen der Methoden. Eltern müssen heute entscheiden, was sie wissen wollen und wie sie mit den möglichen belastenden Ergebnissen der Diagnostik umgehen. Sie brauchen gute Informationen und bei Unsicherheiten kompetente Beratung, um hier selbstverantwortlich ihren eigenen Weg zu gehen.

Gut zu wissen

Die allermeisten Kinder kommen gesund zur Welt. Von 100 Kindern werden 96 gesund geboren. Nur 3 bis 5 Prozent aller schwerwiegenden Behinderungen sind angeboren, nur ein kleiner Teil davon ist genetisch bedingt und wiederum ein kleiner Teil davon ist vor der Geburt erkennbar. Der überwiegende Teil aller Behinderungen ereignet sich im Verlauf des Lebens. Die schwersten Fehlbildungen werden von der Natur selbst aussortiert. Bei einem sehr großen Anteil der frühen Fehlgeburten, die oft von den Frauen selbst nur als verstärkte Regelblutung wahrgenommen werden, handelt es sich um Embryonen mit genetischen Abweichungen.

Pränataldiagnostik und Schwangerschaftserleben

Zur Schwangerschaft als einer Zeit des Umbruchs gehören Ängste und der Wunsch nach Sicherheit. Gerade beim ersten Kind verändert sich das ganze Leben – eine Situation, die viele Frauen und Eltern bei aller Freude auch verunsichert. Das Angebot der vorgeburtlichen Untersuchungen trifft auf ein Bedürfnis nach Sicherheit und Beruhigung. Hinzu kommt, dass Eltern das Beste für ihr Kind wollen und bereit sind, dafür sehr viel zu investieren. Das kann leicht dazu verleiten, ein gesamtes Angebotspaket vorgeburtlicher Untersuchung als IGeL-Leistung zu kaufen (siehe Seite 62). Auch Frauen mit der Diagnose Risikoschwangerschaft können dazu neigen, alle Untersuchungen in Anspruch zu nehmen, um das Gefühl zu haben, alles für die Gesundheit ihres Kindes zu tun.

Weil die Ergebnisse aber nicht nur Sicherheit geben, sondern unter Umständen auch sehr verunsichern, können sie das Schwangerschaftserleben nachhaltig belasten. Das beeinträchtigt möglicherweise die vorgeburtliche Beziehung zum Kind. Manche Frauen versuchen, die sich entwickelnde Beziehung zum Kind auf Distanz zu halten, solange nicht alle Ergebnisse vorliegen und sie sicher sein können, dass kein Abbruch in Betracht kommt. Wenn ein Verdacht viele weitere Untersuchungen und Verunsicherungen nach sich zieht, ist die Schwangerschaft unter Umständen lange Zeit von Beunruhigung geprägt. Das Warten auf einen Befund kann zu großer Anspannung führen. Möglicherweise geht dadurch das Grundvertrauen in den eigenen Körper verloren. Wenn mütterlicher Stress in der Schwangerschaft ein bestimmtes Maß überschreitet, hat dies auch negative Auswirkungen auf die spätere Gesundheit des Kindes. Neuere Studien zeigen, dass sowohl erhöhter Alltagsstress als auch emotionaler Stress mit einem erhöhten Risiko für die körperliche und psychische Gesundheit des Kindes einhergeht.

Die Schwangerenvorsorge sollte Frauen in ihrer Kompetenz bestärken und sie darin unterstützen, über alle Ängste im Zusammenhang mit der Schwangerschaft zu sprechen, und zu spüren, was sie wirklich brauchen.

Gut zu wissen

Vorgeburtliche Untersuchungen machen das Kind nicht gesünder. Auch die bewusste Entscheidung, bestimmte Dinge nicht wissen zu wollen, ist eine verantwortliche Entscheidung. Weniger kann manchmal mehr sein. Für die wenigsten Erkrankungen und Störungen gibt es vor der Geburt eine Therapie. Insbesondere im ersten Drittel der Schwangerschaft und bis zur Lebensgrenze um die 22. Schwangerschaftswoche haben die Untersuchungen keine Konsequenzen für die Gesundheit des Kindes. Um eine Mangelversorgung des Kindes zu erkennen, reichen die Ergebnisse aus dem zweiten Basisultraschall. Für die Geburtsplanung ist ein Ultraschall im letzten Drittel der Schwangerschaft wichtig.

Umfassende Aufklärung: Das Gendiagnostikgesetz

Vorgeburtliche Untersuchungen zur genetischen Konstellation des Kindes fallen unter das Gendiagnostikgesetz. Dazu gehören die invasive Pränataldiagnostik ebenso wie alle Ultraschalluntersuchungen, die gezielt nach Auffälligkeiten suchen, sowie alle Tests, die eine Wahrscheinlichkeit für eine genetische Abweichung ermitteln. Das Gendiagnostikgesetz verpflichtet Ärztinnen und Ärzte, vor diesen Untersuchungen über Zweck, Umfang, Aussagekraft und mögliche Konsequenzen aufzuklären. Sie müssen die Eltern auch darüber informieren, welche Risiken mit der Me-

thode verbunden sind, wo ihre Grenzen liegen und was der Verzicht auf den Test bedeutet. Außerdem müssen sie über das Recht auf Nichtwissen informieren, das im Gendiagnostikgesetz festgeschrieben ist. Darüber hinaus sind Ärztinnen und Ärzte verpflichtet, auf die Möglichkeit der kostenfreien psychosozialen Beratung hinzuweisen und alle Informationen zu dokumentieren.

Zwischen Aufklärung und Untersuchung muss eine angemessene Bedenkzeit eingehalten werden, zum Beispiel 24 Stunden im Falle einer Fruchtwasseruntersuchung. Für die Untersuchung ist Ihre schriftliche Zustimmung erforderlich, die Sie jederzeit widerrufen können. Außerdem haben Sie die Möglichkeit, auch noch im Nachhinein Ihr Recht auf Nichtwissen in An-

Gut zu wissen

Sie haben ein Recht auf Wissen, ebenso wie ein Recht auf Nichtwissen. Manche Frauen fühlen sich sicherer, wenn sie ein unauffälliges Ergebnis bekommen haben. Besonders Frauen, die schon ein Kind verloren haben oder in deren Familie eine genetische Erkrankung vorliegt, können durch vorgeburtliche Untersuchungen beruhigt werden. Andere Frauen fühlen sich durch mögliche Entscheidungen, die auf sie zukommen können, belastet. Hinzu kommt die Angst vor einer möglichen Fehlgeburt.

Wenn für Sie klar ist, dass Sie ihr Kind bedingungslos annehmen wollen, oder wenn Sie wissen, dass ein später Schwangerschaftsabbruch für Sie nicht in Frage kommt, können Sie Ihr Recht auf Nichtwissen in Anspruch nehmen. Es ist im Gendiagnostikgesetz ausdrücklich festgelegt. Auch dies ist eine verantwortliche Entscheidung.

spruch zu nehmen und auf die Mitteilung des Befundes ganz oder teilweise zu verzichten.

Vorgeburtliche Untersuchungen zur Ermittlung der genetischen Konstellation sind nur zu medizinischen Zwecken erlaubt. Die Diagnose von Krankheiten, die erst im Erwachsenenalter auftreten, ist verboten. Das Geschlecht des Kindes darf in Deutschland erst nach Ablauf der 12. Woche mitgeteilt werden.

Frage 5

Mein Mann und ich haben unterschiedliche Einstellungen zu den vorgeburtlichen Untersuchungen. Wie können wir damit umgehen?

Mit der Entscheidung über vorgeburtliche Untersuchungen ihres Kindes sind heute alle werdenden Eltern konfrontiert. Sie müssen ihren eigenen Weg finden, wie sie mit den Möglichkeiten und Risiken des Vorabwissens umgehen wollen. Dabei kommt es häufig vor, dass Partner unterschiedliche Haltungen haben. Für die werdenden Mütter sind beispielsweise invasive Untersuchungen wie die Fruchtwasseruntersuchung schon deshalb angstbesetzt, weil sie in den Körper eindringen. Außerdem haben sie das Gefühl, das Kind beschützen zu wollen, und Angst vor einer möglichen Fehlgeburt. Väter gehen dagegen oft mit etwas mehr Distanz an die Überlegungen heran.

Hinzu kommt, dass Menschen emotional unterschiedlich mit Risikowerten und Statistiken umgehen. Je nachdem, wie die Zahlen kommuniziert werden, können sie beängstigen oder beruhigen. Es hängt auch vom beruflichen Hintergrund ab, ob Menschen es gewohnt sind, mit Statistiken und Wahrscheinlichkeiten umzugehen. Wer damit vertraut ist, hat mehr emotionale Distanz und ordnet die Werte anders ein.

Darüber nachzudenken, ob das eigene Kind möglicherweise eine schwere Behinderung oder Erkrankung hat, kann sehr belastend sein. Denn es schließt immer auch die Frage ein, wie man mit einem schlechten Ergebnis umgehen würde. Im Gespräch darüber geht es um Lebensentwürfe, Ängste, um die Partnerschaft sowie um die eigenen Werte – Themen, die emotional berühren. Gleichzeitig ist es für das Wohlbefinden in der Schwangerschaft und in der Paarbeziehung sehr wichtig, dass Entscheidungen rund um vorgeburtliche Diagnostik von beiden Partnern getragen werden.

Wenn Sie merken, dass Sie an dieser Stelle zu zweit nicht richtig weiterkommen, kann ein gemeinsamer Besuch in einer Schwangerschaftsberatungsstelle hilfreich sein. Im ergebnisoffenen Gespräch mit einer unabhängigen Beraterin haben Sie einen geschützten Raum, um Ihre Gedanken und Gefühle auszudrücken. Oft können schwierige Dinge dann leichter gesagt werden. Die eigene Einstellung wird klarer. Unterschiede treten deutlicher hervor. Oft kommen Eltern nach dem Gespräch nicht gleich zu einer Entscheidung. Trotzdem hat die Beratung eine klärende Wirkung. Sie haben darüber hinaus die Möglichkeit, alleine oder zu zweit weitere Beratungsgespräche in Anspruch zu nehmen. Diese Beratung ist für Sie kostenlos.

Welche Tests bezahlt die Krankenkasse?

Alle Untersuchungen, die in den Mutterschafts-Richtlinien vorgesehen sind, werden von den Krankenkassen bezahlt. Dazu gehören die Kosten für eine Fruchtwasseruntersuchung bei Erstgebärenden ab 35 Jahren, bei Mehrgebärenden ab 40 Jahren und bei Risikoschwangerschaften nach humangenetischer Beratung. Auch Untersuchungen, die sich aus Auffälligkeiten bei den Basisultraschalluntersuchungen ergeben, trägt die Kasse. Die Kosten für einen Fein- oder Organultraschall werden übernommen, wenn die Untersuchung ärztlich angeordnet ist, zum Beispiel bei einem Verdachtsbefund. Den Ersttrimester-Test bezahlen die Krankenkassen nicht. Wenn sich allerdings aus den Ergebnissen ein Verdacht auf ein höheres Risiko ergibt, übernehmen sie die Kosten für eine Folgeuntersuchung wie eine Chorionzottenbiopsie oder eine Fruchtwasseruntersuchung. Alle anderen Untersuchungen und Tests müssen Sie als IGeL-Leistung selbst bezahlen.

Hilfen zur Entscheidung

Vorgeburtliche Untersuchungen stellen Sie vor Entscheidungen. Sehr schnell können Eltern in eine Spirale der Diagnostik geraten, wenn unklare Befunde weitere Abklärung erfordern. Im schlechtesten Fall müssen sie über Leben und Tod ihres Kindes entscheiden. Hier geht es um ethische Entscheidungen, die Ihre Werte und Einstellungen betreffen. Es ist hilfreich, wenn Sie sich vor möglichen Untersuchungen gemeinsam mit Ihrem Partner darüber klar werden, ob und wenn ja welche Untersuchungen Sie in Anspruch nehmen möchten und wie Sie mit einem unklaren Befund oder einem

belastenden Ergebnis umgehen würden. Für das Wohlbefinden in der Schwangerschaft und die Zukunft des Kindes ist es wichtig, dass die Entscheidungen von beiden Partnern getragen werden. Holen Sie sich Hilfe in einer psychosozialen Beratungsstelle, wenn Sie die Auseinandersetzung mit diesen Fragen oder unterschiedliche Einstellungen belasten.

Fragen für werdende Eltern

■ Wollen wir vorgeburtliche Untersuchungen unseres Kindes?
■ Was erwarten wir von den Untersuchungen?
■ Wie viel wollen wir wissen?
■ Würden wir das Risiko einer Fehlgeburt eingehen?
■ Welche Konsequenzen hätte es für uns, wenn der Test „ein erhöhtes Risiko" anzeigt?
■ Wie würden wir damit umgehen, wenn bei unserem Kind eine Erkrankung oder eine Fehlbildung festgestellt wird?
■ Welche Konsequenzen hätte das für uns und unsere Familie?
■ Käme ein Schwangerschaftsabbruch für uns in Frage?
■ Was brauche ich als Schwangere, damit es mir gut geht?

Humangenetische Beratung

Eine humangenetische Beratung kann bereits vor einer Schwangerschaft sinnvoll sein, wenn eine vererbbare Krankheit in der Familie bekannt ist oder bereits ein Kind mit einer Erkrankung oder Behinderung geboren wurde. Hier lässt sich klären, ob die Beeinträchtigung erblich ist und ob ein Wiederholungsrisiko besteht. Da auch wiederholte Fehlgeburten möglicherweise eine genetische Ursache haben, kann auch in diesen Fällen eine humangenetische Untersuchung helfen. Für Frauen, die einer Strahlen- oder Schadstoffbelastung ausgesetzt waren oder die eine Chemotherapie hatten, bietet sich ebenfalls eine humangenetische Beratung an. Ansprechpartner sind entsprechende Institute an Universitäten oder niedergelassene Fachärztinnen und -ärzte mit der Zusatzbezeichnung „Medizinische Genetik".

Tipp

Die Deutsche Gesellschaft für Humangenetik hat im Internet unter www.gfhev.de ein Adressverzeichnis erstellt. Dort können Sie nach Ärzten und Naturwissenschaftlern mit der beruflichen Qualifikation „Fachärztin/Arzt für Humangenetik" und der Zusatzbezeichnung „Medizinische Genetik" suchen, die eine qualifizierte genetische Beratung an Kliniken oder in Praxen anbieten.

Unabhängige psychosoziale Beratung

Jede Frau und jeder Mann hat das Recht, sich in einer Schwangerschaftsberatungsstelle zu allen Fragen, die mit einer Schwangerschaft verbunden sind, kostenlos beraten zu lassen (siehe Seite 32). Dabei kann es um finanzielle Unterstützung, häusliche Konflikte, aber auch um Ängste, Fragen und Probleme im Zusammenhang mit der Schwangerschaft gehen. Dazu gehören auch Unsicherheiten und Konflikte vor, während und nach einer vorgeburtlichen Diagnostik.

Die psychosoziale Beratung ist frei von allen Interessen. Hier stehen Ihre Gefühle als Eltern im Mittelpunkt. Sie sollen in Ihrer Kompetenz

gestärkt werden, um auch in schwierigen Situationen eine informierte, tragfähige Entscheidung treffen zu können. Die Beratung hilft, mit den eigenen, manchmal widersprüchlichen Gefühlen oder mit unterschiedlichen Haltungen in der Partnerschaft umzugehen. Sie kann auch bei der Entscheidung unterstützen, ob bestimmte Untersuchungen vorgenommen werden sollten oder nicht. In der Wartezeit auf ein Ergebnis können Sie gestärkt werden, um die Anspannung auszuhalten. Und die Beraterinnen helfen bei Krisen nach einem auffälligen Befund.

Sollten Sie vor der Entscheidung über einen möglichen Abbruch der Schwangerschaft stehen, unterstützen die Beraterinnen Sie dabei, alle Seiten zu betrachten. Wenn Sie ein Kind mit einer Beeinträchtigung erwarten, können Sie von einer Beraterin auch über einen längeren Zeitraum begleitet werden.

Tipp

Psychosoziale Beratung zu Pränataler Diagnostik bieten unter anderem pro familia, die Arbeiterwohlfahrt (AWO) und die kirchlichen Beratungsstellen wie Diakonie, Caritas und Donum vitae an.

Nichtinvasive Untersuchungen: Ultraschall und Bluttests

Nichtinvasive Pränatale Diagnostik umfasst alle Untersuchungen, die Aussagen über die Gesundheit des Kindes machen und nach Hinweisen für bestimmte Abweichungen suchen, ohne in den Körper der Mutter einzudringen und direkt kindliche Zellen für die genetische

Untersuchung zu gewinnen. Hierzu gehören bestimmte Ultraschalluntersuchungen sowie unterschiedliche Verfahren zur Risikoeinschätzung, bei denen Werte aus dem Ultraschall und aus dem Blut der Mutter untersucht oder beide miteinander kombiniert werden, um Wahrscheinlichkeiten für genetische Abweichungen zu errechnen.

Ultraschalluntersuchungen in der Pränatalen Diagnostik

Ärztinnen und Ärzte setzen den Ultraschall sowohl zur Überwachung der Schwangerschaft als auch zur vorgeburtlichen Diagnostik ein. Neben den drei Basis-Ultraschalluntersuchungen rund um die 10., 20. und 30. Schwangerschaftswoche gibt es weitere spezielle Ultraschalluntersuchungen. Außerdem besteht die Möglichkeit, bei Ultraschalluntersuchungen bestimmte Messungen zugrunde zu legen, um zusammen mit anderen Parametern aus mütterlichen Blutuntersuchungen die Wahrscheinlichkeit für bestimmte Fehlbildungen zu berechnen. Ein Beispiel ist der Ersttrimester-Test. Vor diesen Ultraschalluntersuchungen müssen Ärztinnen und Ärzte ebenso wie bei der invasiven Pränataldiagnostik entsprechend dem Gendiagnostikgesetz aufklären und Eltern

Gut zu wissen

Die Qualität der Diagnostik hängt entscheidend von der Expertise der Untersuchenden und der Qualität ihrer Geräte ab. Aufgrund der großen Qualitätsunterschiede empfiehlt es sich, für spezielle Ultraschalluntersuchungen eine Spezialpraxis oder ein pränataldiagnostisches Zentrum aufzusuchen. Häufig können Verdachtsbefunde, die der Frauenarzt erhoben hat, in den spezialisierten Praxen oder den Ambulanzen der Kliniken entkräftet werden.

auf die Möglichkeit der unabhängigen psychosozialen Beratung hinweisen.

Doppler-Ultraschall (ab 20. Woche)

Mit dieser speziellen Ultraschalluntersuchung wird die Strömungsgeschwindigkeit in den kindlichen Blutgefäßen und in der Plazenta gemessen. So lässt sich feststellen, wie gut das Kind durch die Plazenta versorgt wird. Diese Diagnostik ist hilfreich, wenn ein Verdacht auf eine Wachstumsstörung besteht, zum Beispiel bei einer Präeklampsie (siehe Seite 87) oder bei einer Grunderkrankung der Mutter wie einem Diabetes. Gleichzeitig können Ärztinnen und Ärzte mit der Methode auch den Blutfluss und die Blutströmungseigenschaften im Gehirn und Herzen des Kindes untersuchen. Deshalb setzen sie den Doppler-Ulraschall auch für eine exaktere Diagnostik ein, wenn ein Herzfehler des Kindes entdeckt wurde.

Beim Doppler-Ultraschall wird mit einer höheren Schallintensität gearbeitet. Deshalb entsteht mehr Wärme als beim normalen Ultraschall. Auch wenn es keine aussagekräftigen Studien zu den Konsequenzen für das Kind gibt, gilt die Empfehlung, die Untersuchung nicht im ersten Schwangerschaftsdrittel durchzuführen.

Der Doppler-Ultraschall gehört nicht zu den Routineleistungen der Krankenkassen in der Schwangerenvorsorge. Er wird aber bezahlt, wenn eine Ärztin oder ein Arzt ihn aufgrund eines Verdachts oder einer Grunderkrankung anordnet. Die Methode wird auch als selbst zu bezahlende IGeL-Leistung angeboten. Wenn sich das Kind normal entwickelt und Sie selbst gesund sind, gibt es jedoch keine medizinische Notwendigkeit für diese Untersuchung.

Feindiagnostik oder Organultraschall
(ab 13. Woche, normal 19. bis 22. Woche)

Diese Ultraschalldiagnostik wird in Spezialpraxen mit hochauflösenden Ultraschallgeräten angeboten. Die dort arbeitenden Ärztinnen und Ärzte untersuchen das Kind systematisch auf Fehlbildungen. Dabei achten sie insbesondere auch auf die sogenannten Softmarker – bestimmte Zeichen, die auf eine Besonderheit hinweisen können. Die Untersuchung ist bereits ab der 13. Woche möglich, sie wird meist jedoch später als Alternative zum Basis- oder erweiterten Ultraschall in der 19. bis 22. Woche durchgeführt.

Die Untersuchung selbst hat für das Kind keine weiteren Risiken. Die Ergebnisse können die Eltern beruhigen, aber auch beunruhigen und vor Entscheidungen über weitere Untersuchungen stellen. Vor der Untersuchung müssen die Eltern im Sinne des Gendiagnostikgesetzes aufgeklärt werden.

Auch beim Einsatz bester Geräte und großer Erfahrung der Untersuchenden kann nicht alles gesehen werden. Manche Besonderheiten sind erst zu einem späteren Zeitpunkt der Schwangerschaft sichtbar.

Nackentransparenzmessung
(Nackenfaltenmessung) (11. bis 14. Woche)

Zwischen der 11. bis 14. Woche findet sich bei allen Kindern eine vorübergehende Flüssigkeitsansammlung im Bereich des Nackens, die sich danach wieder zurückbildet. Eine vergrößerte Nackenfalte (Nackentransparenz) gilt als sogenannter Softmarker und kann ein Hinweis auf eine Chromosomenstörung oder eine Erkrankung, zum Beispiel einen Herzfehler, sein.

Bei der Nackentransparenzmessung geht es um Zehntelmillimeter. Als auffällig gilt eine Nackenfalte, die breiter ist als 2,5 Millimeter. Auf Basis des ermittelten Wertes kann die Wahrscheinlichkeit für bestimmte Chromosomenabweichungen wie Trisomie 13, 18 und 21 berechnet werden. Dabei spielt das Alter der Mutter eine Rolle. Das Alter der Schwangerschaft muss exakt bestimmt sein und mit der Länge des Kindes übereinstimmen, weil die Normwerte der Nackentransparenz von der Schwangerschaftswoche abhängen. Schon ein Rechenfehler um wenige Tage reicht aus, um aus einem Normwert einen krankhaften Befund zu machen.

Das Ergebnis ist eine individuelle Risikoeinschätzung. Das heißt: Es gibt Auskunft über eine statistische Wahrscheinlichkeit, dass eine Chromosomenabweichung vorliegt. Sichere Aussagen sind nicht möglich. Wird ein bestimmter Grenzwert überschritten, erfolgt die Überweisung in eine Spezialpraxis, wo die Eltern weitere Untersuchungen vornehmen lassen können, zum Beispiel den Ersttrimester-Test oder einen Bluttest (NIPT) (siehe Seite 75).

Gut zu wissen

Durch die stetige Weiterentwicklung der Ultraschalldiagnostik werden immer mehr Zeichen entdeckt, die Hinweise auf Abweichungen sein können, die sogenannten Softmarker. Hierzu gehören eine vergrößerte Nackentransparenz, Auffälligkeiten am Nasenbein oder Zysten in der Niere oder im Gehirn. Diese Zeichen können einzeln, besonders aber, wenn sie in Kombination auftreten, auf eine Chromosomenstörung hinweisen. Für sich alleine finden sie sich aber auch bei gesunden Kindern und sind meist harmlos.

Die Messung der Nackentransparenz hat kein Risiko für das Kind. Allerdings sind die Ergebnisse häufig unzuverlässig. Das liegt zum einen daran, dass die Geräte oft nicht die hohen Anforderungen erfüllen, die an diese Messung gestellt werden. Zum anderen können Werte wie das Alter der Schwangerschaft und die genaue Länge des Kindes nicht immer exakt ermittelt werden. Durchschnittlich werden bei dieser Untersuchung 75 von 100 Kindern mit einer Trisomie 21 erkannt. Bei 6 von 100 Kindern wird ein auffälliges Ergebnis ermittelt, obwohl sie ganz gesund sind.

Gut zu wissen

Bei den Wahrscheinlichkeitsberechnungen werden Werte für ein individuelles Risiko ermittelt. Doch was bedeutet es für eine Frau, wenn der Test ergibt, dass sich die ursprüngliche geringe Wahrscheinlichkeit von beispielsweise 1:795, im Alter von 25 Jahren ein Kind mit Trisomie 21 zu bekommen, durch den Test auf 1:350 erhöht hat, was der Wahrscheinlichkeit einer 35-Jährigen entspricht? Und was bedeutet es für eine Frau im Alter von 41, wenn ihre statistische Wahrscheinlichkeit von 1:100 durch den Test reduziert ist? Es ist höchst unterschiedlich und in hohem Maße von der Kommunikation abhängig, wie Menschen mit solchen Werten umgehen.

Blutuntersuchungen im ersten und zweiten Schwangerschaftsdrittel

Bestimmte Werte im mütterlichen Blut können auf eine Chromosomenstörung beim Kind hinweisen. Dieses Wissen liegt den unterschiedlichen Blutuntersuchungen zugrunde, die im ersten und zweiten Drittel der Schwangerschaft angeboten werden, alleine oder in Kombination mit Werten aus der Ultraschalluntersuchung wie der Nackentransparenz.

Bei der Blutuntersuchung im ersten Schwangerschaftsdrittel (10. bis 14. Woche) werden zwei Werte überprüft: Das Schwangerschaftshormon HCG (Humanes Choriongonadotropin) und das Eiweiß PAPP-A. Aus den Werten lässt sich ein individuelles Risiko, das heißt, die Wahrscheinlichkeit für eine Chromosomenstörung, errechnen. Das Ergebnis liegt normalerweise nach einigen Tagen vor.

Die Blutuntersuchung selbst hat keine Risiken für Mutter und Kind. Allerdings bringt sie auch keine Gewissheit für die Eltern. Der Test ist genauer als die Messung der Nackentransparenz, aber er hat nur eine mittlere Treffsicherheit. Das heißt, er kann nur einen Teil der Kinder mit einer Chromosomenstörung erkennen. Gleichzeitig bekommt ein nicht geringer Teil der Frauen, deren Kind gesund ist, ein falsches Ergebnis. Eine höhere Treffsicherheit wird erzielt, wenn man diese Blutuntersuchung mit der Messung der Nackentransparenz kombiniert. Ist das Ergebnis auffällig, werden den Eltern weitere Untersuchungen, zum Beispiel eine Fruchtwasseruntersuchung, empfohlen. Diese erhöht wiederum das Risiko einer Fehlgeburt. Wenn das Ergebnis unauffällig ist, liegt zwar mit hoher Wahrscheinlichkeit keine Chromosomenstörung vor. Sicherheit gibt es aber nicht. Eine weitere Blutuntersuchung, die im zweiten Schwangerschaftsdrittel angeboten wird, kann diese Wahrscheinlichkeit noch erhöhen.

Bei der Blutuntersuchung im zweiten Schwangerschaftsdrittel (16. bis 18. Woche) werden zusätzlich zum Schwangerschaftshormon HCG (Humanes Choriongonadotropin) und dem Eiweiß PAPP-A das Hormon Östriol und das Eiweiß Inhibin A bestimmt. In die Berechnung fließen außerdem das Alter der Frau und ihr

Gewicht mit ein. Das exakte Alter der Schwangerschaft ist wichtig, weil die Normwerte davon abhängen. Auf Basis der Werte wird das individuelle Risiko für eine Chromosomenstörung oder einen Neuralrohrdefekt (siehe Seite 82) ermittelt. Je nachdem, wie viele Werte in die Risikoberechnung mit einfließen, spricht man vom einem Triple- (dreifach) oder einem Quadruple-Test.

Auch diese Untersuchung hat für sich kein Risiko für Mutter und Kind, sie ist jedoch nur begrenzt aussagefähig. Die Treffsicherheit ist höher, wenn mehr Werte in die Berechnung einfließen. Die Kombination der Blutuntersuchungen im ersten und zweiten Schwangerschaftsdrittel (sequenzielles oder integriertes Testen) bringt die größte Treffsicherheit. Insgesamt gilt jedoch für alle Untersuchungen, dass sie mehr oder weniger genau die Wahrscheinlichkeit einer Chromosomenstörung vorhersagen, diese jedoch nicht definitiv ausschließen können. Da die Entdeckungsrate begrenzt ist, werden sowohl Eltern mit einem gesunden Kind durch ein auffälliges Ergebnis verunsichert als auch einige Kinder mit einer Chromosomenstörung nicht entdeckt.

Die Treffsicherheit der Tests ist abhängig vom Ausgangsrisiko. So können die Tests Frauen, die aufgrund ihres Alters ein erhöhtes Risiko haben, mehr Sicherheit geben als alleine der Altersfaktor. Bei jungen Frauen hingegen, die ein sehr niedriges Risiko haben, ist die Wahrscheinlichkeit hoch, dass der Test falsch positiv ausfällt. Diese Frauen erfahren also, dass ihr Kind wahrscheinlich eine Chromosomenstörung hat, obwohl das nicht der Fall ist. Sie werden überflüssigerweise verunsichert und zu weiteren Untersuchungen veranlasst. Bei einem auffälligen Testergebnis wird den Eltern weitere Diagnostik wie eine Fruchtwasseruntersuchung empfohlen.

Genetischer Bluttest (11. Woche)

Zunehmend werden neue nichtinvasive pränatale Screening-Tests (NIPT) entwickelt, mit denen es möglich ist, kindliches Erbgut im Blut der Mutter nachzuweisen. In Deutschland bieten Ärztinnen und Ärzte verschiedene Tests ab der 11. Woche zum Nachweis einer Trisomie 13, 18 oder 21 an. Zum Teil schließen diese Tests auch Abweichungen der Geschlechtschromosomen wie beim Klinefelter- oder Turnersyndrom mit ein. Ihre Treffsicherheit wird für Trisomie 21 mit 99 Prozent angegeben. Bei den Tests wird der Mutter Blut abgenommen. Mittels eines aufwendigen Verfahrens lassen sich Aussagen über die DNA des Kindes und seine Erbanlagen machen. Das Ergebnis liegt nach 11 bis 14 Tagen vor.

Der Test richtet sich an Schwangere mit einem erhöhten Risiko oder einer Erkrankung. Er setzt eine genetische Beratung voraus. Nur bestimme gynäkologische Praxen und pränataldiagnostische Zentren bieten ihn an. Eltern müssen die Untersuchung aus eigener Tasche bezahlen. Ein auffälliges Ergebnis muss mit einer Chorionzottenbiopsie oder einer Amniozentese abgeklärt werden.

Ersttrimester-Test (11. bis 14. Woche)

Beim Ersttrimester-Test wird aus einer Kombination von verschiedenen Werten aus dem Blut der Mutter und dem Ultraschall die Wahrscheinlichkeit für bestimmte Chromosomenstörungen errechnet. Grundlage ist die Messung der Nackentransparenz. Aus dem mütterlichen Blut werden das Schwangerschaftshormon HCG (humanes Choriongonadotropin) und der

Zahlenbeispiel zum Ersttrimester-Test (Erkennungsrate 85%)
10.000 Frauen machen den Ersttrimester-Test (ETT).
Von ihnen tragen etwa 13 ein Kind mit Trisomie 21.

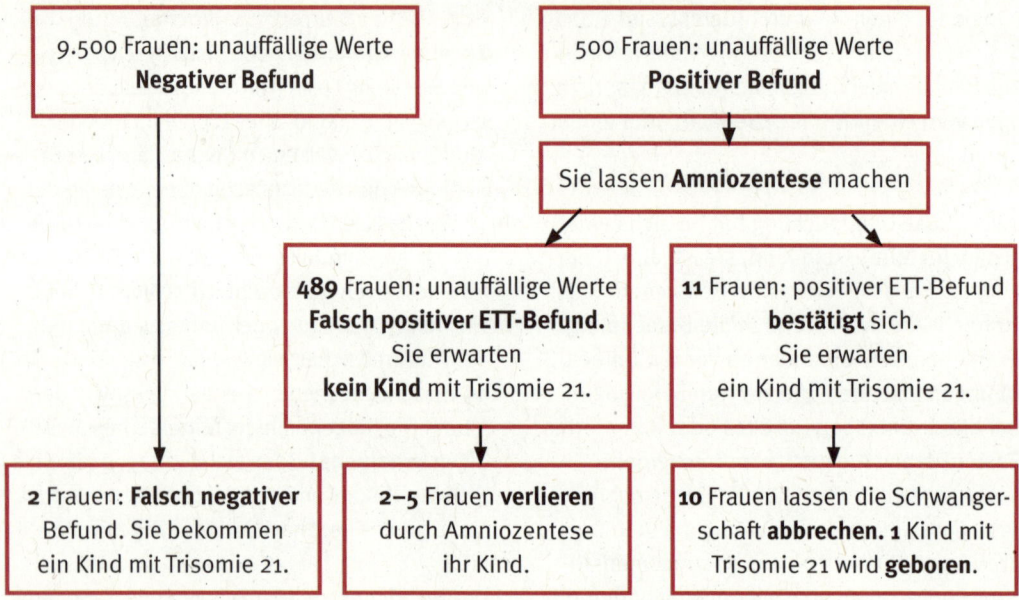

9.500 Frauen: unauffällige Werte
Negativer Befund

500 Frauen: unauffällige Werte
Positiver Befund

Sie lassen **Amniozentese** machen

489 Frauen: unauffällige Werte
Falsch positiver ETT-Befund.
Sie erwarten
kein Kind mit Trisomie 21.

11 Frauen: positiver ETT-Befund
bestätigt sich.
Sie erwarten
ein Kind mit Trisomie 21.

2 Frauen: **Falsch negativer**
Befund. Sie bekommen
ein Kind mit Trisomie 21.

2–5 Frauen **verlieren**
durch Amniozentese
ihr Kind.

10 Frauen lassen die Schwangerschaft **abbrechen. 1** Kind mit
Trisomie 21 wird **geboren**.

Das Schaubild zeigt, wie häufig der Ersttrimester-Test richtige und falsche Ergebnisse liefert.

Eiweißstoff PAPP-A (Pregnancy Associated Plasma Protein) ermittelt. Die Ärztin berechnet dann auf der Basis aller Werte, unter Hinzunahme des mütterlichen Alters in Abhängigkeit vom exakten Schwangerschaftsalter, die statistische Wahrscheinlichkeit für eine Trisomie der Chromosomen 13, 18 und 21. Das Ergebnis liegt nach wenigen Tagen vor. Werden bestimmte Grenzwerte überschritten, empfiehlt die Ärztin weitere Untersuchungen zur Abklärung, etwa eine Fruchtwasseruntersuchung oder einen zusätzlichen Bluttest in der 15. bis 20. Woche sowie weitere Ultraschalluntersuchungen.

Der Ersttrimester-Test birgt kein direktes Risiko für das Kind. Das Ergebnis ist eine Wahrscheinlichkeitsberechnung. Bei einem auffälligen Befund müssen die Eltern Entscheidungen über weitere Untersuchungen treffen. Der Ersttrimester-Test führt häufig zu einem Fehlalarm. Viele Frauen, die auffällige Werte erhalten, bringen ein gesundes Kind auf die Welt. Umgekehrt bekommen einige wenige Frauen mit einem Kind mit einer Trisomie 21 einen unauffälligen Befund. Der Test hat bei älteren Schwangeren eine höhere Treffsicherheit als bei jüngeren Frauen. Das bedeutet, dass jüngere Schwangere häufiger ein nicht zutreffendes auffälliges Ergebnis bekommen und entsprechend verunsichert werden.

Invasive Untersuchungen: Kindliche Zellen und Gewebe im Blick

Bei invasiven Untersuchungen entnimmt die Ärztin kindliche Zellen oder Gewebe über die Bauchdecke der Mutter oder vaginal. Mit den daraus kultivierten Zellen kann sie Struktur und Anzahl der Chromosomen untersuchen, um die häufigsten Chromosomenabweichungen festzustellen. Je nach Verfahren kann sie auch Neuralrohrdefekte und bestimmte erbliche Erkrankungen diagnostizieren. Die Eltern erfahren die Blutgruppenzugehörigkeit des Kindes und den Rhesusfaktor. Das Geschlecht teilt die Ärztin auf Wunsch ab der 12. Schwangerschaftswoche mit. Da bei invasiver Diagnostik direkt genetisches Material des Kindes untersucht wird, ist die Zuverlässigkeit der Untersuchungsergebnisse sehr hoch. Sie können aber nichts darüber sagen, wie stark eine Erkrankung oder Behinderung bei einem Kind ausgeprägt ist. Invasive Untersuchungen sind mit einem unterschiedlich hohen Fehlgeburtsrisiko verbunden.

Auf das Ergebnis der Untersuchungen müssen Eltern je nach Verfahren unterschiedlich lange warten. Dies kann belastend sein und die vorgeburtliche Mutter-Kind-Beziehung beeinträchtigen.

Chorionzottenbiopsie (11. bis 13. Woche)

Aus dem Gewebe der Chorionzotten entsteht später die Plazenta. Die Zellen der Chorionzotten enthalten Informationen über die Erbanlagen des Kindes. Bei der Chorionzottenbiopsie entnimmt die Ärztin unter Ultraschallkontrolle entweder durch die Scheide oder durch die Bauchdecke der Mutter mit Hilfe einer Hohlnadel eine Probe dieses Gewebes. Die hieraus gewonnenen kindlichen Zellen werden im Labor kultiviert und auf ihren Chromosomensatz hin untersucht. Mit dieser Methode können Experten Chromosomenveränderungen diagnostizieren und nach gezielter Analyse der DNA auch bestimmte vererbbare Krankheiten wie Muskel- oder Stoffwechselerkrankungen feststellen. Ein vorläufiges Ergebnis liegt nach ein bis drei Tagen vor (FISH-Test), das endgültige Ergebnis aus der Langzeitkultur nach etwa zwei Wochen. In der Regel – bei 99 von 100 Frauen – stimmen die Ergebnisse aus Kurz- und Langzeitkultur überein. Unklare Befunde müssen weiter abgeklärt werden, meist mit einer Fruchtwasseruntersuchung.

Im Vergleich zur Fruchtwasseruntersuchung können die Ergebnisse der Chorionzottenbiopsie früher Auskunft über die Erbanlagen des Kindes geben. Allerdings sind die Ergebnisse häufiger fehlerhaft, denn das Erbmaterial der Chorionzellen stimmt nicht zu hundert Prozent mit dem des Embryos überein. Die Methode kann nichts über Neuralrohrdefekte aussagen, und das Risiko einer Fehlgeburt ist höher. Es beträgt bei einer Chorionzottenbiopsie etwa 2 bis 3 Prozent.

Amniozentese/Fruchtwasseruntersuchung (15. bis 18. Woche)

Bei der Amniozentese gewinnt die Ärztin eine kleine Menge Fruchtwasser mit einer Hohlnadel über die Bauchdecke der Mutter. Die aus dem Fruchtwasser gewonnenen kindlichen Zellen werden im Labor kultiviert und auf mögliche Veränderung im Erbgut untersucht. Je nach Untersuchungsverfahren liegt das Ergebnis nach ein bis drei Wochen vor. Mit der Amniozentese können Chromsomenveränderungen und bestimmte vererbbare Krankheiten wie Muskel- oder Stoffwechselerkrankungen diagnostiziert werden. Außerdem lässt sich im Fruchtwasser der Alpha-Protein-Wert (AFP-Wert) bestimmen. Dieser Wert ist bei Neuralrohrdefekten wie einem offenen Rücken erhöht.

Ein selbst zu bezahlender Schnelltest (FISH-Test) gibt nach ein bis zwei Tagen ein vorläufiges Ergebnis zu den Chromosomen 13, 18, 21 und den Geschlechtschromosomen. Dieser Befund muss immer durch das endgültige Ergebnis der Langzeitkultur abgesichert werden, das in der Regel nach zwei bis drei Wochen vorliegt. Die Fruchtwasseruntersuchung hat eine sehr hohe Diagnosesicherheit. Viele Frauen empfinden die Wartezeit auf das Ergebnis als belastend, was die Beziehung zum ungeborenen Kind beeinträchtigen kann.

Die Punktion beschreiben Frauen als unangenehm, aber nicht schmerzhaft. Nach einer Fruchtwasserpunktion können in seltenen Fällen Wehen auftreten, und es kann Fruchtwasser abgehen. Das Risiko einer Fehlgeburt liegt bei 0,5 bis 1 Prozent, es betrifft also 1 bis 2 von 200 Frauen.

Nabelschnur-Punktion (ab 18. Woche)

Bei der Nabelschnur-Punktion gewinnt die Ärztin kindliches Blut aus der Nabelschnur. Diese Untersuchung wird ab der 18. Woche durchgeführt, wenn ein Verdacht zum Beispiel auf eine Infektion des Kindes oder eine Blutgruppenunverträglichkeit besteht. Für die Nabelschnurpunktion führt die Ärztin eine sehr feine Nadel durch die Bauchdecke der Mutter und die Gebärmutter in die kindliche Nabelvene, um etwas Blut zu entnehmen. Die darin enthaltenen Zellen werden im Labor weiter kultiviert und untersucht. Mit Hilfe der Nabelschnur-Punktion kann das Kind auch Medikamente oder eine Bluttransfusion bekommen. Das Fehlgeburtsrisiko dieser Untersuchung wird mit 1 bis 2 Prozent angegeben, das heißt, 1 bis 2 von 100 Frauen erleiden eine Fehlgeburt.

Welche Behinderungen und Krankheiten lassen sich feststellen?

Die allermeisten Kinder in Deutschland – 96 von 100 – kommen gesund auf die Welt. Wenn ein Kind mit einer Fehlbildung oder einer Krankheit geboren wird, kann das vielfältige Ursachen haben. Es kann eine bekannte Erbkrankheit vorliegen oder eine Störung der Chromosomen, die sich zufällig ergeben hat. Auch eine mütterliche Infektion wie Röteln, die Einnahme von Medikamenten, oder Giftstoffe, denen die Mutter ausgesetzt war, können das Kind schädigen – ebenso wie der Konsum von Alkohol und Zigaretten. Leidet die Mutter unter einer Grunderkrankung wie Diabetes oder Epilepsie, besteht ebenfalls ein höheres

Gut zu wissen

Nach einer invasiven Untersuchung können Sie ein leichtes Ziehen im Unterleib spüren. Sie sollten sich in den Tagen danach körperlich schonen, auf Sport und Geschlechtsverkehr verzichten. Suchen Sie bei Unterbauchschmerzen, Fieber oder Blutungen die gynäkologischen Praxis oder eine Klinik auf.

Risiko für eine Fehlbildung oder Krankheit des Kindes. Auch bei Schwangerschaften nach einer Kinderwunschbehandlung wie einer IVF (In-vitro-Fertilisation) oder nach ICSI (Intrazytoplasmatische Spermieninjektion) steigt das Risiko für Fehlbildungen. Oft spielen mehrere Faktoren eine Rolle und es lässt sich nicht sagen, welche für die Behinderung oder Krankheit verantwortlich sind.

Chromosomenstörungen

Chromosomen enthalten das Erbmaterial, die Gene. Der menschliche Chromosomensatz besteht normalerweise aus 22 Chromosomenpaaren und den beiden Geschlechtschromosomen XX bei der Frau und XY beim Mann. Sowohl die Zahl als auch die Struktur der Chromosomen kann gestört sein.

Trisomie 21 – Down-Syndrom

Bei Menschen mit Down-Syndrom liegt das Chromosom 21 meist drei- statt zweimal vor. Diese Besonderheit ist bei etwa 95 Prozent der Fälle nicht erblich bedingt, sondern eine Variation der Natur, also rein zufällig. Bei 4 Prozent ist das Down-Syndrom vererbt, und bei etwa 1 Prozent liegt ein Mosaik vor. Das heißt: Die Veränderung betrifft nicht alle Zellen und ist weniger stark ausgeprägt.

Das Down-Syndrom ist die bei lebenden Kindern am häufigsten vorkommende genetische Veränderung. Im Gegensatz zu anderen Trisomien können die Betroffenen gut damit leben. Statistisch hat etwa 1 von 1150 Neugeborenen das Down-Syndrom, wobei die Häufigkeit prozentual mit dem Alter der Mutter ansteigt. Die Wahrscheinlichkeit, ein Kind mit Down-Syndrom zu bekommen, liegt bei Frauen im Alter von 25 Jahren bei 1 : 795, im Alter von

35 Jahren bei 1 : 350 und im Alter von 41 Jahren bei 1 : 100.

Kinder mit Down-Syndrom sind in ihrer körperlichen und geistigen Entwicklung verlangsamt. Wie sehr sich die genetische Veränderung auswirkt und wie stark sie ein Kind beeinträchtigt, ist sehr unterschiedlich und lässt sich in der Schwangerschaft nicht vorhersagen. Die Entwicklung hängt entscheidend davon ab, ob ein Kind vom Säuglingsalter an kontinuierlich in seinem Potential gefördert wird. Ein Teil der Kinder ist organisch völlig gesund. Andere leiden unter Fehlbildungen, die zum Teil vor der Geburt im Ultraschall erkannt und später operiert werden können. Etwa die Hälfte der Kinder hat einen Herzfehler, etwa 10 Prozent leiden unter einer Darmverengung oder einem Darmverschluss. Gemeinsam sind allen Kindern einige typische Merkmale wie eine etwas rundlichere Kopfform, eine kleine Schrägstellung der Augen, eine anfangs geringere Spannung der Muskulatur und eine etwas vergrößerte Zunge. Auch bestimmte medizinische Probleme wie ein vermindertes Hörvermögen, Kurzsichtigkeit, eine größere Infektanfälligkeit oder eine Dysfunktion der Schilddrüse sind bei Kindern mit Down-Syndrom häufiger. Sie machen in den ersten Lebensjahren eine besondere Behandlung notwendig.

Kinder mit Trisomie 21 profitieren in hohem Maße davon, wenn ihre Eltern und andere Bezugspersonen sie liebevoll, geduldig und fachlich kompetent fördern. In den vergangenen Jahrzehnten wurden hierzu neue beeindruckende und hilfreiche Erkenntnisse gewonnen. Viele Menschen mit Down-Syndrom erlernen heute einen ihren Neigungen entsprechenden Beruf und sind in der Lage, in neuen Wohnformen relativ selbstständig zu leben. Eltern, die ein Kind mit Down-Syndrom erwarten, können bereits in der Schwangerschaft Hilfe und Unterstützung durch Netzwerke und Elterninitiativen erhalten. Gute Ansprechpartner sind zum Beispiel das Down-Syndrom-Netzwerk Deutschland und der Arbeitskreis Down-Syndrom (siehe Seite 216).

Diagnostik: Auffälligkeiten beim Ultraschall, beim Ersttrimester-Test oder bei einem Bluttest können auf das Down-Syndrom hinweisen. Der sichere Nachweis ist durch Chromosomenanalyse im Rahmen einer Amniozentese oder Chorionzottenbiopsie möglich.

Trisomie 18 (Edwards-Syndrom)

Nach dem Down-Syndrom ist das Edwards-Syndrom die häufigste, jedoch weitaus seltenere Trisomie. Sie betrifft etwa 1 von 6.000 Neugeborenen. Bei dieser genetischen Veränderung ist das Chromosom 18 drei- statt zweimal vorhanden. Bei einem Teil der Kinder tritt die Trisomie nicht in allen Zellen auf, es liegt ein Mosaik vor, und die Störungen sind weniger stark ausgeprägt. Das Risiko für das Edwards-Syndrom steigt ebenfalls mit dem Alter der Mutter. In der überwiegenden Zahl der Fälle ist die Fehlverteilung der Chromosomen bei der Entwicklung der Eizelle entstanden, in einem geringen Teil kann sie vererbt sein.

Kinder mit Edwards-Syndrom haben häufig Fehlbildungen des Gehirns und oft auch weiterer Organe wie des Herzens oder des Magen-Darm-Traktes. In der Regel sind diese Organfehlbildungen so schwerwiegend, dass ein großer Teil der Kinder während der Schwangerschaft oder kurz nach der Geburt stirbt. Bei der Geburt sind die Kinder sehr klein und haben ein geringes Geburtsgewicht. Nur 50 Prozent der Kinder überleben den zweiten Lebensmonat, nur etwa 5 bis 10 Prozent der Kinder leben länger als ein Jahr.

Diagnostik: Auffälligkeiten beim Ultraschall, beim Ersttrimester-Test oder bei einem Bluttest weisen auf das Edwards-Syndrom hin. Durch Amniozentese oder Chorionzottenbiopsie ist ein sicherer Nachweis möglich.

Trisomie 13 (Pätau-Syndrom)

Beim Pätau-Syndrom ist meist das Chromosom 13 drei- statt zweimal vorhanden. Auch diese Besonderheit findet sich bei einem Teil der Kinder nicht in allen Zellen, und die Störungen sind weniger stark ausgeprägt. Wie beim Edwards-Syndrom ist die Fehlverteilung der Chromosomen in den meisten Fällen bei der Entwicklung der Eizelle entstanden, zu einem sehr geringen Teil kann das Pätau-Syndrom von gesunden Eltern vererbt werden. Die Häufigkeit der Trisomie 13 wird in der 12. Schwangerschaftswoche bei Frauen im Alter von 25 Jahren mit 1 : 6.930, bei unter 35-Jährigen mit 1 : 826 und bei 40-jährigen Frauen mit 1 : 157 angegeben. Der überwiegende Teil dieser Schwangerschaften – bei 95 von 100 Frauen – endet mit einer spontanen Fehlgeburt. Das Pätau-Syndrom ist mit Fehlbildungen des Gehirns und Kopfbereiches verbunden, ebenso mit Anomalien der Extremitäten, der Niere und mit Herzfehlern. Die Lebenserwartung dieser Kinder ist sehr gering. Viele der Betroffenen sterben bereits vor der Geburt, von den Kindern, die die Geburt überleben, sterben die meisten im Verlauf des ersten Lebensjahres.

Diagnostik: Auffälligkeiten beim Ultraschall, beim Ersttrimester-Test oder bei einem Bluttest

Tipp

Eltern, bei deren Kind eine Trisomie 18 oder eine Trisomie 13 festgestellt wurde, bekommen hilfreiche Informationen und Beratung durch den Selbsthilfeverein Leona. Dahinter steht ein gut funktionierendes Netzwerk von Eltern mit Kindern, die an seltenen Chromosomenabweichungen leiden. (Internet: www. leona-ev.de).

geben Hinweise auf das Pätau-Syndrom. Ein sicherer Nachweis ist über eine Amniozentese oder Chorionzottenbiopsie möglich.

Ullrich-Turner-Syndrom

Diese Chromosomenabweichung betrifft nur das weibliche Geschlecht. Bei Frauen mit Turner-Syndrom ist das normalerweise doppelte X-Chromosom nur einmal vorhanden, oder es fehlen nur Teile davon. Über die Ursachen dieser Besonderheit ist wenig bekannt. Man weiß aber, dass sie nicht vom Alter der Eltern abhängt. Auch hier findet sich in manchen Fällen ein Mosaik: Die Chromosomenfehlverteilung betrifft nicht alle Körperzellen. In 98 von 100 Fällen endet die Schwangerschaft im ersten oder zweiten Schwangerschaftsdrittel mit einer Fehlgeburt. Die Häufigkeit bei geborenen Mädchen liegt bei 2 bis 5 von 10.000.

Frauen mit Ullrich-Turner-Syndrom sind normal intelligent. Hauptmerkmale sind ein geringes Wachstum und die Tatsache, dass die Eierstöcke unterentwickelt oder nicht angelegt sind. In der Regel sind die betroffenen Frauen unfruchtbar. Häufig fallen die Mädchen zunächst nicht auf. Ihre Besonderheit wird erst im Verlauf der Kindheit oder der Pubertät entdeckt. Ohne eine Hormontherapie bliebe die Geschlechtsentwicklung aus. Das kann heute

wirksam behandelt werden. Durch die Gabe von Wachstumshormonen werden die Mädchen zudem größer. Heutzutage erreichen 85 Prozent der betroffenen Frauen Normalgröße.

Neben diesen Hauptsymptomen können in unterschiedlicher Ausprägung weitere Besonderheiten hinzukommen wie seitliche Halsfalten, kleinere Herzfehler, Nierenfehlbildungen oder Schilddrüsenfunktionsprobleme. Eine psychosoziale Beratung und Begleitung unterstützt die heranwachsenden jungen Frauen wirksam darin, mit eventuellen psychischen Problemen aufgrund ihrer Besonderheit umzugehen.

Diagnostik: Das Ullrich-Turner-Syndrom lässt sich durch eine Amniozentese und eine Chorionzottenbiopsie entdecken.

Klinefelter-Syndrom

Das Klinefelter-Syndrom betrifft nur das männliche Geschlecht und ist weder mit einer Behinderung noch mit einer Krankheit verbunden. Während der männliche Chromosomensatz normalerweise ein X- und ein Y-Chromosom beinhaltet, haben Männer mit dem Klinefelter-Syndrom ein zusätzliches Chromosom, meist in der Konstellation XXY. Die Ursachen sind unbekannt. Diese Besonderheit betrifft etwa 1 von 650 Jungen. Da man sie nicht sehen kann, ist sie auch vielen Betroffenen unbekannt. Die wichtigste Auswirkung des Syndroms ist eine Unterentwicklung der Hoden. Dadurch läuft die Geschlechtsentwicklung verzögert ab, und die Männer sind fast immer unfruchtbar.

Diagnostik: Das Klinefelter-Syndrom lässt sich mittels Chromosomenanalyse (Amniozentese oder Chorionzottenbiopsie) erkennen.

Neuralrohrdefekte

Neuralrohrdefekte entstehen in der 5. bis 6. Schwangerschaftswoche durch eine Verschlussstörung der Rückenmarkshäute in der Wirbelsäule. Die Folge ist ein Spalt, ein „offener Rücken", die Spina bifida. Dieser Spalt kann sich in jedem Bereich der zukünftigen Wirbelsäule befinden. Er kann sehr klein und wenig oder auch sehr schwer ausgeprägt sein und eine oder mehrere Stellen betreffen. Mögliche Ursachen für Neuralrohrdefekte sind Chromosomenstörungen, Stoffwechseleinflüsse, schädigende Substanzen oder Fieber der Mutter. Auch ein Mangel an Folsäure, einem Vitamin aus der Gruppe der B-Vitamine, das für die Zellteilung und den Aufbau von Zellbausteinen wichtig ist, kann den Defekt verursachen.

Rund 1 bis 2 Kinder auf 1.000 Schwangerschaften sind von einem Neuralrohrdefekt betroffen. Die Ausprägung der Körperbehinderung hat eine große Bandbreite. Manche Kinder haben keine Symptome, andere leiden an leichten Lähmungen und wieder andere sind querschnittsgelähmt. Auch die Funktion von Harnblase und Darm können gestört sein. Zusätzlich kann der Abfluss des Hirnwassers behindert sein, was zu einem stark vergrößerten Kopf führt (Hydrozephalus oder Wasserkopf). Bei der schwersten Form des Neuralrohrdefektes, der Anenzephalie, sind Teile des Gehirns nicht ausgebildet. Die betroffenen Kinder sterben sehr bald nach der Geburt.

Kinder mit Spina bifida benötigen unmittelbar nach der Geburt eine chirurgische Versorgung. Deshalb sollten sie in einer Klinik mit entsprechenden Behandlungsmöglichkeiten per Kaiserschnitt geboren werden. Bei der Erstversorgung können die Ärztinnen und Ärzte feststellen, ob andere gesundheitliche Probleme vorliegen, und die weitere Behandlung planen.

Diagnostik: Ein erhöhter Alpha-Fetoprotein-Wert beim Bluttest im zweiten Schwangerschaftsdrittel weist auf einen Neuralrohrdefekt hin. Durch Amniozentese und Ultraschall in spezialisierten Zentren ist ein sicherer Nachweis möglich.

Gut zu wissen

Die rechtzeitige und ausreichende Zufuhr von Folsäure verringert das Risiko für einen Neuralrohrdefekt um die Hälfte. Idealerweise sollten Frauen mit der Einnahme von täglich 400 Mikrogramm Folsäure beginnen, wenn sie schwanger werden möchten – spätestens jedoch nach dem positiven Schwangerschaftstest. Folsäure steckt vor allem in tiefgrünem Blattgemüse wie Brokkoli, aber auch in Soja, Linsen, Obst und Vollkornprodukten.

Herzfehler

Angeborene Herzfehler sind die häufigste Gruppe von Fehlbildungen. Betroffen ist ungefähr 1 von 100 Kindern. Ursachen für Herzfehler sind Störungen in der kindlichen Entwicklung während der ersten drei Schwangerschaftsmonate, zum Beispiel durch Infektionen wie Röteln oder Stoffwechselstörungen wie Diabetes bei der Mutter. Auch Medikamente, Alkohol, Umwelteinflüsse und genetische Faktoren spielen eine Rolle. Oft wirken verschiedene Faktoren zusammen. Herzfehler können ganz unterschiedliche Formen und Schweregrade aufweisen wie eine offene Verbindung zwischen den Herzkammern, fehlentwickelte Herzklappen oder eine Fehlbildung der Arterien. Manche Herzfehler treten auch in Kombination mit einer anderen Fehlbildung auf, zum Beispiel einem Down-Syndrom.

Obwohl Ärztinnen und Ärzte bei den speziellen Ultraschalluntersuchungen die kindlichen Organe und das Herz ansehen, werden die meisten Herzfehler erst nach der Geburt anhand bestimmter Symptome erkannt. Bei schweren Herzfehlern besteht die Gefahr, dass die Kinder ohne Behandlung kurz nach der Geburt sterben. Zwei Drittel der angeborenen Herzfehler werden jedoch als milde bezeichnet. Das heißt: Sie lassen sich gut behandeln, und die Kinder können ein langes und gesundes Leben mit wenigen oder gar keinen Einschränkungen führen. Wird vor der Geburt ein Herzfehler diagnostiziert, sollte die Mutter in einem Perinatalzentrum gebären, damit das Kind bestmöglich versorgt werden kann, ohne von ihr getrennt zu sein.

Diagnose: Herzfehler können bei Ultraschalluntersuchungen oder bei einer Dopplersonografie in einem spezialisierten Zentrum erkannt werden.

Lippen-Kiefer-Gaumenspalte

Lippen-Kiefer-Gaumenspalten betreffen 1 von 500 Neugeborenen und gehören damit zu den häufigsten angeborenen Fehlbildungen. Sie entstehen zu einem sehr frühen Zeitpunkt der Schwangerschaft bei der Verschmelzung der einzelnen Bereiche des Gehirns. Diese sind zunächst getrennt und wachsen von außen nach innen zusammen. Wenn diese Entwicklungsschritte nicht oder unvollständig erfolgen, entsteht ein Spalt. Lippen- und Kieferspalten bilden sich in der 5. bis 7. Schwangerschaftswoche, Gaumenspalten zwischen dem 2. und 3. Monat der Schwangerschaft. Als Ursachen

werden sowohl genetische als auch Umweltfaktoren angenommen. Die Wahrscheinlichkeit ist erhöht, wenn bereits eine Spaltbildung im Mund-Kiefer- und Gesichtsbereich in der Familie aufgetreten ist.

Betroffen sein können nur die Lippe, aber auch Lippe und Kiefer, der Gaumen oder alle drei Bereiche zusammen. Der Spalt kann sich einseitig oder zweiseitig bilden. Bei der Geburt ist keine offene Wunde vorhanden. Eine Lippenspalte stellt zunächst eigentlich kein Problem beim Stillen dar. Bei einer Gaumenspalte wird bald eine Gaumenplatte aus Silikon angepasst, die das Stillen und das Schlucken der Milch für das Kind vereinfacht. Für alle Formen gibt es heute sehr gute chirurgische Methoden, mit denen die Fehlbildungen im Laufe von Monaten korrigiert werden können. Ernährung, Sprache und Gehör normalisieren sich dadurch. Oft bleibt nur eine kleine Narbe über der Oberlippe zurück. Kommt ein Kind mit einer Lippen-Kiefer-Gaumenspalte auf die Welt, wird es anschließend von Fachärztinnen und -ärzten für Mund-Kiefer- und Gesichtschirurgie untersucht, die die weitere Behandlung planen. Die betroffenen Kinder haben häufig Probleme beim Stillen oder Trinken aus der Flasche. Hier helfen spezialisierte Kinderkrankenschwestern und Hebammen.

Diagnose: Auffälligkeiten beim Ultraschall können auf eine Lippen-Kiefer-Gaumenspalte hinweisen.

Mukoviszidose

Mukoviszidose oder auch Cystische Fibrose ist eine genetisch bedingte Krankheit, verursacht durch die Veränderung eines bestimmten Gens. Die Krankheit kann von gesunden

Eltern mit einer entsprechenden Anlage an die Kinder weitergegeben werden. Wenn dies einen Elternteil betrifft, beträgt diese Wahrscheinlichkeit 25 Prozent. Mukoviszidose ist eine chronische Krankheit mit, je nach Veränderung des Gens, unterschiedlichen Symptomen. Ein fehlerhaftes Eiweiß führt dazu, dass die Durchlässigkeit der Zellwände für verschiedene Salze gestört ist. In der Folge treten Fehlfunktionen verschiedener Organsysteme auf, vor allem im Atem- und Verdauungstrakt. In der Lunge bildet sich ein zäher Schleim, der nur schwer abgehustet werden kann. Auch im Verdauungstrakt kommt es zu Problemen. Die Erkrankung wird nach der Geburt nicht immer gleich erkannt, sondern oft erst im ersten Lebensjahr. Die betroffenen Kinder müssen dauerhaft intensiv behandelt werden. Die heute zur Verfügung stehenden Medikamente und verbesserten Therapien haben die Lebensqualität und die Lebenserwartung von Menschen mit Mukoviszidose deutlich erhöht. Je früher die Krankheit erkannt wird, desto günstiger ist der Behandlungsverlauf. In Deutschland leben etwa 8.000 Menschen mit Mukoviszidose. In Selbsthilfegruppen bekommen Eltern eine Fülle von Informationen sowie Unterstützung.

Diagnose: Mukoviszidose kann durch eine Amniozentese oder Chorionzottenbiopsie festgestellt werden.

Wenn das Untersuchungsergebnis auffällig ist

Ergibt sich in einer Untersuchung ein Verdacht auf eine Fehlbildung oder Erkrankung, stehen die Eltern vor der Entscheidung über weitere Untersuchungen. Lassen Sie sich ausreichend Zeit und wägen Sie in Ruhe ab. Es ist wichtig, jetzt auch darüber nachzudenken, welche Konsequenzen es für Sie hätte, wenn sich der Verdacht bestätigt. Die nächste Untersuchung sollte keinesfalls ohne Ihre bewusste Entscheidung stattfinden. In dieser Situation, ebenso in der Zeit des Wartens auf einen Befund, können Sie sich Unterstützung durch eine psychosoziale Beratung holen.

Beratung und Hilfe in der Krise

Wenn sich ein Verdacht bestätigt, stehen die Eltern unter Schock, überflutet von unterschiedlichen Gefühlen. Oft sind sie in dieser Situation nicht in der Lage, alle Informationen aufzunehmen. Sie kennen zwar die Diagnose, wissen aber vieles über ihr Kind in seiner Individualität nicht. Gleichzeitig stehen sie bei einer schweren Erkrankung oder Behinderung vor der Entscheidung über Leben und Tod ihres Kindes. Das ist eine Entscheidung, die sie ihr gesamtes Leben begleiten wird.

Eine verantwortungsvolle Entscheidung treffen

In dieser Situation brauchen Eltern den Beistand von Menschen, die ihnen nahestehen. Daneben kann die Beratung und Begleitung durch eine Schwangerschaftsberatungsstelle sehr hilfreich sein. Hier gibt es Raum für alle Gefühle, die die Eltern beschäftigen. Sie haben die Möglichkeit, die Situation aus den unterschiedlichen Perspektiven zu betrachten. Wie würde sich das Leben ändern, wenn wir dieses Kind bekommen? Welche Konsequenzen hätte das für unsere Familie? Wer könnte uns im Alltag mit dem Kind unterstützen?

Viele Eltern wünschen sich sehr viele Informationen über die Besonderheiten ihres Kindes.

Hier helfen Gespräche mit Experten aus der Kinderheilkunde und mit betroffenen Familien, Selbsthilfegruppen und Behindertenverbänden. Auf der anderen Seite geht es darum, über die Möglichkeit eines Schwangerschaftsabbruchs und die Konsequenzen für das eigene Leben nachzudenken.

Es ist sehr wichtig, dass Sie sich in dieser Situation ausreichend Zeit nehmen. Sich von jeglichem Zeitdruck zu befreien, ist eine der wichtigsten Voraussetzungen für eine verantwortungsvolle Entscheidung. Eine überstürzte Handlung birgt hingegen die Gefahr einer weiteren Traumatisierung. Manchen Eltern hilft in dieser Situation auch das Gespräch mit einer Seelsorgerin.

Medizinische Indikation für einen Abbruch

Ein Schwangerschaftsabbruch nach der 12. Schwangerschaftswoche ist in Deutschland nur unter medizinischer Indikation erlaubt. Das bedeutet, dass nicht die Schwere oder Behinderung des ungeborenen Kindes den Abbruch begründet, sondern die besondere Schwere der körperlichen oder psychischen Belastung der Mutter. Die Entscheidung über eine medizinische Indikation wird jeweils innerhalb einer Klinik von der Leitung der Abteilung oder einer Ethikkommission getroffen.

Das Schwangerenkonfliktgesetz

Das Schwangerenkonfliktgesetz regelt die Aufklärung und Beratung bei einem schwerwiegenden kindlichen Befund nach Pränataler Diagnostik. Die Ärztin ist verpflichtet, die Frau über die Möglichkeit der psychosozialen Beratung zu informieren und, wenn sie diese möchte, direkt einen Kontakt zu vermitteln. Außerdem werden Ärztinnen und Ärzte, die

Erfahrung mit der jeweiligen Behinderung oder Erkrankung haben, zur Beratung der Eltern hinzugezogen.

Zwischen der Diagnose und der Indikation für den Abbruch der Schwangerschaft muss eine mindestens dreitägige Bedenkzeit liegen. In dieser Zeit können die Eltern weitere Beratung von Fachleuten in Anspruch zu nehmen. Die Bedenkzeit soll sie aber auch davor schützen, aus einer tiefen Schocksituation heraus übereilt zu entscheiden. Die Eltern dürfen sich über diese Mindestbedenkzeit hinaus so viel Zeit nehmen, wie sie für ihre Entscheidung brauchen.

Entscheidung für den Abbruch der Schwangerschaft

Ein später Schwangerschaftsabbruch wird mit Wehenmitteln eingeleitet. Er kann sich über mehrere Tage hinziehen. Wenn die Schwangerschaft bereits länger als 22 Wochen besteht, wird meist ein Fetozid vorgenommen. Dabei wird das Kind unter Ultraschall mit einer Injektion in die Nabelschnur getötet.

Eltern, die sich für einen späten Abbruch der Schwangerschaft entschieden haben, brauchen besondere Begleitung und Unterstützung. Für die Verarbeitung dieser physisch und psychisch sehr belastenden Erfahrung ist es wichtig, dass sie sich von ihrem Kind verabschieden können und danach die Möglichkeit einer Trauerbegleitung haben. Auch hier können die Schwangerschaftsberatungsstellen helfen. Außerdem haben Frauen auch nach einem Schwangerschaftsabbruch das Recht auf Hebammenhilfe. Bestand vorher noch kein Kontakt zu einer Hebamme, kann die Klinik Ansprechpartnerinnen vermitteln.

Entscheidung für das Kind

Eltern, die sich für ihr krankes oder behindertes Kind entscheiden, müssen sich auf eine völlig neue Lebenssituation und eine andere Zukunft als erwartet einstellen. Ihr Kind wird möglicherweise einige Operationen oder eine dauerhafte Therapie benötigen. Das gesamte Familienleben wird sich verändern. In dieser Situation hat sich die kontinuierliche Begleitung durch ein Netzwerk bestehend aus den Gynäkologinnen, einer Schwangerschaftsberatungsstelle, der Hebamme und bei Bedarf weiterer Expertinnen sehr bewährt. Die Eltern können außerdem bereits in der Schwangerschaft Kontakte zu anderen betroffenen Eltern, Selbsthilfegruppen und Einrichtungen der Frühförderung aufnehmen, um sich auf das Leben mit ihrem Kind vorzubereiten.

Wenn das Kind nicht oder nur begrenzt lebensfähig ist

Eltern, die erfahren, dass ihr Kind nicht lebensfähig ist und vielleicht schon während der Schwangerschaft oder bald nach der Geburt sterben wird, stehen vor einer schwierigen Entscheidung. Möglicherweise denken sie in dieser Situation als Erstes an einen Abbruch der Schwangerschaft. Es hat sich jedoch bewährt, sich sehr viel Zeit zu nehmen und auch über die Möglichkeit nachzudenken, dem Kind die Entscheidung über seine Lebenszeit selbst zu überlassen. Der Erfahrung nach geht es Frauen, die sich für diesen Weg entschieden haben, im Nachhinein gut damit, wenn sie das Gefühl hatten, dass sie diese Entscheidung selbstbestimmt getroffen haben und ein gutes Unterstützungsnetzwerk hatten. Viele Mütter

berichten eindrucksvoll von der Erfahrung, ihr Kind mit einer sogenannten infausten Prognose (das Kind wird als nicht lebensfähig eingeschätzt) auszutragen.

Wird ein Kind mit der Diagnose Trisomie 18 oder Trisomie 13 geboren, dürfen Ärztinnen und Ärzte auf Wunsch der Eltern auf lebensverlängernde Maßnahmen verzichten. Es ist gut, mit der Klinik darüber zu sprechen und zur Geburt ein Haus auszuwählen, in dem das Personal Erfahrungen mit solchen Situationen hat. Manche Frauen entscheiden sich auch für eine Hausgeburt. Hier ist der große Vorteil, dass man in einer geborgenen Atmosphäre mit der Unterstützung nahestehender Menschen und der vertrauten Hebamme alles so gestalten kann, wie es jetzt am besten ist.

Tipp

In ihrem Film „Mein kleines Kind" (Internet: www.meinkleineskind.de) zeigt Katja Baumgarten die Schwangerschaft, Geburt und den Abschied von ihrem Kind.

Gut zu wissen

Die Möglichkeiten Pränataler Diagnostik stellen große Herausforderungen an die werdenden Eltern. Doch jenseits aller Entscheidungsmöglichkeiten ist auch heute – wie zu allen Zeiten – die „gute Hoffnung" der Eltern eine Quelle der Kraft, um vertrauensvoll das wachsende Kind ins Leben zu tragen. Es gibt guten Grund dazu – die allermeisten Kinder kommen schließlich gesund auf die Welt.

Komplikationen in der Schwangerschaft

Morgendliche Übelkeit, Sodbrennen und Wadenkrämpfe sind typische Beschwerden in der Schwangerschaft, die bis zu einem gewissen Grad toleriert werden. Auch, dass die Frau in bestimmten Stadien der Schwangerschaft vermehrt zur Toilette muss und das Gewicht ihres Bauches die Bewegungsmöglichkeiten einschränkt oder sogar Schwangerschaftsstreifen hervorbringt, gilt als normal. Solche Unannehmlichkeiten gehören zur Schwangerschaft dazu. Es gibt aber auch Beschwerden, die auf eine Komplikation hinweisen. Sie können durch Vorerkrankungen, vorherige medizinische Eingriffe, belastende Ereignisse oder auch durch die Schwangerschaft selbst hervorgerufen werden. Der Körper zeigt eine Überforderung mit der Schwangerschaft durch Kreislauf- und Stoffwechselprobleme oder auch Hormonstörungen an. In der Folge kann sich eine schwangerschaftsbedingte Erkrankung entwickeln, eine Gestose. Welche Faktoren dafür zusammenkommen müssen, ist weiterhin unklar.

Zu den Frühgestosen im ersten Drittel der Schwangerschaft gehören die schwere Schwangerschaftsübelkeit (Hyperemesis gravidarum) und eine erhöhte Speichelbildung (Ptyalismus gravidarum). Beide Formen können die gesamte Schwangerschaft hindurch bestehen bleiben. An Hyperemesis leiden etwa 3 von 1.000 Schwangeren.

Im zweiten oder letzten Drittel der Schwangerschaft kommt es zu Spätgestosen wie der Präeklampsie, der Eklampsie und dem HELLP-Syndrom. Alle drei schwangerschaftsbedingten Erkrankungen sind mit einem erhöhten Blutdruck verbunden. Erhöhte Blutdruckwerte haben etwa 6 bis 8 von 100 Schwangeren, heißt es in einer Leitlinie zur Erkennung von Krankheiten, die mit einem zu hohen Blutdruck einhergehen. In der Statistik aller klinischen Geburten werden hoher Blutdruck und Präeklampsie aber bei lediglich etwa 2 von 100 Schwangeren ausgewiesen.

Die Eklampsie als Folge einer Präeklampsie kommt bei einer intensiven Überwachung der Schwangeren nur noch sehr selten vor. Beide Formen sind zunächst nur für die Mutter bedrohlich. Führt die Erkrankung aber zu einer schlechteren Versorgung des Kindes, ist es ebenfalls gefährdet. Bei einer Erkrankung ist es für die betreuenden Ärztinnen und Ärzte ebenso schwierig wie wichtig, den optimalen Zeitpunkt für die Geburt zu finden, damit einerseits das Kind so lange wie möglich im Mutterleib wachsen kann, andererseits aber kein Risiko für die Gesundheit von Mutter und Kind eingegangen wird.

Eine Sonderform stellt das HELLP-Syndrom dar, das sich häufig durch eine plötzliche Verschlechterung des Allgemeinzustandes der Mutter zeigt. Gelegentlich tritt die Erkrankung auch ohne vorherigen Bluthochdruck auf. Ein HELLP-Syndrom entwickeln etwa 7 von 10.000 Schwangeren. In Deutschland sind rund 430 Schwangere jährlich betroffen. In vielen Fällen haben die Frauen heftige Oberbauchschmerzen auf der rechten Seite, die sie fälschlicherweise als Magenschmerzen bezeichnen, eventuell verbunden mit Kopfschmerzen. Deshalb ist es wichtig, dass Sie bei heftigen Oberbauchschmerzen, starken Kopfschmerzen, eventuell verbunden mit Sehstörungen, Übelkeit und Erbrechen, unverzüglich eine Klinik aufsuchen.

Bei einem ständigen Blutdruck über 140/90 mmHg, bei zweimal gemessenen Blutdruckwerten von mehr als 160/110 mmHg, bei starken Wassereinlagerungen mit einer Gewichtszunahme von mehr als zwei Kilogramm pro Woche und bei einer deutlichen Abnahme der Kindesbewegungen sollten Sie sich ebenfalls sofort in ärztliche Betreuung begeben.

Zu den weiteren möglichen Komplikationen in der Schwangerschaft gehören die Anämie und ein Gestationsdiabetes (Schwangerendiabetes). Informationen dazu finden Sie auf Seite 57 unter „Hb-Wert"und auf den Seiten 48 und 55 unter den Stichworten „Glukose im Urin" und „Gestationsdiabetes".

Die vorzeitige Plazentaablösung

Eine vorzeitige Ablösung des Mutterkuchens ist ein seltenes, aber dramatisches Ereignis in der Schwangerschaft. Etwa 7 von 10.000 Schwangeren sind davon betroffen. Mögliche Ursachen sind ein fester Schlag auf den Bauch, ein Sturz oder eine plötzliche starke Verkleinerung der Gebärmutter. Die Ablösung beginnt zunächst an einer Stelle. Dort kommt es zu einer Blutung, die sich eventuell vergrößert, wodurch sich weitere Teile des Mutterkuchens ablösen können. Manchmal ist die Blutung zunächst nicht sichtbar. Die Schwangere

zeigt aber deutliche Zeichen eines Schocks. Ein brettharter Bauch, verbunden mit starken Schmerzen im Bereich der Gebärmutter, sind deutliche Anzeichen für eine vorzeitige Plazentaablösung. Betroffene Frauen müssen umgehend in eine Klinik. Die Ärzte sollten vorab informiert werden, damit sie alle notwendigen Vorkehrungen treffen und Mutter und Kind sofort behandeln können.

Wenn es zu Blutungen kommt

Bei einer leichten Blutung, die eventuell nur einmal auftritt und eher dunkleres Blut zeigt, handelt es sich wahrscheinlich um eine Kontaktblutung. Dann sind durch eine Untersuchung oder durch Geschlechtsverkehr Blutungen am äußeren Muttermund entstanden. Diese Blutungen sind für Mutter und Kind harmlos. Falls Sie sich trotzdem Sorgen machen, sollten Sie die Blutungen abklären lassen.

Auch der Schleimpfropf, der sich wenige Tage oder Stunden vor der Geburt löst, weil sich der Muttermund zu öffnen beginnt, ist ein wenig blutig. Es handelt sich meist um ein schleimiges Gebilde, das mit dunkleren Blutfäden durchzogen ist. Diese Blutung ist erwünscht und kündigt die baldige Geburt an.

Eine deutlich rote Blutung aus der Scheide in der zweiten Hälfte der Schwangerschaft, die ähnlich stark ist wie die Menstruation, deutet hingegen auf eine akute Bedrohung für das Kind hin. Dabei könnte es sich um eine beginnende Ablösung des Mutterkuchens handeln, der sehr tief in der Gebärmutter sitzt oder sogar über den inneren Muttermund gewachsen ist. Betroffene Frauen müssen sofort eine Klinik aufsuchen.

Im Rahmen der dritten Ultraschalluntersuchung in der 29. bis 32. Schwangerschaftswoche wird der Sitz des Mutterkuchens noch einmal überprüft. Spätestens dann sollten Sie erfahren, ob der Mutterkuchen tief in das untere Uterinsegment hineinragt. Bei einem Mutterkuchen, der über den inneren Muttermund gewachsen ist (Placenta praevia), muss das Kind per Kaiserschnitt entbunden werden.

Die Plazentainsuffizienz: Mangelnde Versorgung des Kindes

Unter Plazentainsuffizienz wird ein Mutterkuchen verstanden, der nicht (mehr) ausreichend in der Lage ist, das Kind zu versorgen. Nimmt die Funktion des Mutterkuchens langsam, aber kontinuierlich ab, wird von einer chronischen Plazentainsuffizienz gesprochen. Typische Anzeichen sind ein verlangsamtes Wachstum des Kindes und eine gleichzeitig geringe Fruchtwassermenge. Als Ursachen kommen Erkrankungen wie Bluthochdruck und Infektionen in Frage, aber auch Tabak-, Alkohol- oder Drogenkonsum.

Ärztinnen und Ärzte erkennen eine chronische Plazentainsuffizienz im Rahmen der drei routinemäßig anstehenden Ultraschalluntersuchungen. Das Ausmaß der Mangelernährung wird dann durch einen Doppler-Ultraschall bestimmt. Anhand der vorliegenden Informationen müssen sie einschätzen, ab wann es dem Kind außerhalb der Gebärmutter besser gehen wird als innerhalb und einen Zeitpunkt für die Geburt festlegen.

Eine akute Plazentainsuffizienz tritt meistens unter der Geburt auf. Dabei kommt es infolge einer Notsituation zu einer Unterversorgung des Kindes. Die Geburt wird dann zügig durch einen Kaiserschnitt oder per Zange oder Saugglocke beendet.

Der vorzeitige Blasensprung

Kommt es vor dem Einsetzen der Geburtswehen zum Blasensprung, spricht man von einem vorzeitigen Blasensprung. Er tritt auf, wenn die Eihaut der Fruchtblase an ihrem unteren Ende, das in den Gebärmutterhals hineinreicht, sehr dünn geworden ist und zerreißt. Viele Frauen verspüren bei einem Blasensprung so etwas wie ein deutliches „Plopp". Hat der Kopf des Kindes in den Tagen zuvor oder auch gerade eben erst Kontakt zum Beckenring der Mutter aufgenommen, läuft bei einem vorzeitigen Blasensprung zunächst nicht sehr viel Fruchtwasser aus der Scheide aus. Es fließt allerdings beständig weiter. Um festzustellen, ob Fruchtwasser oder Urin ausläuft, können Sie versuchen, das Rinnsal durch Anspannung der Harnöffnung anzuhalten. Bei einem Blasensprung wird Ihnen das nicht gelingen. Sie können sich freuen. Die Geburt hat angefangen. Etwa 8 von 100 Schwangeren kommen nach einem vorzeitigen Blasensprung zur Geburt in die Klinik.

Verschließt der Kopf des Kindes noch nicht den Beckeneingang der Mutter, oder liegt das Kind in Beckenendlage oder in Querlage, dann fließt bei einem Blasensprung viel Fruchtwasser auf einmal aus der Scheide heraus. Es kommt ein ganzer Schwall von zumeist klarem Wasser, dem noch kleine weiße Flöckchen beigemengt sein können. In Ausnahmefällen kann das

Fruchtwasser auch grünlich verfärbt sein oder geringe Mengen Blut enthalten. Bei einem solchen Blasensprung mit viel Fruchtwasser könnte die Nabelschnur mit in die Scheide gespült werden. Eventuell kann die Frau sogar eine Schlinge der Nabelschnur oder „etwas", das heraushängt, spüren.

Bei einer Querlage und auch, wenn der Po des Kindes auf dem Becken der Mutter sitzt, ist ein Nabelschnurvorfall eher nicht bedrohlich. Nur in ganz seltenen Fällen wird die Nabelschnur zwischen dem Kopf des Kindes und dem Becken der Mutter eingeklemmt. Können Sie die Nabelschnur in der Scheide ertasten, dann besteht für das Kind Lebensgefahr. Legen Sie sich dann sofort hin und lagern Sie Ihr Becken erhöht auf mehrere Kissen, sodass Ihr Kind durch die Schwerkraft in Richtung Ihrer Brust rutscht. Oder Sie gehen in den Vierfüßlerstand und legen einige Decken unter die Knie. Auch so soll der Druck des Kopfes von der eingeklemmten Nabelschnur genommen werden.

Bitte lassen Sie einen Rettungswagen holen und halten Sie das Becken unbedingt ununterbrochen erhöht.

Solche Nabelschnurvorfälle sind aber sehr selten. Aus den Klinikberichten der vergangenen Jahre geht hervor, dass keine einzige Schwangere mit einem Nabelschnurvorfall in einer Klinik aufgenommen werden musste. Die registrierten 4 bis 10 Nabelschnurvorfälle im Jahr ereigneten sich immer erst dann, wenn die Schwangere schon in der Klinik war.

Es ist wichtig, dass Sie diese Komplikationen kennen, damit Sie bei entsprechenden Hinweisen wissen, was zu tun ist. Sie müssen sich aber keine allzu großen Sorgen machen. Die meisten Schwangerschaften verlaufen unauffällig. Verwöhnen Sie Ihren Körper, achten Sie auf ungewohnte Signale und sprechen Sie bei Zweifeln mit Ihrer Ärztin oder Ihrer Hebamme. So tun Sie schon viel für Ihre Gesundheit und das Wohlergehen Ihres Kindes.

Das sollten Berufstätige wissen

Wie sehen meine Rechte in Job, Studium und Ausbildung aus?

Zuallererst haben Sie das Recht, selbst zu entscheiden, wann Sie Ihren Arbeitgeber über die Schwangerschaft informieren. Werden Sie in einem Bewerbungsgespräch nach einer Schwangerschaft gefragt, dürfen Sie lügen. Sobald die Schwangerschaft bekannt ist, haben Sie das Recht auf besonderen Schutz am Arbeitsplatz – geregelt durch das Mutterschutzgesetz. Ihr Arbeitsplatz muss so gestaltet werden, dass weder Sie noch das Kind Gesundheitsgefahren ausgesetzt sind. Bestimmte Arbeiten sind für Schwangere tabu. Außerdem müssen sie die Möglichkeit haben, sich zwischendurch hinzulegen und auszuruhen. Können Sie nur während der Arbeitszeit Vorsorgeuntersuchungen wahrnehmen, muss der Arbeitgeber Sie für diese Zeit freistellen.

Sechs Wochen vor und acht Wochen nach der Geburt gilt der Mutterschutz. Vor der Geburt dürfen Sie auf eigenen Wunsch weiterarbeiten. Danach gilt ein absolutes Beschäftigungsverbot.

Ab Bekanntgabe der Schwangerschaft besteht ein Kündigungsschutz. Er endet vier Monate nach der Geburt. Falls Sie nach dem Mutterschutz Elternzeit nehmen, bleibt der Kündigungsschutz bestehen.

Beide Elternteile haben jeweils Anspruch auf 36 Monate Elternzeit. 24 der 36 Monate lassen sich auf die Zeit nach dem dritten Geburtstag des Kindes übertragen. Sie müssen Ihren Arbeitgeber nur über die Elternzeit informieren. Wie lange Sie aus dem Job aussteigen, ist Ihre Entscheidung. In Betrieben mit mehr als 15 Mitarbeitern haben Sie während der Elternzeit außerdem Anspruch auf Teilzeitarbeit. Nach der Elternzeit muss Ihnen der Arbeitgeber Ihren früheren oder einen gleichwertigen Arbeitsplatz anbieten. Falls Sie früh in den Job zurückkehren und noch stillen, haben Sie ein Recht auf mindestens eine Stunde Stillpause.

Auch für Schwangere in der betrieblichen Ausbildung gilt das Mutterschutzgesetz. Sie haben ein Recht darauf, ihre Ausbildung nach dem Mutterschutz oder der Elternzeit fortzusetzen. Studierende können sich während der Schwangerschaft in der Regel beurlauben lassen.

Sobald eine Frau ihren Arbeitgeber über die Schwangerschaft informiert, muss er sich an die Regelungen des Mutterschutzgesetzes (MuSchG) halten (siehe Seite 30). Sie haben Auswirkungen auf die weitere Arbeit.

Der Arbeitgeber ist nach dem Gesetz verpflichtet, eine schwangere Frau so zu beschäftigen, dass sie und das Kind vor Gefahren für Gesundheit und Leben geschützt sind. Der Arbeitsplatz, Werkzeuge und Geräte müssen entsprechend eingerichtet werden. Das Unternehmen hat auch dafür zu sorgen, dass sich die Frau in den Pausen – und bei Bedarf in der Arbeitszeit – hinlegen und ausruhen kann. Zu ihrem Schutz dürfen Schwangere nachts zwischen 20 und 6 Uhr und an Sonn- und Feiertagen nicht arbeiten. Die maximal zulässige

Arbeitszeit beträgt 8,5 Stunden am Tag oder 90 Stunden in zwei Wochen, wobei es Ausnahmen für bestimmte Beschäftigungsbereiche wie Krankenhäuser oder das Gastgewerbe gibt. Im Zweifelsfall klärt die Aufsichtsbehörde, ob die Schutzbestimmungen eingehalten werden.

Kann eine Schwangere die Vorsorgeuntersuchungen bei ihrer Ärztin oder der Hebamme nur während ihrer Arbeitszeit wahrnehmen, muss der Arbeitgeber sie dafür freistellen. Die fehlende Zeit darf nicht vom Lohn abgezogen werden.

Für bestimmte Arbeitsbereiche gilt ein generelles Beschäftigungsverbot. Schwangere dürfen keine schweren körperlichen Arbeiten übernehmen und weder gesundheitsgefährdenden Stoffen noch Hitze, Kälte, Nässe, Erschütterungen, Lärm, Staub oder Dämpfen ausgesetzt sein. Akkordarbeit und Tätigkeiten am Fließband mit vorgeschriebenem Tempo sind verboten.

Zusätzlich können Ärztinnen und Ärzte ein individuelles Beschäftigungsverbot aussprechen, wenn sie befürchten, dass bei einer weiteren Beschäftigung die Gesundheit von Mutter oder Kind gefährdet ist. Das wäre zum Beispiel der Fall, wenn in der Schwangerschaft gesundheitliche Probleme auftreten. Aber auch, wenn eine Schwangere am Arbeitsplatz gemobbt wird.

Ein Beschäftigungsverbot während der Schwangerschaft führt nicht zu finanziellen Einbußen. Die betroffene Arbeitnehmerin erhält in dieser Zeit Mutterschutzlohn in der Höhe des durchschnittlichen Verdienstes der letzten drei Monate vor Eintritt der Schwan-

> **Gut zu wissen**
>
> Für Schwangere, die mit Kleinkindern arbeiten, gelten besondere Schutzbestimmungen, weil sie ein hohes Risiko haben, sich bei den Kindern anzustecken. Sogenannte Kinderkrankheiten wie Röteln, Masern, Mumps und Windpocken können zu schweren Krankheiten des Babys führen. Aus diesem Grund dürfen zum Beispiel Erzieherinnen ab Bekanntgabe der Schwangerschaft nur noch dann mit Kindern arbeiten, wenn sie aufgrund einer Impfung oder Vorerkrankung gegen bestimmte Krankheiten immun sind.

gerschaft. Dieser Durchschnittsverdienst wird auch dann gezahlt, wenn eine Arbeitnehmerin aufgrund der Schwangerschaft nicht ihrer regulären Arbeit nachgehen kann und vom Unternehmen einen anderen zumutbaren Arbeitsplatz zugewiesen bekommt. Hat sie aufgrund des Verbotes der Nacht-, Akkord- oder Fließbandarbeit finanzielle Einbußen, muss der Arbeitgeber diese ausgleichen.

Ein Beschäftigungsverbot hat keine Auswirkungen auf den Urlaubsanspruch. Die Ausfallzeiten gelten als Beschäftigungszeiten. Urlaubstage aus der Schwangerschaft können nach der Geburt und dem Mutterschutz genommen werden – spätestens aber im Folgejahr. Schließt sich an den Mutterschutz eine Elternzeit an, muss der Arbeitgeber den Resturlaub nach der Elternzeit im laufenden oder im folgenden Jahr gewähren. Die Urlaubstage gehen also nicht verloren.

Unmittelbar vor und nach der Geburt gelten Schutzfristen. Der sogenannte Mutterschutz beginnt sechs Wochen vor der Geburt und endet acht Wochen danach – bei Früh- und

Gut zu wissen

Ein Beschäftigungsverbot in der Schwangerschaft mag verlockend klingen, weil man sich in Ruhe auf das Leben mit dem Kind vorbereiten kann. Frauenärztinnen und -ärzte kritisieren aber, dass es einen zunehmenden Missbrauch des Beschäftigungsverbotes gibt. Frauen forderten Atteste bei Ärztinnen ein, um nicht weiterarbeiten zu müssen. Und Arbeitgeber versuchten auf diesem Weg zu vermeiden, Arbeitsplätze für Schwangere einzurichten. Langfristig gesehen hat ein Beschäftigungsverbot für die Frauen aber Nachteile: Durch die lange Abwesenheit verlieren sie den Kontakt zum Arbeitsplatz, was die spätere Rückkehr in den Job erschwert.

Mehrlingsgeburten verlängert er sich auf zwölf Wochen. In der Schutzfrist vor der Geburt darf die Mutter auf eigenen Wunsch weiterarbeiten. Nach der Geburt besteht ein absolutes Beschäftigungsverbot. Kommt das Kind vor dem errechneten Geburtstermin auf die Welt, verlängert sich die anschließende Schutzfrist um die Tage, die vor der Geburt nicht in Anspruch genommen wurden. Verzögert sich die Geburt und liegt nach dem errechneten Geburtstermin, hat das keine Auswirkungen auf den Mutterschutz.

Während der Schwangerschaft und bis zum Ablauf von vier Monaten nach der Geburt besteht ein Kündigungsschutz. Arbeitnehmerinnen dürfen in dieser Zeit nur ausnahmsweise und mit Zustimmung der Aufsichtsbehörde gekündigt bekommen. Nimmt die Mutter anschließend Elternzeit, verlängert sich der Kündigungsschutz entsprechend. Das Kündigungsverbot gilt ab Bekanntgabe der Schwangerschaft. Wird einer Schwangeren kurz vor dieser Information gekündigt, kann sie

innerhalb von zwei Wochen nach Zugang des Kündigungsschreibens nachträglich auf die Schwangerschaft hinweisen. Auch dann greift der Kündigungsschutz. Wer eine Kündigung erhält und kurz danach schwanger wird, genießt hingegen keine besonderen Schutzrechte.

Stillende Frauen haben bei Wiederaufnahme des Jobs ein Recht auf Stillpausen während der Arbeitszeit. Das Mutterschutzgesetz schreibt mindestens zweimal täglich eine halbe Stunde oder einmal pro Tag ein Stunde vor. Die Stillzeit darf weder vom Lohn abgezogen noch auf die festgesetzten Ruhepausen angerechnet werden. Der Arbeitgeber darf auch nicht verlangen, dass Sie die Zeit vor- oder nacharbeiten.

Tipp

Mehr Informationen stehen in der kostenlosen Broschüre „Leitfaden zum Mutterschutz" des Bundesfamilienministeriums. Internet: www.familien-wegweiser.de, Stichwort „Service" – „Leistungen im Überblick" – „Mutterschutz: Mutterschutzleistungen" – „Leitfaden zum Mutterschutz". Fragen zum Mutterschutzgesetz beantworten auch die Gewerbeaufsichtsämter und die Arbeitsschutzämter der Länder. Zum Mutterschaftsgeld informieren die gesetzlichen Krankenkassen. Privat- oder familienversicherte Frauen müssen sich an das Bundesversicherungsamt wenden, Tel. 0228/619-0, Internet: www.bundesversicherungsamt.de.

Mutterschaftsgeld

Während der Schutzfristen zahlt die gesetzliche Krankenkasse Frauen ein Mutterschaftsgeld von bis zu 13 Euro am Tag. Liegt der durchschnittliche Nettolohn einer Arbeitnehmerin pro Tag höher, ist der Arbeitgeber verpflichtet, die Differenz in Form eines Zuschusses zum

Mutterschaftsgeld auszugleichen. Dadurch haben Arbeitnehmerinnen während der Schutzfristen keine Gehaltseinbußen. Sie bleiben außerdem in der gesetzlichen Kranken- und Pflegeversicherung beitragsfrei versichert.

Arbeitnehmerinnen, die privat oder in der gesetzlichen Krankenversicherung familienversichert sind – zum Beispiel geringfügig Beschäftigte –, erhalten vom Bundesversicherungsamt einmalig ein Mutterschaftsgeld in Höhe von maximal 210 Euro. Der Arbeitgeber zahlt die Differenz zwischen den gesetzlich vorgeschriebenen 13 Euro am Tag und dem früheren durchschnittlichen Nettolohn.

Gut zu wissen

Geringfügig Beschäftigte, die sich freiwillig gesetzlich krankenversichern, erhalten Mutterschaftsgeld von der Krankenkasse. Allerdings kommt es immer wieder zu Problemen, weil sich Krankenkassen nicht zuständig fühlen. Sie verweisen an das Bundesversicherungsamt, das die Frauen zu den Krankenkassen zurückschickt. Manche Frauen verzichten dann lieber auf das Geld. Bleiben Sie hartnäckig und lassen Sie sich vom Bundesversicherungsamt helfen.

Auf das Mutterschaftsgeld und den Arbeitgeberzuschuss müssen weder Steuern noch Sozialabgaben gezahlt werden. Sie unterliegen aber dem Progressionsvorbehalt. Das heißt: Durch den Bezug erhöht sich möglicherweise der Steuersatz.

Frauen, die Arbeitslosengeld I (ALG I) beziehen, bekommen während der Schutzfristen Mutterschaftsgeld in Höhe der monatlichen Arbeitslosengeldzahlungen. Zuständig sind die Krankenkassen. ALG-II-Empfängerinnen erhal-

Gut zu wissen

Wollen Sie nach den Mutterschutzfristen wieder in voller Höhe ALG I beziehen, müssen Sie sich weiterhin arbeitssuchend melden. Dafür fordert die Arbeitsagentur einen Nachweis, dass die Kinderbetreuung sichergestellt ist. Stehen Sie nur für eine Teilzeitstelle zur Verfügung, wird das ALG I entsprechend gekürzt.

ten kein Mutterschaftsgeld, sondern weiterhin ALG II von der Arbeitsagentur.

Das Mutterschaftsgeld kann frühestens sieben Wochen vor dem errechneten Entbindungstermin bei der Krankenkasse beantragt werden. Dafür müssen Sie eine Bescheinigung Ihrer Ärztin oder der Hebamme vorlegen.

Elternzeit: Mehr Zeit für die Familie

Die Elternzeit ermöglicht es Ihnen, vorübergehend aus dem Beruf auszusteigen und sich um Ihr Kind zu kümmern. Anspruch haben alle Eltern, die in einem Arbeitsverhältnis stehen. Das schließt geringfügig Beschäftigte, Arbeitnehmer in Teilzeit, Auszubildende in betrieblicher Ausbildung und Umschüler ein.

Gut zu wissen

Beamte haben Anspruch auf Elternzeit nach den Verordnungen des Bundes und der Länder. Selbstständige sind von den Elternzeitregelungen ausgenommen.

Der Anspruch besteht unabhängig vom Wohnsitz. Entscheidend ist, dass das bestehende Arbeitsverhältnis deutschem Arbeitsrecht unterliegt. Jedem Elternteil stehen bis zur Voll-

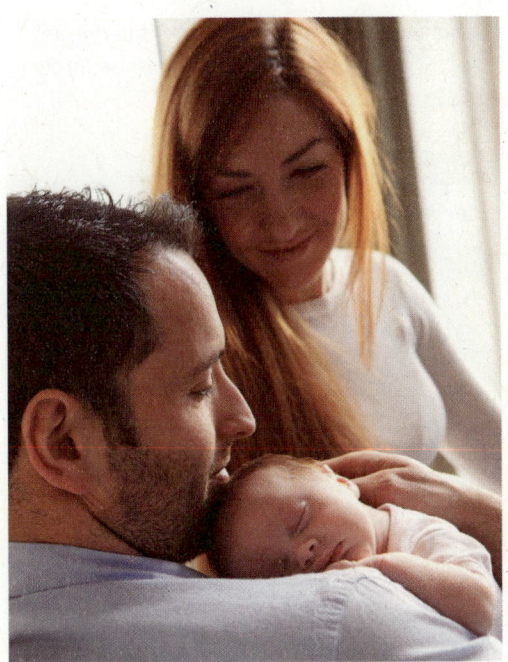

Mutter und Vater haben unabhängig voneinander Anspruch auf drei Jahre Elternzeit.

Kinder manchmal besondere Zuwendung brauchen, etwa beim Schulanfang.

Die Mutterschutzfrist wird auf die Elternzeit angerechnet. Die meisten Mütter können also erst nach Ablauf der Mutterschutzfrist in Elternzeit gehen. Das ist wichtig zu wissen, wenn Sie die Elternzeit anmelden. Sie müssen Ihren Arbeitgeber sieben Wochen vor Beginn schriftlich, am besten als Einschreiben, über die Elternzeit informieren. Eine Elternzeit nach dem dritten Geburtstag des Kindes muss 13 Wochen vorher angemeldet werden. Geht die Anmeldung später ein, verschiebt sich der Beginn entsprechend. Das Bundesfamilienministerium rät ausdrücklich von einer früheren Anmeldung der Elternzeit ab. Grund ist der besondere Kündigungsschutz während der Elternzeit. Er tritt frühestens acht Wochen vor Beginn in Kraft. Wer seinen Arbeitgeber früher über die Elternzeit informiert, kann Pech haben und noch vor der Schutzfrist gekündigt bekommen.

Achten Sie darauf, bei der Anmeldung der Elternzeit das genaue Datum für Beginn und Ende anzugeben. Aussagen wie „für ein Jahr" führen leicht zu Missverständnissen. Der angegebene Zeitraum für die ersten zwei Lebensjahre des Kindes ist bindend. Wenn Sie die Elternzeit nachträglich verlängern oder verkürzen möchten, benötigen Sie die Zustimmung des Arbeitgebers.

Überlegen Sie in Ruhe, wie lange Sie nach der Geburt des Kindes zu Hause bleiben möchten und sprechen Sie die verschiedenen Elternzeitmodelle mit Ihrem Partner durch. Eine lange Elternzeit ist verlockend, bringt aber berufliche Nachteile. Frauen, die über Jahre

endung des dritten Lebensjahres des Kindes, also bis zu seinem dritten Geburtstag, 36 Monate Elternzeit zu, die sich in jeweils drei Abschnitte aufteilen lassen. Sie können die vollen drei Jahre Elternzeit nehmen oder wenige Wochen – das ist Ihre Entscheidung. 24 der 36 Monate Elternzeit dürfen auf die Zeit nach dem dritten Geburtstag übertragen werden. Das ist eine sinnvolle Regelung, weil auch ältere

Tipp

Möchte der Vater mit Geburt des Kindes Elternzeit nehmen, muss er sie spätestens sieben Wochen vor dem errechneten Geburtstermin anmelden. Kommt das Kind früher auf die Welt, kann er sich auf eine verkürzte Frist aufgrund dringender Gründe berufen.

zu Hause bleiben, haben es häufig schwerer, wieder im Job Fuß zu fassen. Außerdem wirkt sich eine lange Elternzeit schlecht auf die Karrierechancen aus.

Tipp

Eine Beschreibung verschiedener Elternzeitmodelle und weitere praktische Informationen zur Vereinbarkeit von Job und Familie hat der Verband berufstätiger Mütter in einer Broschüre zusammengestellt. „Das Dschungelbuch" kann im Internet bestellt werden: www. vbm-online.de – Stichwort „Service" – „VBM Dschungelbuch".

Eine Alternative zum Vollausstieg ist die Elternzeit in Teilzeit, bei der Sie bis zu 30 Stunden pro Woche arbeiten dürfen. Ein Anspruch auf Teilzeitarbeit besteht, wenn das Unternehmen mehr als 15 Mitarbeiter beschäftigt, der Antragsteller seit mindestens sechs Monaten in dem Unternehmen arbeitet, keine dringenden betrieblichen Gründe dagegen sprechen und die Arbeitszeit für wenigstens zwei Monate auf mindestens 15 und höchstens 30 Stunden pro Woche verringert wird.

Falls Sie von dieser Möglichkeit Gebrauch machen möchten, sollten Sie Ihrem Arbeitgeber schon bei der Anmeldung der Elternzeit mitteilen, dass Sie während der gesamten Elternzeit oder zu einem späteren Zeitpunkt – etwa nach einem Jahr – Teilzeit arbeiten möchten. Achten Sie darauf, beim Antrag eindeutig darauf hinzuweisen, wann die Teilzeittätigkeit beginnen soll, wie viele Stunden Sie arbeiten können und wie die Stunden verteilt sein müssen. Dann kann der Arbeitgeber mit „Ja" oder „Nein" antworten. Bescheidet er einen solch eindeutigen Antrag nicht bis spätestens einen

Monat vor dem gewünschten Beginn der Teilzeit, tritt sie wie vom Arbeitnehmer beantragt in Kraft.

Tipp

Der Verband berufstätiger Mütter warnt ausdrücklich davor, sich auf mündliche Zusagen des Arbeitgeber zu verlassen. Immer wieder meldeten sich Frauen, deren Arbeitgeber einmal gegebene Versprechen nicht einhielten.

Das Elterngeld

Das Elterngeld soll helfen, Einkommensverluste auszugleichen, die Eltern durch die Geburt eines Kindes entstehen. Elterngeld bekommen aber zum Beispiel auch Hausfrauen und Studierende. Bezieherinnen von Arbeitslosengeld II (ALG II) müssen Elterngeld beantragen. Der Mindestbetrag von 300 Euro wird allerdings als Einkommen angerechnet.

Anspruch auf Elterngeld haben alle Mütter und Väter, die ihre Kinder nach der Geburt selbst betreuen, einen Wohnsitz oder den gewöhnlichen Aufenthalt in Deutschland haben und nicht mehr als 30 Stunden pro Woche arbeiten.

Das Elterngeld wird in den ersten 14 Lebensmonaten des Kindes gezahlt. Ein Elternteil kann mindestens 2 und höchstens 12 Monate Elterngeld beziehen. Das heißt: Um auf die vollen 14 Monate Elterngeld zu kommen, müssen beide Elternteile für eine bestimmte Zeit aus dem Job aussteigen oder die Arbeit reduzieren. Wie hoch das Elterngeld ausfällt, hängt vom früheren Nettoeinkommen ab. In der Regel werden 65 Prozent des durchschnittlichen Nettoeinkommens der letzten zwölf Monate vor der Geburt des Kindes gezahlt, mindestens aber 300 Euro und höchstens 1800 Euro pro Monat. Wird ein weiteres Kind unter drei Jahren in der Familie betreut, steigt der Betrag um zehn Prozent, höchstens aber um 75 Euro.

Gut zu wissen

Eltern von Mehrlingen haben nur einmal Anspruch auf Elterngeld. Der Betrag erhöht sich jedoch für jedes weitere Kind um 300 Euro.

Sie müssen das Elterngeld schriftlich bei der Elterngeldstelle beantragen. Das geht frühestens ab der Geburt des Kindes. Bereiten Sie den Antrag aber besser schon während der Schwangerschaft vor. In der Regel haben Sie dann mehr Ruhe als in den turbulenten ersten Wochen nach der Geburt. Bei der Planung und Antragstellung sind folgende Aspekte wichtig:

- Elterngeld wird für Lebensmonate des Kindes und nicht für Kalendermonate gezahlt. Kommt Ihr Kind zum Beispiel am 20. Juni auf die Welt, können Sie für die Zeit vom 20. Juni bis zum 19. Juli Elterngeld beantragen.
- Elterngeld setzt nicht voraus, dass Sie Elternzeit nehmen. Arbeitnehmer müssen jedoch in aller Regel Elternzeit anmelden, um die Arbeitszeit reduzieren und Elterngeld beanspruchen zu können.
- Mutterschaftsleistungen nach der Geburt des Kindes werden auf das Elterngeld angerechnet. Die acht Wochen Mutterschutz zählen daher wie zwei Monate Elterngeld.
- Jeder Elternteil kann für sich einmal einen Elterngeldantrag stellen. Dabei muss er angeben, in welchen Monaten er Elterngeld beziehen möchte. Das können zusammenhängende, aber auch einzelne Monate

sein. Die Aufteilung darf nachträglich ohne Angabe von Gründen verändert werden. Sie gilt dann auch rückwirkend für noch nicht gezahlte Beträge.

- Haben beide Elternteile Anspruch auf Elterngeld, müssen sie den Antrag des Partners jeweils mit unterschreiben.
- Mit dem Antrag müssen Sie die Geburtsurkunde, Einkommensnachweise und Bescheinigungen über Mutterschaftsleistungen einreichen.

Tipp

Ausführliche Informationen zum Bundeselterngeld- und Elternzeitgesetz stehen in der Broschüre „Elterngeld und Elternzeit" des Bundesfamilienministeriums. Internet: www.familienwegweiser.de, Stichwort „Service" – „Leistungen im Überblick" – „Elterngeld".

Sie dürfen während des Elterngeldbezuges bis zu 30 Stunden pro Woche arbeiten. Der Verdienst wird mit dem Elterngeld verrechnet. Vom durchschnittlichen Nettoeinkommen vor der Geburt wird das Teilzeiteinkommen nach der Geburt abgezogen. Das Elterngeld gleicht die entstandene Differenz zu 65 Prozent aus. Eine Mutter, die neben dem Elterngeldbezug Teilzeit arbeitet, bekommt also weniger Geld vom Staat als eine Frau, die ausschließlich ihr Kind betreut. Deswegen entscheiden sich viele Eltern gegen dieses Modell.

Das Elterngeld Plus: Familie und Arbeit vereinbaren

Das neue Elterngeld Plus soll das ändern. Es schafft Anreize für eine Teilzeittätigkeit, weil sich das Einkommen in deutlich geringerem

Maße auf die Höhe der staatlichen Leistung auswirkt. Reduzieren beide Partner im Job, um für die Kinder zu sorgen, werden sie außerdem mit Extraleistungen belohnt. Elterngeld Plus kann vom 1. Juli 2015 an beantragt werden. Da es das bisherige Elterngeld ergänzt, sind die Anspruchsvoraussetzungen gleich. Der große Unterschied liegt in der Bezugsdauer. Ein Elterngeldmonat entspricht zwei Elterngeld-Plus-Monaten. Es gibt also bis zu 28 Monate lang Geld – dafür aber höchstens den halben Elterngeldbetrag. Ohne Teilzeiteinkommen bleibt die Gesamtsumme gleich, nur der Auszahlungszeitraum verändert sich. Mit Teilzeiteinkommen haben Eltern deutlich weniger Einbußen als bisher und können häufig sogar das volle Elterngeldbudget ausschöpfen. Nur wenn Vater oder Mutter nach der Geburt viel verdienen und die Differenz zum früheren Einkommen niedrig ist, gibt es weniger Geld vom Staat.

Bei einem Teilzeitjob wird das Elterngeld Plus zunächst genauso berechnet wie das Elterngeld. Der Elterngeld-Plus-Betrag ist aber auf die Hälfte der Summe, die Eltern ohne Job zustünde, begrenzt. Dadurch sind die monatlichen Zahlungen niedriger als beim Elterngeld. Da Elterngeld Plus aber doppelt so lange gezahlt wird, bekommen Teilzeit arbeitende Eltern insgesamt mehr Geld.

Eine weitere Neuerung ist der sogenannte Partnerschaftsbonus. Arbeiten Mutter und Vater parallel mindestens vier Monate in Folge

So werden Elterngeld und Elterngeld Plus berechnet:

Nettogehalt (vor der Geburt im Monat)	Ersatzquote	Elterngeld (im Monat)	Gesamtelterngeld (12 Monate)
1.600 €	65 %	1.040 €	12.480 €

Elterngeld (im Monat)	Elterngeld Plus (im Monat)	Gesamtelterngeld Plus (24 Monate)	
1.040 €	520 €	12.480 €	

So berechnen sich Elterngeld und Elterngeld Plus bei Teilzeit.

Nettogehalt (vor der Geburt)	Nettogehalt (nach der Geburt)	Differenz	Ersatzquote	Elterngeld (im Monat)	Elterngeld (12 Monate)
1.600 €	400 €	1.200 €	65 %	780 €	9.360 €

Nettogehalt (vor der Geburt)	Nettogehalt (nach der Geburt)	Differenz	Ersatzquote	Elterngeld Plus (im Monat)	Elterngeld Plus gesamt (24 Monate)
1.600 €	400 €	1.200 €	65 %	520 € max. halbes Elterngeld	12.480 €

Gut zu wissen

Ab dem 15. Lebensmonat des Kindes haben Eltern Anspruch auf Betreuungsgeld, wenn ihr
Kind weder bei einer staatlich geförderten Tagesmutter noch in einer geförderten Kindertageseinrichtung betreut wird. Das Betreuungsgeld beträgt 150 Euro im Monat und wird für
maximal 22 Monate gezahlt (Internet: www.
bmfsfj.de, Stichwort „Familie" – „Leistungen
und Förderung" – „Betreuungsgeld").

zwischen 25 und 30 Wochenstunden, zahlt
der Staat jedem von ihnen vier zusätzliche
Monate lang Elterngeld Plus. Das soll Eltern
belohnen, die sich gemeinsam um Familie
und Broterwerb kümmern. Aufgrund der engen
Zeitvorgaben dürfte es für viele Eltern aber
schwierig werden, die Anforderungen für den
Partnerschaftsbonus zu erfüllen.

Bei der Antragstellung müssen Sie künftig
Monat für Monat angeben, ob Sie Elterngeld
oder Elterngeld Plus in Anspruch nehmen. Die
Auswahl kann mehrfach nachträglich ohne
Angaben von Gründen geändert werden. Beim
Ausfüllen ist Folgendes wichtig:

- ◼ Sie müssen mindestens zwei Monate Elterngeld Plus beziehen.
- ◼ Wenn Mutterschaftsleistungen gezahlt werden, zählen die acht Wochen Mutterschutz
  wie zwei Elterngeldmonate. In dieser Zeit
  können Sie also kein Elterngeld Plus beantragen.
- ◼ Elterngeld wird in den ersten 14. Lebensmonaten des Kindes gezahlt. Ab dem 15.
  Lebensmonat können Sie nur noch Elterngeld Plus beantragen. Dann müssen alle
  Elterngeld-Plus-Monate am Stück genommen werden – ohne zeitliche Lücken.

Tipp

Das Bundesfamilienministeriums informiert
auf seiner Internetseite zum Elterngeld Plus:
www.bmfsfj.de, Stichwort „ElterngeldPlus".

Die Rückkehr in den Job

Der Wiedereinstieg in den Job fällt leichter,
wenn Sie nie ganz draußen waren. Überlegen
Sie am besten schon während der Schwangerschaft, wie Sie Beruf und Familie künftig unter
einen Hut bringen können. Nach Ende des
Mutterschutzes oder der Elternzeit haben Sie
Anspruch darauf, zu den bisherigen Konditio-
nen Ihres Arbeitsvertrages weiterbeschäftigt zu
werden. Das bedeutet aber nicht zwangsläufig,
dass Sie Ihren alten Arbeitsplatz bekommen.
Der Arbeitgeber darf Ihnen eine gleichwertige
Arbeit zuteilen. Wollen Sie das?

Falls Sie nach der Auszeit wieder an Ihren
alten Platz zurückkehren möchten, sollten Sie
überlegen, wie lange das Unternehmen auf Sie
verzichten kann, und Ihre Elternzeit danach
ausrichten. Verschiedene Modelle sind denkbar. Sie können direkt nach dem Mutterschutz
wieder im Job einsteigen oder eine Teilzeitel-
ternzeit beantragen. Falls Sie ein oder zwei
Jahre zu Hause bei Ihrem Kind bleiben möchten, sollten Sie versuchen, trotzdem in der
Firma präsent zu sein. Signalisieren Sie Ihrem
Chef, dass Sie Interesse an Ihrer Arbeit haben
und auf dem Laufenden bleiben möchten. Vielleicht können Sie an wichtigen Konferenzen
oder Firmenveranstaltungen teilnehmen. Oder
es besteht die Möglichkeit, tageweise einzu-
springen und Vertretungen zu übernehmen.
Haben Sie eine verlässliche Kollegin, mit der
Sie sich über den Job austauschen können?

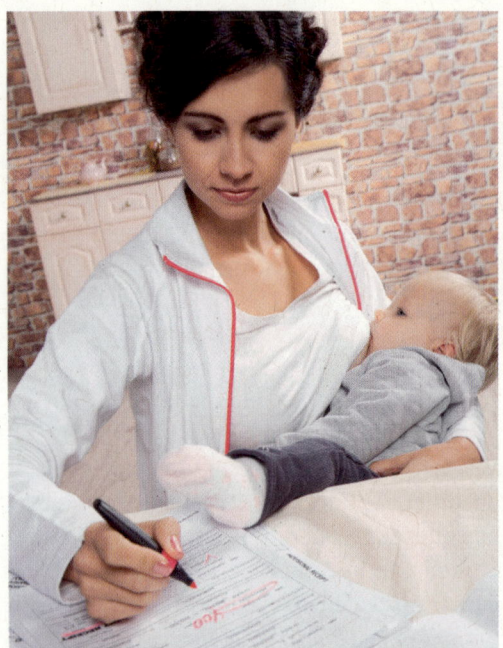

Mütter haben am Arbeitsplatz Anspruch auf Stillpausen.

Auch so bleiben Sie auf dem Laufenden. Fragen Sie beim Betriebsrat oder in der Personalabteilung nach, ob in Ihrem Unternehmen zusätzliche Regelungen für die Elternzeit gelten. Vielleicht gibt es Angebote zur Weiterbildung, die Sie nutzen können. Auch das macht den Wiedereinstieg in den Job leichter.

Es kann aber auch sein, dass Sie nach der Geburt Ihres Kindes ganz andere Interessen entwickeln und Ihre ursprünglichen Überlegungen gar nicht mehr passen. Auch das ist normal. Vielleicht stellen Sie fest, dass Sie viel weniger arbeiten möchten als in der Schwangerschaft gedacht. Sprechen Sie mit Ihrem Partner darüber. Sobald Sie einen Entschluss gefasst haben, ist es fair, auch den Arbeitgeber zu informieren.

Schwanger in Ausbildung und Studium

Eine Schwangerschaft ist ein häufiger Grund, weshalb Frauen ihre **Ausbildung** abbrechen. Damit vergeben sie Chancen, später auf dem Arbeitsmarkt eine gute Stelle zu finden. Denn eine abgebrochene Ausbildung hat häufig Arbeitslosigkeit oder einen schlecht bezahlten Job zur Folge. Sie sollten deshalb auf jeden Fall versuchen, Ihre Ausbildung zu beenden.

Grundsätzlich gelten die Regelungen des Mutterschutzgesetzes auch für Schwangere, die sich in einer (über)betrieblichen Ausbildung befinden. In der schulischen Ausbildung kann es Sonderregeln geben. Fragen Sie am besten in der Schule nach.

Falls Sie sich im letzten Ausbildungsjahr befinden, sollten Sie versuchen, die Prüfung noch vor der Geburt des Kindes abzulegen. Eventuell kommt eine Verkürzung der Ausbildung in Frage. Informationen dazu gibt die zuständige Kammer. Fällt der Prüfungstermin in den Mutterschutz, dürfen Sie trotzdem teilnehmen. Das gilt auch für die Zeit des absoluten Beschäftigungsverbotes nach der Geburt und für die Elternzeit.

Befinden Sie sich erst am Anfang oder in der Mitte der Ausbildung, gibt es verschiedene Möglichkeiten. Sie können nach dem Mutterschutz die Ausbildung wie bisher fortsetzen. Oder Sie wählen eine Teilzeit-Ausbildung, bei der Sie weniger arbeiten. Am Schulunterricht müssen Sie aber trotzdem teilnehmen. Durch die Teilzeit-Ausbildung verlängert sich unter Umständen die Gesamtausbildungszeit.

Eine andere Möglichkeit ist, nach dem Mutterschutz Elternzeit zu nehmen. In dieser Zeit können Sie das Ausbildungsverhältnis ruhen lassen oder es in Voll- oder Teilzeit fortsetzen. Während der schulischen Ausbildung besteht kein Anspruch auf Elternzeit. Sie können sich aber beurlauben lassen. Erkundigen Sie sich am besten bei Ihrem Betrieb oder der Schule über die verschiedenen Möglichkeiten.

Auszubildende bekommen Mutterschaftsgeld. Die Höhe hängt von der Ausbildungsvergütung und der Art der Krankenversicherung ab. Die Bundesausbildungsbeihilfe (BAB) wird während der Schwangerschaft und im Mutterschutz gezahlt. Setzen Sie die Ausbildung direkt danach fort, fließt das Geld weiter. Nehmen Sie Elternzeit, entfällt der Anspruch. Sie können in dieser Zeit Elterngeld und künftig auch Elterngeld Plus beziehen. Erst wenn Sie die Ausbildung wieder aufnehmen, haben Sie die Möglichkeit, erneut BAB zu beantragen.

Beim BAföG sind die Regelungen ähnlich. Wenn Sie die schulische Ausbildung fortsetzen, bleiben Sie BAföG-berechtigt. Bei einer Unterbrechung fällt das BAföG weg.

Gut zu wissen

Mehr Informationen stehen in der Broschüre „Ausbildung, schwanger – und jetzt?" des Deutschen Gewerkschaftsbundes (DGB). Internet: www.dgb-bestellservice.de, In die Suchmaske „Schwanger" eingeben.

Schwangere **Studentinnen** können Urlaubssemester einlegen. Viele Hochschulen bieten außerdem ein Teilzeitstudium an. Da die Regelungen und Angebote sehr unterschiedlich sind, sollten Sie sich direkt an Ihrer Hochschule beraten lassen.

Eine Schwangerschaft und die Betreuung eines Kindes führen zu einer Verlängerung des BAföG-Anspruchs. Das BAföG-Amt gewährt für die Schwangerschaft ein Semester extra, bis zum fünften Geburtstag des Kindes erhalten Studierende pro Lebensjahr ein Semester mehr Geld. In der Regel reicht es aus, dem BAföG-Amt die Geburtsurkunde vorzulegen und ihm mitzuteilen, dass sich das Studium wegen der Schwangerschaft, der Geburt und der Erziehung eines Kindes verlängern wird. Achtung! Während eines Urlaubssemesters oder eines Teilzeitstudiums bekommen Sie kein BAföG gezahlt.

Nach der Geburt können BAföG-Bezieher einen Kinderbetreuungszuschlag in Höhe von 113 Euro pro Monat beantragen. Das Geld wird pauschal gezahlt. Sie müssen keine Betreuungskosten nachweisen.

Studierende ohne BAföG-Anspruch haben unter bestimmten Voraussetzungen Anspruch auf Wohngeld.

Ob und in welche Höhe Sie Mutterschaftsleistungen erhalten, erfahren Sie bei Ihrer Krankenkasse. Studierende mit Kind haben Anspruch auf Elterngeld und künftig auch Elterngeld Plus. Wenn sie vor der Geburt des Kindes kein zusätzliches Einkommen hatten, bekommen sie den Mindestbetrag von 300 Euro pro Monat gezahlt.

Welche Gelder stehen mir in der Schwangerschaft und nach der Geburt zu?

Das lässt sich leider nicht allgemein sagen. Einige Leistungen stehen fast allen (werdenden) Eltern zu, andere nur bestimmten Gruppen. Die meisten Mütter bekommen während der Mutterschutzfristen Mutterschaftsgeld gezahlt. Wie hoch es ausfällt, hängt von der Beschäftigungssituation und der Art der Krankenversicherung ab. ALG-II-Empfängerinnen gehen leer aus.

Elterngeld erhalten alle Eltern, die ihr Kind nach der Geburt betreuen. Die Höhe orientiert sich am früheren Einkommen. Wer vor der Geburt zum Beispiel als Hausfrau kein eigenes Einkommen hatte, bekommt den Mindestsatz von 300 Euro. Kindergeld wird für jedes Kind gezahlt. Allerdings gelten Elterngeld und Kindergeld bei ALG-II-Empfängern als Einkommen und werden mit dem Arbeitslosengeld verrechnet. Unter dem Strich bekommen sie also nicht mehr Geld, auch wenn sie die Gelder beantragen müssen. Dafür haben ALG-II-Empfängerinnen während der Schwangerschaft Anspruch

auf einen sogenannten schwangerschaftsbedingten Mehrbedarf. Und sie können Extrageld für die notwendige Erstausstattung – vom Kinderwagen bis zur Schwangerschaftsbekleidung – beantragen. Nach der Geburt gehört das Kind zur Bedarfsgemeinschaft und erhöht den ALG-II-Satz. Schwangere in finanziellen Notlagen können außerdem über die Bundesstiftung „Mutter und Kind" einen Zuschuss zur Schwangerschaftsbekleidung und Erstausstattung bekommen.

Auszubildende bekommen während des Mutterschutzes weiter Berufsausbildungsbeihilfe gezahlt. Eine Schwangerschaft und die Betreuung eines Kindes verlängern den BAföG-Anspruch. Außerdem gewährt das BAföG-Amt einen Kinderbetreuungszuschlag. Familien mit geringem Einkommen haben unter Umständen Anspruch auf einen Kinderzuschlag und Wohngeld. Leben Kinder mit sozialhilfeberechtigten Personen zusammen, bekommen sie auch Hilfe zum Lebensunterhalt gezahlt.

Was	Wer	Wann	Wo
Mutterschaftsgeld	Fast alle Schwangeren und Mütter	Mutterschutz	S. 93 f.
Elterngeld	Eltern, die ihr Kind betreuen	Bis zum 14. Lebensmonat	S. 96 f.
Kindergeld	Alle Eltern	Ab Geburt	S. 206
Mehrbedarf	ALG-II-Empfängerinnen	13. SSW bis Geburt	S. 124
Erstausstattung	ALG-II-Empfängerinnen	Schwangerschaft	S. 124
Berufsausbildungsbeihilfe	Auszubildende mit Anspruch	Mutterschutz	S. 101
BAföG-Verlängerung	Auszubildende/Studierende mit Anspruch	Ab Schwangerschaft	S. 101
Kinderbetreuungszuschlag	Auszubildende/Studierende mit Anspruch	Ab Geburt	S. 101
Zuschuss Bundesstiftung Mutter und Kind	Schwangere in finanziellen Notlagen	Schwangerschaft	S. 32
Kinderzuschlag	Geringverdiener	Ab Geburt	S. 206
Wohngeld	Geringverdiener	Ab Geburt	S. 207

Leistungen in der Schwangerschaft und nach der Geburt

Der Umfang der medizinischen Betreuung während der Schwangerschaft und Geburt ist in den Mutterschafts-Richtlinien festgehalten. Alle Vorsorgeuntersuchungen mit Ausnahme des Ultraschalls können sowohl von Ihrer Ärztin als auch von einer Hebamme vorgenommen werden (siehe Seite 11). Die Krankenkassen übernehmen die Kosten. Möchte eine Frau mit Hilfe einer Beleghebamme, zu Hause oder in einem Geburtshaus gebären, trägt die gesetzliche Krankenkasse alle Kosten bis auf die Rufbereitschaft. Dafür, dass die Hebamme im gesamten Geburtszeitraum sofort zur Stelle ist, wenn die Geburt beginnt, müssen Eltern selbst zahlen. Einzelne Krankenkassen übernehmen die Kosten für die Rufbereitschaft auf freiwilliger Basis. Fragen Sie am besten bei Ihrer Kasse nach.

Schwangere sind grundsätzlich von Zuzahlungen befreit, wenn sie im Zusammenhang mit der Schwangerschaft Hilfsmittel, Arzneien oder Heilmittel wie Massagen oder Krankengymnastik benötigen.

Eine geburtsvorbereitende Akupunktur wird in der Regel nicht von den Krankenkassen bezahlt. Doch auch hier gilt: Rufen Sie bei Ihrer Kasse an. Vielleicht trägt sie die Kosten auf freiwilliger Basis.

Die privaten Krankenversicherungen bezahlen alle notwendigen Untersuchungen und Behandlungen im Zusammenhang mit Schwangerschaft und Geburt. Welche Leistungen darüber hinaus gewährt werden, müssen privat Versicherte bei Ihrer Krankenkasse erfragen.

Gut zu wissen

Kann sich eine Frau während der Schwangerschaft oder nach der Geburt nicht um ihren Haushalt kümmern, bezahlt die gesetzliche Krankenkasse eine Haushaltshilfe. Voraussetzung ist, dass keine andere im Haushalt lebende Person die Arbeit übernehmen kann. Das wäre zum Beispiel der Fall, wenn eine Schwangere viel liegen muss und der Partner keinen Urlaub nehmen kann. Die Unterstützung durch eine Haushaltshilfe muss bei der Krankenkasse beantragt werden (siehe Seite 202). Laut der Unabhängigen Patientenberatung (UPD) gibt es bei der Bewilligung aber immer wieder Probleme. Bleiben Sie hartnäckig und holen Sie sich Hilfe bei einer Beratungsstelle oder Ihrer Hebamme.

Hebammenhilfe gibt es schon vor der Geburt

Sie können sich für Vorsorgeuntersuchungen und bei Fragen rund um die Schwangerschaft jederzeit an eine Hebamme wenden, die eine Betreuung in der Schwangerschaft anbietet. Treten Schwangerschaftsbeschwerden auf, zum Beispiel Unwohlsein, Schlafstörungen, Schmerzen oder Ängste, besucht die Hebamme Sie zu Hause. Sie ist auch für Sie da, wenn Sie Tipps zur gesunden Ernährung suchen, unsicher sind, ob Sie Sport treiben dürfen, oder über Ihre Partnerschaft und das künftige Leben mit dem Kind sprechen möchten.

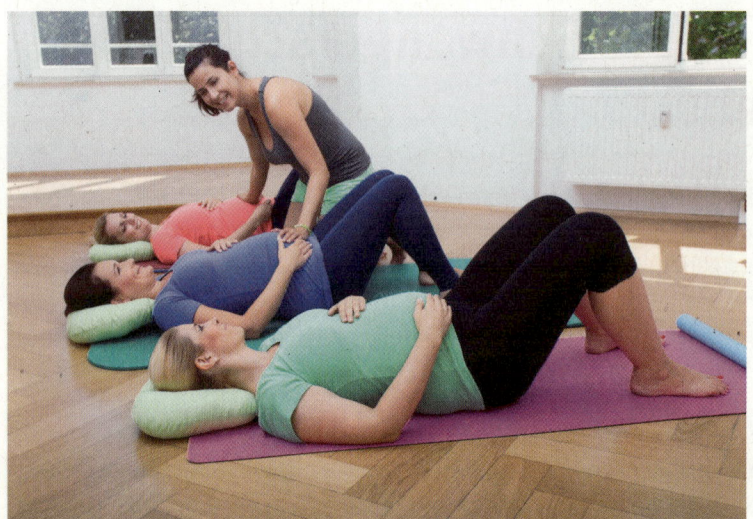

Zum Geburtsvorbereitungskurs gehören auch Atem- und Entspannungsübungen.

Der Geburtsvorbereitungskurs

Sie haben in der Schwangerschaft Anspruch auf die Teilnahme an einem Geburtsvorbereitungskurs. Er soll Ihnen helfen, sich auf die Geburt einzustimmen. Die Kurse haben unterschiedliche Schwerpunkte, die zentralen Inhalte sind aber ähnlich: Die unterschiedlichen Phasen der Geburt werden erklärt, es gibt Informationen zu verschiedenen Gebärhaltungen und zu den Möglichkeiten der Schmerzlinderung. Sie erfahren unter anderem, wie sich Wehen unterscheiden, wann man am besten in die Klinik oder zum Geburtshaus fährt und was in die Kliniktasche gehört.

Neben solchen praktischen Tipps stehen Bewegungs-, Entspannungs- und Atemübungen auf dem Programm. Die Teilnehmerinnen lernen zum Beispiel, den Beckenboden zu erspüren und tief in den Bauch zu atmen. Arbeitet die Hebamme mit einer Klinik zusammen oder findet der Kurs dort statt, wird häufig auch ein Kreißsaal besichtigt, um sich mit den Gegebenheiten vertraut zu machen und Hilfsmittel wie Gebärhocker oder ein Gebärseil kennenzulernen. Schließlich informieren die Kursleiterinnen über das Wochenbett, es gibt Tipps zur Pflege des Babys und zum Stillen. Der Geburtsvorbereitungskurs ist der richtige Ort, um allgemeine Fragen zu stellen und sich mit anderen Schwangeren auszutauschen. Oft treffen sich Teilnehmerinnen noch Jahre später mit ihren Kindern.

Geburtsvorbereitungskurse werden in der Regel von Hebammen angeboten. Die Krankenkassen übernehmen die Kosten für maximal 14 Stunden à 60 Minuten. Pro Kurs dürfen höchstens zehn Frauen teilnehmen. Es gibt fortlaufende Kurse, die sich zum Beispiel über sieben Termine à zwei Stunden erstrecken, oder Wochenend-Intensivkurse. In einigen Kursen nehmen die Partner teil, bei anderen sind sie nur an ein oder zwei Terminen anwesend.

Außerdem gibt es spezielle Kurse, etwa für jugendliche Schwangere.

Überlegen Sie sich in Ruhe, welche Form für Sie am besten passt. Möchten Sie lieber Woche für Woche einen Kurs besuchen, der die Schwangerschaft begleitet? Bei einem solchen Kurs haben Sie mehr Zeit, Informationen zu verarbeiten. Vielleicht stellen Sie erst Tage nach einem Treffen fest, dass Fragen offengeblieben sind. Sie haben dann die Möglichkeit, beim nächsten Termin das Thema anzusprechen. Bei mehrwöchigen Kursen sollten Sie vorher in den Kalender schauen und sich die Termine freihalten. Denn die Krankenkasse zahlt der Hebamme nur die Stunden, an denen Sie tatsächlich teilnehmen. Versäumen Sie ein Treffen, bekommt die Hebamme kein Geld. Viele Hebammen vereinbaren daher mit den Teilnehmerinnen, dass sie versäumte Stunden aus eigener Tasche bezahlen müssen. Fragen Sie vorher nach.

Gut zu wissen

Auf ärztliche Anordnung zahlt die Krankenkasse auch eine Einzelvorbereitung zur Geburt bei einer Hebamme. Das kann zum Beispiel notwendig sein, wenn die Mutter in der Schwangerschaft viel liegen soll oder wegen einer psychischen Erkrankung nicht an einer Gruppenvorbereitung teilnehmen kann. Aber auch Schwangere, die sich in den üblichen Vorbereitungskursen nicht wohlfühlen, zum Beispiel jugendliche Schwangere oder Frauen mit Behinderungen, können sich bei ihrer Ärztin eine Anordnung geben lassen.

Wer im Moment viel um die Ohren hat oder einen Urlaub vor der Geburt plant, für den kann ein Wochenendkurs das Richtige sein. Dort bekommen Sie das Wissen in kompakter Form geboten und können sich zwei Tage intensiv mit der Geburt beschäftigen. Die geballte Information kann allerdings dazu führen, dass einzelne Aspekte untergehen. Außerdem bleibt weniger Raum für Fragen.

Kurse mit dem Partner haben den Vorteil, dass auch der Mann alle Informationen zu Schwangerschaft und Geburt bekommt. Er lernt, wie er seine Partnerin während der Geburt unterstützen kann und worauf es bei der Babypflege ankommt. Für Paare kann es schön sein, sich gemeinsam auf die Geburt einzustimmen. Überlegen Sie aber vorher, ob Sie im Beisein fremder Männer offen Fragen stellen und über ihre Gefühle und mögliche Ängste sprechen möchten. Ein guter Kompromiss sind Kurse, bei denen die Partner nur an einzelnen Terminen teilnehmen.

In der Regel muss der Partner selbst für die Kursteilnahme bezahlen. Einige Krankenkassen übernehmen aber mittlerweile als freiwillige Zusatzleistung die Kosten. Das gilt insbesondere dann, wenn Sie und Ihr Mann in der gleichen Krankenkasse versichert sind. Fragen Sie am besten nach.

Tipp

Wenn Sie in einem Geburtshaus gebären wollen, ist es sinnvoll, dort einen Geburtsvorbereitungskurs zu besuchen. So lernen Sie die Hebammen kennen. Wer eine Beleghebamme hat, sollte den Kurs bei ihr buchen. Geburtskliniken bieten ebenfalls Geburtsvorbereitungskurse an. Kursleiterinnen sind angestellte oder freie Hebammen. Weil Hebammen im Krankenhaus im Schichtdienst arbeiten, ist es Glück, wenn die angestellte Hebamme aus dem Vorbereitungskurs während Ihrer Geburt Dienst hat.

Geburtsvorbereitungskurse werden häufig von Hebammenpraxen, in Geburtskliniken und Geburtshäusern angeboten. Aber auch Volkshochschulen und Familien-Bildungsstätten haben solche Kurse im Programm.

Achten Sie darauf, wer den Kurs leitet. Wird er von einer Hebamme angeboten, können Sie sich einfach anmelden. Die Hebamme rechnet mit der Krankenkasse ab. Möchten Sie einen Kurs bei einer Krankengymnastin oder Physiotherapeutin besuchen, benötigen Sie eine Verordnung Ihrer Ärztin – sonst zahlt die Krankenkasse nicht. Die Kosten für Geburtsvorbereitungskurse von sogenannten Geburtsvorbereiterinnen werden nicht mehr von den Krankenkassen getragen.

Gerade in Großstädten kann es passieren, dass die Kurse schnell ausgebucht sind. Deshalb ist es sinnvoll, sich frühzeitig um einen Platz zu kümmern.

Gut zu wissen

Die Gesellschaft für Geburtsvorbereitung – Familienbildung und Frauengesundheit (GFG) bietet Geburtsvorbereitungskurse von sogenannten Geburtsvorbereiterinnen an. Neben den klassischen Themen zur Geburt gibt es Informationen zur Ernährung und Körperpflege, zum Mutter- und Vaterwerden und zu Veränderungen in der Paarbeziehung. Alle Kursleiterinnen sind selbst Mütter.

Entspannen und Trainieren: Weitere Kursangebote für Schwangere

Neben dem Geburtsvorbereitungskurs gibt es zahlreiche weitere Angebote für Schwangere: Schwangerschaftsgymnastik hilft, körperlich fit zu bleiben. Beim Schwangerschaftsyoga

stehen Atem-, Bewegungs- und Entspannungsübungen im Mittelpunkt. Aqua-Fitness für Schwangere soll Kraft und Ausdauer fördern und den Kreislauf anregen. Feldenkrais für Schwangere zielt auf eine bessere Körperwahrnehmung ab, Pilates für Schwangere beinhaltet sanfte Muskelkräftigung, Dehnung, Konzentrations- und Entspannungsübungen.

Solche Kurse werden von Hebammenpraxen, Geburtskliniken und Geburtshäusern, Sportvereinen oder Fitnesscentern angeboten. Fragen Sie nach der Qualifikation der Übungsleiterinnen. Die Kosten müssen Sie in der Regel selbst tragen. Die Krankenkassen zahlen im Rahmen der Prävention gesundheitsfördernde Kurse wie Hatha-Yoga, Tai-Chi und Qigong, wenn bestimmte Kriterien erfüllt sind. Die Entscheidung liegt bei den Krankenkassen vor Ort. Erkundigen Sie sich dort am besten direkt, ob es Angebote in der Nähe gibt.

Leistungen rund um die Geburt

Schwangere haben die freie Wahl, wo sie ihr Kind bekommen möchten. Bei einer Geburt in einer Geburtsklinik tragen die Krankenkassen alle Kosten. Sie zahlen also nicht nur für die medizinische Versorgung und die Hebammenhilfe, sondern auch für Unterkunft und Verpflegung. Eltern müssen keine Zuzahlungen leisten, außer sie haben Sonderwünsche wie ein Familienzimmer (siehe Seite 113). Das rechnet das Krankenhaus direkt mit ihnen ab. Bei einer Geburt zu Hause oder in einem Geburtshaus übernehmen die Krankenkassen dagegen meist nur die Kosten für die Geburt. Dafür bekommen Eltern in der Regel eine individuellere Betreuung als im Krankenhaus geboten.

Nachsorge: Täglicher Besuch von der Hebamme

In den ersten acht Wochen nach der Geburt, aber auch darüber hinaus, haben Frauen Anspruch auf die Betreuung durch eine Hebamme. In einer Klinik kümmern sich zunächst Gesundheitspflegerinnen und in manchen Kliniken auch die angestellten Hebammen um die Nachsorge. Für die Zeit zu Hause müssen Sie sich selbst eine Hebamme suchen, wenn Ihre Hebamme aus der Schwangerschaft nicht die weitere Betreuung übernimmt.

Die Hebamme kommt zunächst täglich vorbei, untersucht Mutter und Kind, hilft beim Stillen und beantwortet Fragen zur Versorgung des Babys. Bei allen Themen, die im Alltag mit dem Kind auftauchen, ist die Hebamme die erste Ansprechpartnerin. Die gesetzliche Krankenkasse bezahlt in den ersten zehn Tagen bis zu 20 Leistungen. Das heißt: Die Hebamme kann bei Bedarf zweimal am Tag vorbeikommen. Zusätzliche Besuche muss Ihre Ärztin verschreiben.

Bis das Kind acht Wochen alt ist, besteht Anspruch auf bis zu 16 weitere Besuche. Treten Probleme auf, etwa bei der Wundheilung oder der Rückbildung der Gebärmutter, oder macht das Stillen Schwierigkeiten, kann Ihre Haus- oder Frauenärztin zusätzliche Hausbesuche durch die Hebamme verschreiben. Benötigt das Kind weitere Unterstützung, kann auch die Kinderärztin eine entsprechende Bescheinigung ausstellen.

Bei Fragen rund ums Stillen oder Ernährungsproblemen des Säuglings können Sie sich selbstständig an die Hebamme wenden – und zwar so lange, bis Sie abgestillt haben. Auch das zahlt die Krankenkasse.

Rund acht Wochen nach der Geburt ist es sinnvoll, einen **Rückbildungskurs** zu besuchen und gezielt den Beckenboden zu trainieren. Erst dort sollen auch langsam Bauch- und Beinmuskulatur gestärkt werden. Die Krankenkassen übernehmen die Kosten für bis zu zehn Übungsstunden à 60 Minuten, wenn der Kurs von einer Hebamme angeboten wird. Der Anspruch besteht bis zum neunten Monat nach der Geburt. Kurse von Krankengymnastinnen werden nur auf ärztliche Anordnung gezahlt.

Wo und mit wem soll das Kind auf die Welt kommen?

In Deutschland kommen mehr als 90 Prozent aller Kinder in einer Geburtsklinik auf die Welt. Doch es gibt auch Alternativen: Sie können zum Beispiel in einem Geburtshaus gebären. Dort begleiten ausschließlich Hebammen die Geburt. In aller Regel haben Sie eine Eins-zu-eins-Betreuung. Dafür müssen Sie auf bestimmte medizinische Leistungen verzichten. Wenn Sie in Ihrer gewohnten Umgebung bleiben möchten, können Sie Ihr Kind auch zu Hause auf die Welt bringen. Hausgeburten werden von freiberuflich tätigen Hebammen begleitet.

Die Geburtsklinik: Gebären unter ärztlicher Aufsicht

Die meisten Frauen gebären in einer Geburtsklinik. Hauptgrund ist das Bedürfnis nach Sicherheit. Sie wünschen sich sofortige ärztliche Hilfe, wenn es während oder nach der Geburt Komplikationen gibt. Ein Krankenhaus bietet dafür die besten Voraussetzungen. Die notwendige Infrastruktur steht bereit, Ärztinnen und Ärzte, Pflegende und Hebammen sind vor Ort, die Abläufe sind eingespielt. Ein weiterer Grund für den Gang ins Krankenhaus sind die Möglichkeiten zur Schmerzlinderung. Nur in der Klinik ist der Einsatz bestimmter Schmerzmittel wie einer Periduralanästhesie

(PDA) erlaubt. Viele Geburtskliniken versuchen, im Kreißsaal und auf der Wochenbettstation eine möglichst natürliche und entspannte Atmosphäre zu schaffen. Sie bieten nach der Geburt die Möglichkeit, dass Mutter und Kind rund um die Uhr zusammen sind (Rooming-in) oder sogar der Vater über Nacht im Krankenhaus bleiben kann. Einiges spricht dafür, in einer Geburtsklinik zu gebären.

Es gibt aber auch Nachteile. In einem Krankenhaus arbeiten meist eine oder zwei Hebammen im Schichtdienst. Sie wissen daher nicht, wer die Geburt betreut. In der Regel ist eine Hebamme für mehrere Geburten zuständig. Da sie zwischen den Kreißsälen wechselt, kann sie nicht ständig an Ihrer Seite sein. Bedingt durch den Schichtdienst, kann es außerdem passieren, dass Frauen während der Geburt von unterschiedlichen Hebammen betreut werden. Viele Frauen wünschen sich aber eine feste Bezugsperson. Das ist im Krankenhaus schwierig,

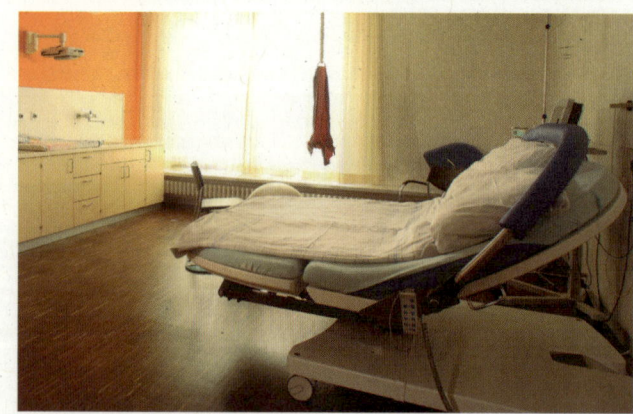

Warmes Licht, Platz zum Bewegen: ein Kreißsaal im Krankenhaus.

Die Geburtsklinik ist der richtige Ort, wenn …	ja	nein
… durch die Schwangerschaft auch Komplikationen während der Geburt zu erwarten sind.		
… das Kind nach der Geburt voraussichtlich eine kinderärztliche Versorgung braucht.		
… Sie ziemlich sicher sind, dass Sie während der Geburt eine PDA haben möchten.		
… Sie sich bei der Vorstellung, während der Geburt in eine Klinik zu wechseln, unwohl fühlen.		
… es kein Geburtshaus in der Nähe gibt und keine Hausgeburt in Frage kommt.		

außer Sie haben eine Klinik, die mit Beleghebammen zusammenarbeitet (siehe Seite 121). In Krankenhäusern kommt es auch bei normal verlaufenden Geburten häufiger zu medizinischen Interventionen wie einem Dammschnitt oder der Gabe von Wehenmitteln.

Studien zeigen, dass eine normale ärztlich betreute Geburt in der Klinik nicht sicherer ist als Geburten, die ausschließlich von Hebammen geleitet werden. Inzwischen gibt es einige Ansätze, die diese Erkenntnisse aufgreifen und versuchen, dem Bedürfnis nach intensiver Betreuung durch eine Hebamme und größtmöglicher medizinischer Sicherheit gerecht zu werden. Dazu gehören hebammengeleitete Kreißsäle und Geburtshäuser auf dem Krankenhausgelände.

Letztlich sollten Sie bei der Entscheidung über den Geburtsort auf Ihr Gefühl vertrauen. Wo Sie sich am besten aufgehoben fühlen, sind Sie auch richtig.

So unterscheiden sich die Kliniken

Die meisten Geburtskliniken sind an ein Krankenhaus angeschlossen. Sie werden in vier unterschiedliche Versorgungsstufen eingeteilt. Dabei gilt: Je niedriger die Versorgungsstufe, desto umfassender ist die medizinische Versorgung.

Geburtskliniken stellen die Basisversorgung (Versorgungsstufe IV) sicher. Sie sind üblicherweise an kleineren Krankenhäusern in der Nähe des Wohnortes zu finden. Geburtskliniken sind auf die Versorgung von gesunden Schwangeren und reifen Neugeborenen, die im Geburtszeitraum 38+0 bis 41+6 Schwangerschaftswochen auf die Welt kommen, ausgerichtet. Doch auch gesunde Schwangere mit einer erwarteten Frühgeburt ab 36+0 Schwangerschaftswochen sind in einer Geburtsklinik gut aufgehoben.

Alle Geburtskliniken sind auf unvorhersehbare Komplikationen bei der Geburt vorbereitet: Hebammen, Kreißsaalärztinnen und Anästhesistinnen stehen bereit. Außerdem hat jede Geburtsklinik eine Kooperation mit einer Kinderklinik. Im Notfall kann das Baby mit einem Neugeborenentransport in die Kinderklinik verlegt werden. Nach einer risikofreien Geburt ist bei 7 von 1.000 Kindern mit einer solchen Verlegung zu rechnen. Sprechen Sie mit Ihrer Ärztin oder der Hebamme. Ist eine komplikationslose Geburt zu erwarten, können Sie sich mit gutem Gefühl in einer Geburtsklinik anmelden.

Droht das Kind vor 36+0 Schwangerschaftswochen zu kommen oder gibt es vorgeburtliche Begleiterkrankungen, die Auswirkungen auf

das Kind haben können, müssen Geburtskliniken an eine Klinik der niedrigeren Versorgungsstufe überweisen. Das kann eine Geburtsklinik
mit angeschlossener Kinderklinik sein, Fachleute sprechen von Geburtskliniken mit perinatalem Schwerpunkt, oder ein Perinatalzentrum.
Ärztin oder Hebamme werden Sie auf die für
Sie richtige Klinik hinweisen.

In **Geburtskliniken mit angeschlossener Kinderklinik** (Versorgungsstufe III), können Frühgeborene mit einem geschätzten Geburtsgewicht
von mindestens 1.500 Gramm oder ab der 32+0.
Schwangerschaftswoche versorgt werden.
Leidet die Mutter an einer insulinpflichtigen diabetischen Stoffwechselstörung oder wird beim
Kind das Geburtsgewicht geringer geschätzt als
in der errechneten Schwangerschaftswoche zu
erwarten wäre, sollten die Eltern ebenfalls eine
Geburtsklinik mit angeschlossener Kinderklinik wählen. Das gilt auch, wenn es Anzeichen
gibt, dass das Kind nach der Geburt besondere
medizinische Betreuung braucht. In Kliniken
mit perinatalem Schwerpunkt ist eine Kinderärztin oder ein -arzt rund um die Uhr erreichbar,
Kinderkrankenpflegerinnen kümmern sich um
die Neugeborenen, eine intensivmedizinische
Basisversorgung ist gewährleistet.

Perinatalzentren sind auf die Versorgung von
kleinen Frühgeborenen und kranken Kindern
spezialisiert, die möglicherweise über einen
längeren Zeitraum auf einer (Intensiv-)Station
betreut werden müssen.

In ein **Perinatalzentrum Level 2** (Versorgungsstufe II) werden Schwangere bei drohender
Frühgeburt ab der 29+0. Schwangerschaftswoche eingewiesen oder wenn das geschätzte
Geburtsgewicht des Babys mindestens 1.250

Gramm beträgt. Auch Schwangere mit schweren schwangerschaftsbedingten Erkrankungen
(etwa 2 von 100 Schwangeren) oder mit einer
insulinpflichtigen diabetischen Stoffwechselstörung, bei der eine Gefährdung für das
Frühgeborene erwartet werden kann (etwa
1 von 100 Schwangeren), sollten in einem
Perinatalzentrum Level 2 gebären. Wird das
Geburtsgewicht sehr viel geringer geschätzt als
in der errechneten Schwangerschaftswoche
zu erwarten wäre, braucht das Kind ebenfalls
besondere Betreuung. Die Ärztinnen und Pfle-
gekräfte in solchen Kliniken sind in besonderer
Weise auf die Versorgung von Neu- und Frühgeborenen spezialisiert. Außerdem werden hohe
Anforderungen an die Personalausstattung und
die Infrastruktur gelegt.

Perinatalzentren Level 1 (Versorgungsstufe I)
bieten medizinische Versorgung für sehr kleine
Frühgeborene, die bis zur 29+0. Schwangerschaftswoche oder mit einem geschätzten
Geburtsgewicht von unter 1250 Gramm auf die
Welt kommen. Auch Schwangere mit Drillingen
(und mehr) mit einem Schwangerschaftsalter
unter 33+0 Schwangerschaftswochen (1 von
1.000 Schwangeren) sind hier gut aufgehoben.
Kinder mit Erkrankungen, die nach der Geburt
eine unmittelbare intensivmedizinische Behandlung erfordern, sollten ebenfalls in einem
Perinatalzentrum Level 1 auf die Welt kommen.
Das betrifft zum Beispiel Kinder mit einem angeborenen Herzfehler, der kurz nach der Geburt
operiert werden muss. In einem Perinatalzentrum Level 1 arbeiten Ärzte, Ärztinnen und Pfle-
gekräfte, die noch stärker auf die Versorgung
Neugeborener spezialisiert sind.

Perinatalzentren sind eher an größeren Kliniken zu finden. Die vorgeschriebenen baulichen

und personellen Voraussetzungen würden ein kleines Haus finanziell überfordern. Für Sie als Schwangere ist es wichtig, die Spezialkliniken in Ihrer Umgebung zu kennen. Bei Bedarf sollten Sie dort gebären. Bitte erstellen Sie einen Notfallplan mit den jeweiligen Anschriften und Telefonnummern. Daraus sollte hervorgehen, in welcher Schwangerschaftswoche Sie bei einer drohenden Frühgeburt in welche Klinik gehen würden. Schreiben Sie auch auf, wo Sie nach 36+0 Schwangerschaftswochen gebären wollen.

Ab diesem Zeitpunkt können Sie in allen Geburtskliniken (große und kleine), Geburtshäusern und auch zu Hause sicher gebären. Mit und ohne eine angeschlossene Kinderklinik wird nach heutigem Standard optimal für Mutter und Kind gesorgt. Muss das Kind in eine Kinderklinik verlegt werden, ist das gefahrlos möglich. Etwa 11 von 100 Neugeborenen in einer Klinik müssen in eine Kinderklinik verlegt werden, die Hälfte davon in der ersten Lebensstunde, ein Viertel erst nach 24 Stunden. Nach einer risikofreien Geburt im Geburtszeitraum werden nur 7 von 1.000 Neugeborenen verlegt.

Tipp

Alle Perinatalzentren in Deutschland sind auf der Homepage www.perinatalzentren.org gelistet. Bitte suchen Sie dort nach einer Klinik in Ihrer Nähe, die Sie gegebenenfalls schnell erreichen können.

In Deutschland gilt die freie Krankenhauswahl. Auch bei einer normal verlaufenden Schwangerschaft, bei der eine komplikationslose Geburt zu erwarten ist, können Sie sich an eine Geburtsklinik mit perinatalem Schwerpunkt oder an ein Perinatalzentrum wenden.

Die Häuser bieten zwar die Voraussetzungen, um kranke Neugeborene zu versorgen. Sie nehmen aber auch alle anderen Geburten an. Allerdings bietet eine solche Wahl nicht mehr Sicherheit. Da Ärzte in einem Perinatalzentrum eher Risiken im Blick haben, kann es auch zu einer unnötigen Überversorgung kommen. Jede Versorgungsstufe ist für genau eine bestimmte Gruppe Früh- und Neugeborener die richtige. Sie ist auf diese Kinder spezialisiert. Deshalb ist es sinnvoll, sich an den Vorgaben zu orientieren.

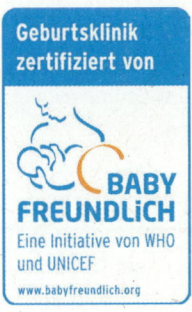

Babyfreundliche Krankenhäuser fördern insbesondere das Stillen.

Das „Babyfreundliche Krankenhaus"
Einige Geburts- und Kinderkliniken tragen das Siegel „Babyfreundliches Krankenhaus". Die Initiative wurde von der Weltgesundheitsorganisation WHO und dem Kinderhilfswerk der Vereinten Nationen UNICEF ins Leben gerufen. Ausgezeichnet werden Kliniken, die früh die Bindung zwischen Eltern und Kind und das Stillen fördern. Schon in der Schwangerschaft informieren Hebammen über die Vorteile des Stillens, die Mitarbeiter sind darin geschult, beim Stillen zu helfen, es gibt Stillhotlines und Stillgruppen. Unmittelbar nach der Geburt haben Mütter die Möglichkeit, mindestens eine Stunden lang ihr Kind ununterbrochen bei sich liegen zu haben. In vielen anderen Klini-

ken ist es hingegen üblich, Mutter und Kind zunächst zu untersuchen.

Im Internet unter www.babyfreundlich.org können Sie nach „Babyfreundlichen Krankenhäusern" in Ihrer Nähe suchen. Es ist gut möglich, dass Sie nur wenige Treffer angezeigt bekommen. Denn Kliniken müssen die Zertifizierung beantragen und dafür zahlen. Nicht jede ist dazu bereit. Und auch nicht jede Klinik möchte jede Frau zum Stillen überreden. Gerade in ländlichen Gebieten, in denen es wenige Geburtskliniken gibt, müssen alle Frauen – ob sie stillen wollen oder nicht – versorgt werden. Es gibt viele gute Geburtskliniken, die ebenfalls die Eltern-Kind-Bindung und das Stillen fördern, ohne das Siegel zu tragen.

Alternative Konzepte: Hebammenbetreuung auf dem Klinikgelände

Vereinzelt haben **Krankenhäuser ein Geburtshaus auf ihrem Gelände** integriert. Das bietet Frauen die Möglichkeit, in der geschützten Atmosphäre des Geburtshauses zu gebären, bei Komplikationen aber in kürzester Zeit in die Geburtsklinik zu wechseln. Eine solche räumliche Nähe zwischen Geburtshaus und Klinik ist aber noch selten. Sie müssen gezielt danach suchen, zum Beispiel beim Netzwerk der Geburtshäuser.

Seit rund zehn Jahren gibt es in Deutschland **hebammengeleitete Kreißsäle**. Sie sind eine Ergänzung zum herkömmlichen Kreißsaal, der von einer Ärztin oder einem Arzt geleitet wird. In einem Hebammenkreißsaal wird die Frau ausschließlich von Hebammen betreut, die sie schon während der Schwangerschaft kennengelernt hat. Normalerweise findet eine Eins-zu-eins-Betreuung statt. Treten Komplikationen

auf, rufen die Hebammen eine Ärztin oder einen Arzt hinzu. Damit ist die Schwangere in den ärztlich geleiteten Kreißsaal verlegt. Eine Geburt in einem Hebammenkreißsaal kommt für Frauen in Frage, die eine unkomplizierte Schwangerschaft haben und bei denen auch während der Geburt nicht mit Komplikationen zu rechnen ist.

Gut zu wissen

Bei jeder Geburt in Deutschland ist eine Hebamme anwesend. Ausgenommen sind nur wirklich seltene Fälle, in denen ein Kind unterwegs oder im Geheimen geboren wird. Jede Hebamme kennt sich mit der Schwangerschaft, der Geburt und dem Wochenbett aus und trägt selbst die Verantwortung für Mutter und Kind. Müssen Auffälligkeiten behandelt werden, zieht die Hebamme eine Fachärztin hinzu. Sie wird ihr gegebenenfalls assistieren oder nach ihren Anordnungen die Behandlung übernehmen.

Die ambulante Geburt: Nach wenigen Stunden nach Hause

Bei einer ambulanten Geburt entbindet die Frau in einer Geburtsklinik und hat dort die umfassende medizinische Versorgung. Sind Mutter und Kind wohlauf, gehen sie wenige Stunden nach der Geburt nach Hause in ihre gewohnte Umgebung. Das ist ein großer Vorteil, weil sie dort den Tagesablauf nach ihren Bedürfnissen gestalten können. Eine freiberuflich tätige Hebamme übernimmt die weitere Betreuung. Zu Hause sind die Eltern allerdings mehr auf sich gestellt, was auch zu einer Überforderung führen kann. Unter bestimmten Voraussetzungen zahlt die Krankenkasse eine Haushaltshilfe. Fühlt sich eine Frau mit Arztterminen, Behördengängen und dem häuslichen Alltag überfordert, kann ihr eine Familienhebamme helfen. Erkundigen Sie sich möglichst schon vor der Geburt über die verschiedenen Möglichkeiten.

Die Entscheidung für eine ambulante Geburt ist nicht endgültig: Fühlt sich eine Frau nach der Geburt erschöpft, ist sie verunsichert oder hat sie körperliche Beschwerden, kann sie sich stationär aufnehmen lassen. Die Krankenkassen übernehmen die Kosten.

Tipp

Fragen Sie nach, ob Ihre Kinderärztin zur Neugeborenen-Grunduntersuchung U2 ins Haus kommen würde. Viele Kinderärztinnen bieten das an. Die U2 steht zwischen dem dritten und zehnten Lebenstag des Kindes an.

Die stationäre Geburt: Erst mal auf die Wochenstation

Bei einer stationären Geburt bleiben Mutter und Kind für mehrere Tage in der Klinik. Auf der Wochenbettstation werden sie von Gesundheitspflegerinnen und gelegentlich auch Hebammen betreut, die den Heilungsprozess bei der Mutter kontrollieren und beim Stillen und bei der Säuglingspflege helfen. Beim Kind stehen die ersten Screenings im Zusammenhang mit der U2 an. Ein stationärer Aufenthalt hat den Vorteil der Rundum-Versorgung. Dafür befindet man sich in einer Klinik statt in seiner gewohnten Umgebung. In einem Mehrbettzimmer mit anderen Müttern und Neugeborenen kann die notwendige Ruhe zur Erholung fehlen.

In den meisten Kliniken ist das sogenannte **Rooming-in** inzwischen Standard: Mutter und Kind sind eigentlich immer zusammen. So können sie sich gegenseitig kennenlernen und eine enge Bindung aufbauen. Die Mutter übernimmt

die Versorgung, kann sich aber Unterstützung holen. Außerdem hat sie die Möglichkeit, das Kind jederzeit anzulegen. Das wirkt sich positiv auf den Milcheinschuss und das weitere Stillen aus. Der Klinikaufenthalt ist aber nur dann eine gute Vorbereitung auf die Zeit zu Hause, wenn Sie nicht durch unterschiedliche Empfehlungen verunsichert werden. Das kann bei der Vielzahl an Mitarbeiterinnen auf einer Wochenstation durchaus passieren.

Inzwischen bieten viele Kliniken **Familienzimmer** an: Der Vater kann mit der Mutter und dem Neugeborenen in der Klinik übernachten. Die Familie hat so die Möglichkeit, sich aneinander zu gewöhnen. Ist der Vater in der Klinik, kann er die Versorgung des Säuglings mit übernehmen und die Mutter entlasten. Das ist vor allem nach einem Kaiserschnitt dringend zu empfehlen. Üblicherweise verfügen Familienzimmer über zwei Einzel- oder ein Doppelbett sowie ein eigenes Bad. Allerdings muss der Vater für die Unterbringung zahlen.

Die Auswahl der Klinik

Wenn Sie sich grundsätzlich für die Geburt in einer Klinik entschieden haben, gilt es, die passende Klinik zu finden. Sprechen Sie mit Ihrer Frauenärztin oder der Hebamme, welche Kliniken in Frage kommen. Sie können auch andere Eltern um Empfehlungen bitten. Eine weitere Möglichkeit ist die Suche im Internet. Die Weiße Liste bietet eine umfangreiche Krankenhaussuche an (www.weisse-liste.de). Ähnliche Angebote stehen auf den Internetseiten der Krankenkassen. Unter Suchbegriffen wie „Schwangerschaft" oder „natürliche Geburt" können Sie sich Kliniken in der Umgebung anzeigen lassen. Die Portale greifen auf die Daten der jährlichen Krankenhaus-

Qualitätsberichte zu und bereiten sie für Verbraucher auf. Sie können beispielsweise nachsehen, wie viele Kinder im vergangenen Jahr in der Klinik auf die Welt kamen und ob ambulante Geburten oder ein Rooming-in erwähnt werden. Außerdem sehen Sie, ob andere Patientinnen die Klinik weiterempfehlen würden. Diese Informationen können bei einer Erstauswahl helfen.

In der Regel bieten die Kliniken Informationsabende an, bei denen sich die Mitarbeiter vorstellen und Räumlichkeiten – Kreißsäle und Wochenstation – besichtigt werden können. Nutzen Sie diese Angebote. So bekommen Sie einen Eindruck von der Klinik und können besser einschätzen, ob Sie sich dort gut aufgehoben fühlen werden.

Wie geht die Klinik mit Kaiserschnitten um?

Für einen Kaiserschnitt gibt es nur sehr wenige strenge Indikationen (siehe Seite 164 f.). In 90 Prozent der Fälle können die Geburtshelfer gemeinsam mit den Eltern entscheiden, ob eine natürliche Geburt probiert oder das Kind von vornherein per Kaiserschnitt entbunden wird. Ärztinnen und Ärzte gehen sehr unterschiedlich mit dieser Option um, haben Gesundheitswissenschaftler ermittelt (Internet: https://kaiserschnitt.faktencheck-gesundheit. de). Das führt zu starken Schwankungen der Kaiserschnittraten: In Sachsen wurden im Jahr 2013 rund 24 Prozent aller Kinder per Kaiserschnitt geboren, im Saarland waren es rund 38 Prozent. Bei den Städten und Kreisen sind die Unterschiede noch drastischer: Dresden hatte im Jahr 2010 eine Kaiserschnittrate von knapp 17 Prozent, in Landau in der Pfalz kam jedes zweite Kind (50,68 Prozent) per Kaiserschnitt auf die Welt.

Für die Kliniken spricht einiges für den Kaiserschnitt: Er lässt sich gut planen, sie bekommen mehr Geld als bei einer natürlichen Geburt, und es besteht ein geringeres Haftungsrisiko. Harmlos ist der Kaiserschnitt trotzdem nicht (siehe Seite 173 ff.). Das sollten Sie im Hinterkopf haben, wenn Sie nach einer Geburtsklinik suchen.

Manche Kliniken empfehlen im Fall von Mehrlingen, einer Beckenendlage oder bei einem vorangegangenen Kaiserschnitt generell eine Kaiserschnittgeburt. Andere versuchen zunächst eine Spontangeburt. Erkundigen Sie sich, wie die Klinik mit komplizierten Geburten umgeht. Wie ist die Haltung des Hauses? Wie viel Erfahrung haben die Geburtshelfer mit komplizierten Geburten? Wie gut ist die Geburtsabteilung personell ausgestattet, auch in den Randzeiten und am Wochenende? Wie hoch liegt die Kaiserschnittrate? Für eine Klinik spricht, wenn sie offensiv mit dem Thema Kaiserschnitt umgeht, die Vorteile und (langfristigen) Risiken eines Kaiserschnitts benennt und selbst eine niedrige Kaiserschnittrate hat.

Das Aufklärungsgespräch

Ärzte müssen Patienten ausführlich über Art, Umfang, Durchführung, Notwendigkeit, Dringlichkeit, Eignung, zu erwartende Folgen und spezifische Risiken eines Eingriffs informieren. Außerdem sind sie verpflichtet, über Alternativen zur vorgeschlagenen Maßnahme aufzuklären, wenn mehrere medizinisch gleichermaßen mögliche und übliche Methoden zu wesentlich unterschiedlichen Belastungen, Risiken und Heilungschancen führen.

Immer öfter müssen sich Schwangere, die mit Geburtswehen im Kreißsaal aufgenommen werden, im Laufe der Geburt für oder gegen einen Kaiserschnitt entscheiden. Da ist es wichtig, dass sie bereits über die möglichen Vorteile und Risiken informiert sind. Außerdem sollten sie die Anzeichen verstehen, die zu der Entscheidung für einen Kaiserschnitt führen.

Es gibt Notfälle unter der Geburt, die einen Kaiserschnitt zweifelsfrei erforderlich machen. Weil es dann schnell gehen muss, ist kein ausführliches Aufklärungsgespräch mehr möglich. In 9 von 10 Fällen haben die Geburtshelfer jedoch einen Handlungsspielraum. Oftmals entscheidet dann weniger die Gesundheit von Mutter und Kind darüber, ob ein Kaiserschnitt gemacht wird, als vielmehr die Haltung des Arztes, der Wunsch der Schwangeren und die personelle Ausstattung des Krankenhauses.

Fragen Sie am besten schon bei der Suche nach einem Krankenhaus nach, wann die Ärzte ein Kind per Kaiserschnitt entbinden würden, wie dieser ablaufen würde und welche Konsequen-

zen ein Kaiserschnitt für weitere Schwangerschaften an dieser Klinik hätte – selbst wenn Sie zu diesem Zeitpunkt keine Probleme haben und deshalb nicht mit einem Kaiserschnitt rechnen. Bitten Sie so früh wie möglich um ein Aufklärungsgespräch. Es sollte möglichst schon vor der Anmeldung erfolgen, spätestens aber zu diesem Zeitpunkt. So haben Sie die Chance, über den Verlauf der Geburt mitzuentscheiden. Bitte bedenken Sie, dass zurzeit in Deutschland fast jedes dritte Kind per Kaiserschnitt geboren wird. Falls Sie der Umgang der Klinik mit dem Thema Kaiserschnitt nicht überzeugt oder Sie sich nicht gut beraten fühlen, können Sie noch eine andere Klinik wählen. Erfolgt das Aufklärungsgespräch erst nach der Aufnahme, fällt diese Möglichkeit weg. Machen Sie sich Notizen und stellen Sie alle Fragen, die Ihnen wichtig sind. Auf dieser Grundlage können Sie in Ruhe darüber nachdenken, ob der Kaiserschnitt für Sie eine gleichrangige Alternative ist. Oder ob Sie – solange es medizinisch vertretbar ist – eine natürliche Geburt vorziehen.

Checkliste für die Auswahl einer Geburtsklinik:

Fragen zur Geburtsklinik	ja	nein	Antwort
Allgemeine Fragen			
Handelt es sich um ein großes Krankenhaus?			
Bleibt das Neugeborene bei einer Verlegung im Haus?			
Wie viele Geburten werden pro Jahr betreut?			
Gibt die Klinik schriftliches Informationsmaterial heraus?			
Werden ambulante Geburten unterstützt?			
Handelt es sich um ein „Babyfreundliches Krankenhaus"?			
Werden die Babys gelegentlich auch in einem Kinderzimmer betreut?			
Fördert die Klinik das Stillen?			
Wann soll ich in die Klinik kommen?			
Wie viele Begleitpersonen kann ich in den Kreißsaal mitbringen?			

Fragen zur Geburtsklinik	ja	nein	Antwort
Medizinische Fragen			
Wie hoch ist die Kaiserschnittrate?			
Informiert die Klinik über die Vor- und Nachteile des Kaiserschnitts?			
Findet die Aufklärung zum Kaiserschnitt vor der Aufnahme in die Klinik statt?			
Hat die Klinik ein Konzept zur Verringerung der Kaiserschnittgeburten?			
Wird der Kaiserschnitt im Normalfall mit einer Spinalanästhesie durchgeführt?			
Wie geht die Klinik mit schwierigen Geburten um? Informiert sie darüber?			
Wie oft werden Dammschnitte vorgenommen?			
Wie häufig wird eine PDA gelegt?			
Wie hoch ist die Rate der Zangen- und Saugglockenentbindungen?			
Fragen zur personellen Ausstattung			
Ist die Geburtsabteilung auch in Randzeiten ausreichend besetzt?			
Ist die durchgängige Betreuung durch eine einzige Hebamme möglich?			
Wie häufig wechseln die Schichten?			
Steht eine Fachärztin für Geburtshilfe rund um die Uhr zur Verfügung?			
Sind Anästhesistin, Kinderärztin und ein OP-Team rund um die Uhr verfügbar?			
Arbeitet die Klinik mit Beleghebammen, die Sie in die Klinik begleiten, oder Belegärztinnen?			
Fragen zur räumlichen Ausstattung			
Gibt es während der Geburt ausreichend Zeit und Platz zur Bewegung?			
Wie ist die Atmosphäre im Kreißsaal: Fühlen Sie sich wohl?			
Sind Wassergeburten üblich?			
Werden Alternativen zum Geburtsbett wie Sitzbälle, Seile oder Gebärstühle verwendet?			
Werden Kinder in Beckenendlage auch ohne Kaiserschnitt geboren?			
Werden Familienzimmer angeboten?			
Gibt es die Möglichkeit, sich in den Besuchszeiten mit dem Baby zurückzuziehen?			

Die Anmeldung zur Geburt

Wenn Sie sich für eine Geburtsklinik entschieden haben, sollten Sie sich dort für die Geburt anmelden. Vielleicht können Sie das mit der Vorstellung bei einer Ärztin verbinden. Dafür erhalten Sie von Ihrer Frauenärztin eine Überweisung.

Bei der Anmeldung können Sie vorab schon viele Formalitäten erledigen. Sie müssen in der Klinik Ihren Mutterpass und die Versichertenkarte vorlegen. Falls Zusatzversicherungen, etwa für die Unterbringung im Einbettzimmer oder eine Chefarztbehandlung, bestehen,

sollten Sie darauf hinweisen. Bei dieser Gelegenheit können Sie Fragen zur Geburt stellen und Wünsche äußern, zum Beispiel nach einer Wassergeburt. Die Hebamme oder die Ärztin notieren die Informationen in einer Patientenakte. Möchten Sie nach der Geburt ein Familienzimmer beziehen? Dann sollten Sie das schon jetzt angeben. In manchen Krankenhäusern besteht die Möglichkeit, ein solches Zimmer zu reservieren. Kommen mehrere Babys gleichzeitig auf die Welt, kann es allerdings passieren, dass kein Zimmer frei ist. Für das Familienzimmer fallen Extrakosten an. Erkundigen Sie sich, wie viel Sie bezahlen müssen.

Frage 8

Ist eine Geburt in der Klinik wirklich sicherer?

Nein, das ist sie nicht. Gesunde Schwangere mit einer normal verlaufenden Schwangerschaft können ihr Kind genauso sicher zu Hause oder in einem Geburtshaus auf die Welt bringen. Wichtig ist, dass die Frau vor und während der Geburt von einer Hebamme begleitet wird. Sie kann einschätzen, ob eine außerklinische Geburt grundsätzlich möglich ist und kennt die Zeichen, die eine Fahrt in die Klinik notwendig machen.

Bei einer Klinikgeburt entfällt das Risiko einer Verlegung der Schwangeren. Dafür werden in Kliniken häufiger unnötige medizinische Eingriffe vorgenommen, die weitere Interventionen nach sich ziehen und am Ende zu eigentlich vermeidbaren Komplikationen führen. Ein Beispiel: Wird die Geburt eingeleitet oder zur Schmerzlinderung eine PDA eingesetzt, kommt es häufiger zu einem Geburtsstillstand und in der Folge zu einem Notkaiserschnitt. Gute Ge-

burtshelferinnen zeichnen sich dagegen durch Zurückhaltung aus. Statt einzugreifen, unterstützen sie den natürlichen Geburtsprozess, indem sie Zeit geben und immer wieder zu Bewegung animieren.

Falls durch den Verlauf Ihrer Schwangerschaft mit Komplikationen während der Geburt gerechnet werden muss, wird die Frauenärztin die Geburt in einer bestimmten Klinik empfehlen. Das kann eine Geburtsklinik mit angeschlossener Kinderklinik sein oder ein Perinatalzentrum. An diese Empfehlung sollten Sie sich halten.

Bei einer Schwangerschaft, die keine Komplikationen bei der Geburt erwarten lässt, sind Sie am besten zu Hause, im Geburtshaus oder in einer Geburtsklinik mit oder ohne angeschlossene Kinderklinik aufgehoben. Wenn Sie unsicher sind, können Sie eine Ärztin oder eine Hebamme um eine Zweitmeinung bitten.

Das Geburtshaus: Begleitung durch Hebammen

Das Geburtshaus ist wie der Hebammenkreißsaal eine hebammengeleitete Einrichtung. Dort sind eine oder mehrere Hebammen tätig, die der Frau zu jeder Tages- und Nachtzeit zur Verfügung stehen. Anders als in einer ärztlich geleiteten Klinik, in der Hebammen und Ärztinnen den Anweisungen der Leitung und den Anforderungen des Klinikalltags unterliegen, können Hebammen im Geburtshaus den seelisch-körperlichen Prozess der Geburt ungestört geschehen lassen. Sie haben mehr Freiraum, Schwangere in ihrer individuell gestalteten Geburt zu unterstützen. Den meisten Frauen, die in einem Geburtshaus oder zu Hause gebären, sind Selbstbestimmung und die Begleitung durch eine ihnen vertraute Hebamme in einer wohnlichen Umgebung wichtig. Sie kennen die Hebammen und die Räumlichkeiten schon von den Vorsorgeuntersuchungen und Beratungsgesprächen in der Schwangerschaft.

In Deutschland gebären 1 bis 2 von 100 Schwangeren in einem Geburtshaus oder zu Hause. Die Angaben aus dem Qualitätsbericht der außerklinischen Geburtshilfe zeigen, dass 93 von 100 Schwangeren eine vaginale Geburt erleben – die meisten von ihnen nicht in Rückenlage, sondern in einer alternativen Gebärhaltung. 60 von 100 Schwangeren bekommen keine Medikamente wie homöopathische Mittel oder Wehen fördernde oder unterbindende Medikamente. Bei ihnen wird weder die Fruchtblase eröffnet, noch ist ein Dammschnitt erforderlich.

Nicht jede Frau ist in einem Geburtshaus gut aufgehoben. Aber es ist eine Chance, der Geburt ihren natürlichen Verlauf zu lassen –

selbst wenn eine im Geburtshaus begonnene Geburt später in einer Klinik beendet wird. Bei Auffälligkeiten oder dem Wunsch nach ärztlicher Unterstützung wird die Schwangere in eine Klinik verlegt. Das kommt bei 17 von 100 Frauen vor. Davon werden 16 Schwangere in Ruhe verlegt und 1 von 100 in Eile.

Nach einer Geburt im Geburtshaus gehen Mutter und Kind in der Regel nach wenigen Stunden nach Hause. In manchen Geburtshäusern können sie auf Wunsch aber auch einen Tag bleiben.

Die meisten Geburtshäuer bieten Informationstage an. Dort können Sie die Räumlichkeiten besichtigen und sich über die Abläufe informieren. Wenn Sie sich für eine Geburt im Geburtshaus interessieren, ist das eine gute Möglichkeit, einen ersten Eindruck zu bekommen.

> **Tipp**
>
> Das Netzwerk der Geburtshäuser listet auf seiner Internetseite unter www.netzwerk-geburtshaeuser.de Geburtshäuser in Deutschland auf. Durch einen Klick auf den jeweiligen Link bekommen Sie nähere Informationen über die Einrichtung. Der Deutsche Hebammenverband bietet auf seiner Internetseite ebenfalls eine Übersicht an: www.hebammenverband.de, Stichwort „Familie" – „Geburtshäuser".

Wer kann in einem Geburtshaus gebären?

Alle Schwangeren, bei denen kein Geburtsrisiko zu erwarten ist, das die ständige Bereitschaft einer klinischen Versorgung während der Geburt nötig macht, können ihr Kind in einem Geburtshaus zur Welt bringen. Das schließt zum Beispiel Frauen aus, die unter einer Krankheit leiden, die während der Geburt behandelt werden muss. Auch Frauen, bei denen die Geburtswehen vor 37+0 Schwangerschaftswochen einsetzen, können nicht in einem Geburtshaus gebären.

Bei einer geplanten Geburt im Geburtshaus begleiten die dort arbeitenden Hebammen auch schon die Schwangerschaft. Sie stimmen mit der Schwangeren und ihrem Partner die Erwartungen, Wünsche und Möglichkeiten ab. Folgende Zahlen können Ihnen helfen einzuschätzen, ob eine Geburt im Geburtshaus oder zu Hause für Sie in Frage kommt: Laut Bericht der außerklinischen Geburtshilfe wurden bei etwa 92 von 100 Schwangeren, die im Geburtshaus oder zu Hause entbunden haben, im Mutterpass lediglich Risiken durch mütterliche Vorerkrankungen und Probleme bei vorhergehenden Schwangerschaften eingetragen. Bei 8 von 100 Schwangeren wurden nur oder zusätzlich Komplikationen im Schwangerschaftsverlauf notiert.

Die Hebammen, die Ihre Geburt begleiten sollen, können Ihnen eine individuelle Einschätzung geben, ob ein Geburtsbeginn im Geburtshaus in Frage kommt oder nicht. Erwarten die Hebammen aufgrund von Anamnese und Schwangerschaftsverlauf ein Geburtsrisiko, dann werden sie Sie an eine Klinik überweisen.

Was passiert, wenn während der Geburt Besonderheiten auftreten?

Besonderheiten sind bei einer Geburt häufig und oft nicht vorhersehbar. Diese Besonderheiten fordern zwar zum Handeln auf, aber nicht unbedingt zum Einsatz von Medikamenten oder zu einer Verlegung in ein Krankenhaus.

So wurde im Qualitätsbericht außerklinischer Geburten bei etwa 20 von 100 Schwangeren ein vorzeitiger Blasensprung diagnostiziert, er führte aber nur bei 1 von 100 Schwangeren zu einer Verlegung ins Krankenhaus. 73 von 1.000 Schwangeren hatten bei einer vorherigen Geburt einen Kaiserschnitt. Aber nur 7 von 1.000 wurden aus diesem Grund in eine Klinik verlegt. 83 von 100 im Geburtshaus oder als Hausgeburt geplante Geburten werden auch wirklich dort beendet. Das zeigt die gute vorgeburtliche Planung und Risikoeinschätzung der Hebammen.

Jede Hebamme in der außerklinischen Geburtshilfe kooperiert mit Kliniken, der Rettungsleitstelle und Frauen- und Kinderärzten. Sie bespricht mit den Eltern bereits in der Schwangerschaft, wie ein Ortswechsel in Ruhe und bei Eile abläuft. Oft stellen sich Schwangere zusätzlich bei einer Klinik vor. Sie sind dann auch dort angemeldet, falls ein Ortswechsel während der Geburt nötig wird.

Das Geburtshaus ist der richtige Ort, wenn ...	ja	nein
... in der Schwangerschaft keine Komplikationen bei der Geburt zu erwarten sind.		
... Ihnen ein natürlicher, ungestörter Geburtsablauf wichtig ist.		
... Sie möglichst keine Medikamente haben möchten.		
... Sie sich eine Eins-zu-eins-Betreuung durch eine Ihnen bekannte Hebamme wünschen.		
... Sie sich dort sicher und gut aufgehoben fühlen und eine mögliche Verlegung für Sie hinreichend vorbereitet ist.		

Die Hausgeburt: In gewohnter Umgebung gebären

Hausgeburten werden von freiberuflichen Hebammen begleitet. Sie zählen zu den außerklinischen Geburten. Laut dem Qualitätsbericht der außerklinischen Geburtshilfe bekommen von 100 Schwangeren, die sich für eine außerklinische Geburt entscheiden, 34 ihr Kind zu Hause. Das hat unterschiedliche Gründe.

Die Wohnung ist heute oft nicht mehr der Ort, an dem wir selbst oder unsere nächsten Vorfahren geboren wurden. Auch der Wohnort ist eventuell eher zufällig durch den Arbeitsplatz bestimmt und gilt dadurch als nicht geeigneter Geburtsort für das eigene Kind. Das Verhältnis zu Nachbarn ist einerseits vielleicht zu distanziert, als dass sie Anteil nehmen sollen. Andererseits leben sie räumlich aber so nah, dass sie die Geburt mitbekommen werden. Oft bestimmen also gar nicht Vorstellungen von Sicherheit die Wahl des Geburtsortes, auch wenn diese Gründe am häufigsten zu hören sind.

Wenn Sie sich für eine Hausgeburt interessieren, sollten Sie sich frühzeitig an eine freiberuflich tätige Hebamme wenden, die die Begleitung einer solchen Geburt anbietet. Lassen Sie sich die Vorteile und Risiken erklären und stellen Sie alle Fragen. Die Hebamme begleitet die Schwangerschaft und plant gemeinsam mit Ihnen die Hausgeburt. Manche in der außerklinischen Geburtshilfe tätigen Hebammen bieten auch Informationsveranstaltungen an.

Geburt mit einer Beleghebamme: Ein-zu-eins-Betreuung in der Klinik

Eine Beleghebamme ist freiberuflich tätig und betreut Geburten in einer Klinik. Mit dieser Klinik hat sie einen „Belegvertrag" abgeschlossen. Einerseits nutzt sie die Ausstattung der Einrichtung, andererseits muss sie sich dem Vertrag entsprechend an die Weisungen der Leitung und die Abläufe im Klinikalltag halten.

Im Normalfall begleitet eine Beleghebamme „ihre" Schwangere zu Beginn der Geburt in

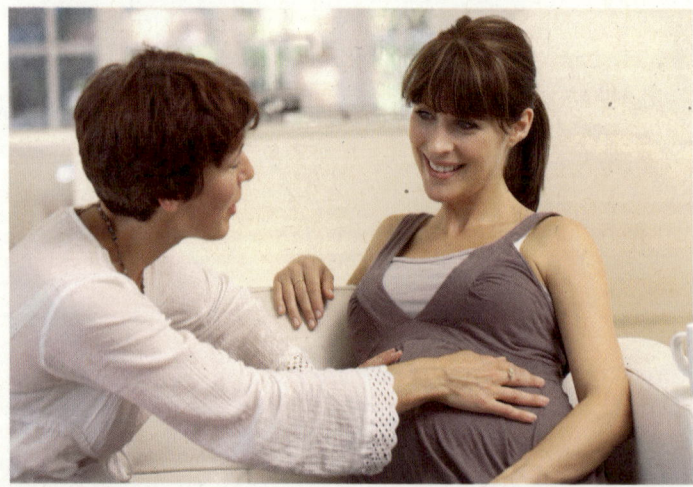

Die Hebamme kann einschätzen, ob eine Hausgeburt in Frage kommt.

die Klinik. Sie betreut die Geburt und bleibt so lange bei der Frau, bis diese auf die Wochenstation verlegt oder – bei einer ambulanten Geburt – entlassen wird. Die Frau hat also die ganze Zeit eine Ansprechpartnerin an ihrer Seite. Damit bieten Beleghebammen die Eins-zu-eins-Betreuung, die sich viele Schwangere für ihre Geburt wünschen.

Beleghebammen sind immer freiberuflich tätig. Allerdings bieten nicht viele Hebammen diese Dienstleistung an. Wenn Sie mit einer Beleghebamme gebären möchten, müssen Sie sich daher schon sehr früh in der Schwangerschaft um einen Kontakt kümmern, manchmal schon innerhalb der ersten zwölf Wochen.

In der Regel begleiten Beleghebammen auch die Schwangerschaft und übernehmen einen Teil der Vorsorgeuntersuchungen. So können Sie sich kennenlernen, Vertrauen aufbauen,

Gut zu wissen

Manche Entbindungsabteilungen haben gar keine angestellten Hebammen. Dort übernehmen ausschließlich Beleghebammen den Schichtdienst. Sie gestalten den Dienstplan so, dass zu jeder Zeit eine Beleghebamme zur Verfügung steht. Bitte fragen Sie in diesem Fall in der Klinik nach, ob und wie lange die dort arbeitenden Beleghebammen Ihre Geburt nach Schichtende weiter begleiten können.

Sorgen und Ängste besprechen und Ihre Wünsche für die Geburt schildern. Die Kosten für notwendige Vorsorgeuntersuchungen und die Geburt übernimmt die Krankenkasse. Für die Rufbereitschaft – also dafür, dass die Hebamme bereitsteht, wenn die Geburt beginnt – müssen Eltern in der Regel selbst zahlen. Manche Krankenkassen erstatten diese Kosten auf freiwilliger Basis. Fragen Sie am besten bei Ihrer Krankenkasse nach.

Mögliche Orte zum Gebären

Geplanter Ort der Geburt	Mit wem	Status der Hebamme	Abhängig von
Zu Hause	Hebamme, die außerklinische Geburtshilfe anbietet	Freiberuflerin	autonom
Geburtshaus	Hebamme, die außerklinische Geburtshilfe anbietet	Freiberuflerin	autonom
Ärztliche Praxis	Hebamme, die außerklinische Geburtshilfe anbietet	Freiberuflerin	Kooperationsvertrag
Klinik	Beleghebamme	Freiberuflerin	Belegvertrag, Klinikalltag, Eins-zu-eins-Betreuung
Klinik	Beleghebamme	Freiberuflerin	Belegvertrag, Klinikalltag, Schichtdienst
Klinik	Hebamme im hebammengeleiteten Kreißsaal	durch Klinik angestellt	Leitung durch Hebamme, Klinikalltag, Schichtdienst
Klinik (mit und ohne Perinatalzentren)	Hebamme im ärztlich geleiteten Kreißsaal (mit und ohne Perinatalzentrum)	durch Klinik angestellt	Leitung durch Chefärztin, Klinikalltag, Schichtdienst

Hilfen zur Entscheidung: Wo soll das Kind auf die Welt kommen?

Als Schwangere oder werdende Eltern haben Sie die Qual der Wahl. Heute können Sie nicht mehr argumentieren, dass eine Geburt an einem Ort sicherer ist als an einem anderen. Wäre dies so, dann würden die Gesundheitsbehörden Geburten an einem „unsicheren" Ort verbieten. Wenn Sie nach einer unkomplizierten Schwangerschaft einen Geburtsort wählen, der eigentlich vermehrt Risikoschwangerschaften betreut, bedeutet das nicht zwangsläufig mehr Sicherheit. Vielmehr können Sie oder Ihr Kind durch den Klinikalltag in eine Überversorgung geraten, die Ihnen nicht nützt, unter Umständen aber sogar schadet.

Schwangere mit einer drohenden oder beginnenden Frühgeburt gehören in das der Schwangerschaftswoche entsprechende Perinatalzentrum (Versorgungsstufe I bis III) (siehe Seite 110). Schwangere mit einem Kind in Beckenendlage, das vaginal geboren werden kann, sollten eine Klinik aufsuchen, die mit dieser Geburtsform Erfahrung hat. Mütter, deren Kinder herzkrank auf die Welt kommen werden, sind in einer Klinik mit angeschlossenem Herzzentrum richtig, und Schwangere, die sich eine intime Geburt wünschen, sollten zu Hause oder in einem Geburtshaus gebären. So könnte der Absatz enden.

Eigentlich sollte für jede Schwangere an jedem Ort die für sie passende Geburtshilfe gewährleistet sein. Überall sollten Ärztinnen und Ärzte in der Lage sein, eine Beckenendlage nicht nur per Kaiserschnitt zu entbinden. Überall sollten Hebammen aufrechte Haltungen während der Wehen und auch in der Geburtsphase ermöglichen. Jede Gebärende sollte eine Hebamme be-

anspruchen dürfen, die Zeit für Sie hat und bei ihr bleibt. Jede Schwangere benötigt einen Geburtsort in der Nähe, damit sie bei beginnenden Geburtswehen schnell die notwendige Unterstützung erhält. Die Realität sieht allerdings anders aus. Nicht immer gibt es eine Klinik in der Nähe, und nicht immer ist sie die beste Option. Nicht jede Schwangere kann sich ein Geburtshaus leisten, da die Pauschale für die Rufbereitschaft freiberuflich tätiger Hebammen nicht immer von den Krankenkassen bezahlt wird. Und nicht für jede Schwangere ist eine Geburt zu Hause oder in einem Geburtshaus geeignet.

Die allermeisten Kinder in Deutschland werden in einer Klinik geboren. Nur etwa 3 von 200 Frauen gebären außerhalb einer Klinik, also in einem Geburtshaus oder zu Hause. Außerklinische Geburten sind nicht gefährlich. Fragen Sie Ihre Hebamme, ob bei Ihnen eine solche Geburt möglich wäre. Erst dann haben Sie die Chance, auch diese Option in Ihre Überlegungen einzubeziehen.

Wollen Sie in einer Klinik gebären, wo bei Bedarf Ärztinnen und Änästhesistinnen zum Legen einer PDA hinzugezogen werden können, dann empfiehlt sich ein hebammengeleiteter Kreißsaal oder eine Geburt mit einer Beleghebamme. Fühlen Sie sich sicherer, wenn immer eine Ärztin anwesend ist, oder benötigen Sie ärztliche Präsenz? Dann werden Sie sich in einem ärztlich geleiteten Kreißsaal am besten aufgehoben fühlen.

Nach bundesweiten Erhebungen kommen ungefähr 80 von 100 Kindern im Geburtszeitraum auf die Welt. 9 Kinder davon werden vor dem natürlichen Geburtsbeginn per Kaiserschnitt geboren, 10 Kinder kommen nach Beginn der Geburtswehen per Kaiserschnitt auf die Welt. Bei etwa 6 Kindern wird die vaginale Geburt durch eine Saugglocke oder eine Zange unterstützt. Die zu hohe Anzahl unnötiger Kaiserschnitte sollte künftig gesenkt werden. Außerdem wäre es gut, wenn mehr Frauen in der Eröffnungsphase und der Geburtsphase in aufrechter statt liegender Position gebären könnten.

An jedem Ort haben Sie Einfluss auf die Geburt. Nutzen Sie das letzte Drittel der Schwangerschaft, um sich langsam auch gedanklich mit der Geburt vertraut zu machen. Suchen Sie Ihren eigenen Weg! Seien Sie auf Ihre Geburt und auf die Zeit danach vorbereitet. Überlegen Sie sich im Vorfeld, was Ihnen wichtig ist und besprechen Sie das immer wieder mit Ihrem Partner und den betreuenden Ärztinnen und Hebammen – in der Klinik spätestens beim Vorstellungsgespräch. Dann sind Sie bestens auf die Geburt vorbereitet.

Der Vater im Kreißsaal: Nicht um jeden Preis

Natürlich muss ein Vater nicht bei der Geburt dabei sein. Das ist allerdings einfacher gesagt als getan. Verwandte und Bekannte fragen vielleicht: „Was, du gehst nicht mit?" Genauso ergeht es Frauen, die sich im Vorfeld gegen das Stillen entscheiden. Auch dieser Entschluss stößt oft auf Unverständnis.

Fragen an die werdenden Väter
Bei welchem Teil der Geburt wollen Sie nicht dabei sein? Können Sie die klinische Umgebung nicht aushalten? Ist es die längere Eröffnungsphase, in der Ihre Partnerin sich im Bett liegend oder aufrecht im Zimmer mit den

Wehen arrangieren muss, die Ihnen Probleme bereitet? Oder ist es die Geburtsphase, in der Ihr Kind dann endlich geboren wird? Bitte überlegen Sie sich genau, warum Sie nicht dabei sein wollen. Vielleicht hilft es, Ihrer Partnerin einen anderen Geburtsort vorzuschlagen. Oder Sie begleiten Ihre Partnerin zunächst in den Kreißsaal und verlassen ihn dann. Genauso ist es möglich, erst später dazuzustoßen: Viele Geburten dauern mehrere Stunden.

Einige Überlegungen für die werdenden Mütter
Bei der Geburt brauchen Sie eine Begleitperson, die sie unterstützen kann. Aufmunternde Worte, Massagen, Handreichungen und viel Empathie sind dann wichtig. Ist es in Ihrer Partnerschaft möglich, dass Sie und ihr Kind für die Stunden der Geburt im Mittelpunkt stehen? Glauben Sie, dass Ihr Partner damit umgehen kann, wenn Sie starke Schmerzen haben? Können Sie von ihm Unterstützung erwarten? Oder gibt es eine andere Person, die für diese Aufgabe eher in Frage kommt? Es muss nicht immer der Vater des Kindes die Schwangere zur Geburt begleiten. Möglicherweise können Sie Unterstützung auch gar nicht ertragen und kommen lieber alleine. Hebammen und Ärztinnen akzeptieren Ihre Wahl. Bei Hausgeburten sind manchmal mehrere Personen, die von der Schwangeren ausgewählt wurden, anwesend. Besprechen Sie im Vorfeld, ob Sie gegebenenfalls auch von zwei Personen in die Klinik begleitet werden können.

Wichtig ist, dass Sie sich während der Geburt gut betreut fühlen. Und dass Sie sich ganz auf sich selbst konzentrieren können und keine Rücksicht nehmen müssen. Danach sollten Sie Ihre Begleitperson auswählen.

Das lässt sich schon in der Schwangerschaft organisieren

Vor allem das zweite Schwangerschaftsdrittel können viele Frauen genießen. Sie fühlen sich wohl, spüren die ersten Bewegungen des Babys, gleichzeitig schränkt sie der Bauch noch nicht stark ein. Das ist ein guter Zeitpunkt, einige organisatorische Angelegenheiten zu erledigen. Was Sie weg haben, kann Sie später nicht mehr belasten.

Nach Extraleistungen der Krankenkasse fragen

Erkundigen Sie sich bei Ihrer Krankenkasse, ob Extraleistungen wie Schwangerenyoga. Manche Krankenkassen kommen auch für eine Hebammenrufbereitschaft in den letzten Schwangerschaftswochen auf oder zahlen, wenn der Partner an einem Geburtsvorbereitungskurs teilnimmt. Außerdem lohnt es sich, nach einem Bonusprogramm zu fragen. Viele Kassen haben solche Programme aufgelegt, um ihre Mitglieder für die Teilnahme an bestimmten Vorsorgeuntersuchungen und Präventionsangeboten zu belohnen. Die Schwangerschaftsvorsorge und der Geburtsvorbereitungskurs werden in der Regel anerkannt. Wer mehrere Angebote wahrnimmt, bekommt eine Geld- oder Sachprämie.

Tipp

Fragen Sie gleich nach einem Bonusprogramm für Kinder. Viele Kassen belohnen die Teilnahme an den Kinderuntersuchungen. Sie können also von Anfang an Punkte sammeln.

ALG II: Antrag auf Mehrbedarf stellen

Schwangere Frauen, die Arbeitslosengeld II beziehen, bekommen ab der 13. Schwangerschaftswoche mehr Geld. Sie haben bis zum Entbindungstag Anspruch auf einen schwangerschaftsbedingten Mehrbedarf in Höhe von 17 Prozent der Regelleistungen. Außerdem können sie Geld für die notwendige Erstausstattung beantragen, etwa für Schwangerschaftsbekleidung, Babyausstattung und Kinderwagen. Dabei handelt es sich um einmalige Zahlungen in festgelegter Höhe. Beide Leistungen müssen bei der Arbeitsagentur beantragt werden. Achtung: Sie müssen erst den Antrag stellen, bevor Sie Kinderwagen und Co. kaufen dürfen.

Vaterschaftsanerkennung und Sorgerechtserklärung

Bei verheirateten Eltern geht das Gesetz davon aus, dass der Ehemann auch der Vater des Kindes ist. Beide Elternteile haben automatisch das gemeinsame Sorgerecht. Für unverheiratete Eltern ist es komplizierter. Möchte sich der Vater gleichberechtigt um das Kind kümmern können, müssen die Eltern beim Jugendamt eine Vaterschaftsanerkennung und Sorgerechtserklärung abgeben. Beides hat Zeit bis nach der Geburt. Es spricht aber einiges dafür, sich schon während der Schwangerschaft darum zu kümmern. Der Hauptgrund: Zur Vaterschaftsanerkennung und für die Sorgerechtserklärung müssen beide Elternteile beim

Jugendamt erscheinen. Kurz nach der Geburt mit einem Säugling auf dem Arm ist dieser Gang lästig. Außerdem lohnt es sich, in Ruhe über die Entscheidung nachzudenken. Auch dafür ist während der Schwangerschaft meistens mehr Zeit.

Gut zu wissen

Soll das Kind den Nachnamen des Vaters tragen, ist es hilfreich, die Vaterschaft schon vor der Geburt des Kindes anzuerkennen. Dann kann der Nachname sofort in die Geburtsurkunde eingetragen werden. Bekommt das Paar weitere Kinder, haben sie automatisch den gleichen Nachnamen.

Die **Vaterschaftsanerkennung** kann vor der Geburt abgegeben werden, ist aber erst mit Geburt des Kindes wirksam. Dafür muss der Vater gegenüber dem Jugendamt offiziell die Vaterschaft anerkennen, Die Mutter muss schriftlich zustimmen.

Die Vaterschaftsanerkennung allein hat keine Auswirkungen auf das **Sorgerecht**, also die Frage, wer das Recht und die Pflicht hat, sich um das Kind zu kümmern. Bei unverheirateten Eltern übt nur die Mutter das Sorgerecht

Gut zu wissen

Sind die Eltern unverheiratet und haben keine gemeinsame Sorgerechtserklärung abgegeben, kann die Mutter beim Jugendamt eine Beistandschaft für das Kind beantragen. Das ist sinnvoll, wenn beispielsweise der Vater die Vaterschaft nicht anerkennt oder absehbar ist, dass er keinen Unterhalt zahlen wird. Der Beistand vertritt das Kind dann gegenüber dem Vater oder vor Gericht. Die Beistandschaft ist kostenlos und kann auch noch nach der Geburt beantragt werden.

aus. Wollen sich die Eltern die Verantwortung teilen, müssen Vater und Mutter beim Jugendamt eine Sorgerechtserklärung abgeben. Ein Rücktritt oder Widerruf ist nicht ohne Weiteres möglich. Über Änderungen muss ein Familiengericht entscheiden. Viele Jugendämter bieten im Internet Informationen zur Vaterschaftsanerkennung und Sorgerechtserklärung an. Falls Sie Fragen haben, können Sie sich beim Jugendamt beraten lassen.

Namensrecht: Die schwierige Suche nach dem Namen

Wie soll das Kind heißen? Diese Frage beschäftigt Eltern oft über Wochen und Monate. Manchen ist es wichtig, dass sich der Name auch im Ausland gut aussprechen lässt. Andere legen Wert auf Individualität. Das Namensrecht in Deutschland macht aber Einschränkungen: Grundsätzlich darf der Vorname das Wohl des Kindes nicht verletzen. Außerdem muss der Name das Geschlecht eindeutig erkennen lassen. Bei sogenannten Zwitternamen, die sowohl für Jungen als auch für Mädchen üblich sind, muss ein zweiter, eindeutiger Name bestimmt werden. Ein Luca bräuchte also noch einen zweiten Jungennamen wie Ben. Eine Luca einen weiteren Mädchennamen wie Anna. Außergewöhnliche Vornamen oder exotische Schreibweisen eines Namens müssen gegenüber dem Standesamt belegt werden: etwa über Namensbücher oder Internetseiten. Akzeptiert die Behörde diese Nachweise nicht, können Eltern den Vornamen von einem Namensinstitut bestätigen lassen.

Sind die Eltern verheiratet oder haben sie das gemeinsame Sorgerecht, bestimmen sie

Tipp

Die Namensberatungsstelle der Universität Leipzig erstellt Vornamen-Gutachten, die beim Standesamt vorgelegt werden können (Internet: www.namenberatung.eu/leistungen/vornamen/). Auch die Gesellschaft für Deutsche Sprache prüft Vornamen (Internet: www.gfds.de/vornamen/).

gemeinsam den Vornamen. Hat die Mutter die alleinige Sorge, legt sie den Vornamen fest. Er wird in die Geburtsurkunde eingetragen.

Bei Ehepaaren mit deutscher Staatsangehörigkeit und dem gleichen Nachnamen erhält das

Kind automatisch diesen Familiennamen. Führt ein Elternteil einen Doppelnamen, geht dieser nicht auf das Kind über. Verheiratete Eltern ohne gemeinsamen Ehenamen müssen innerhalb eines Monats nach der Geburt bestimmen, welchen Familiennamen das Kind tragen soll. Zuständig ist das Standesamt. Bei unverheirateten Paaren ist es komplizierter. Haben die Eltern schon vor der Geburt die gemeinsame Sorge erklärt, müssen sie innerhalb eines Monats nach Geburt des Kindes den Familiennamen festlegen. Hat die Mutter zum Zeitpunkt der Geburt das alleinige Sorgerecht, erhält das Kind automatisch ihren Familiennamen. Erklären die Eltern nachträglich die gemeinsame Sorge,

Fahrplan: Wann muss ich mich um was kümmern? Wann sollte ich was erledigen?

Wann	1. Monat 1. – 4. SSW	2. Monat 5.– 8. SSW	3. Monat 9. – 12. SSW	4. Monat 13. – 16. SSW	5. Monat 17. – 20. SSW	
Was			Arbeitgeber über die Schwangerschaft informieren	ggf. Antrag auf Mehrbedarf stellen		
					Geburtsvorbereitungsku suchen	
			Hebamme für die Vorsorge suchen	Anruf Krankenkasse: Übernahme von Kursgebühren und Extraleistungen		
			ggf. Beleghebamme, Hebamme für Hausgeburt oder Geburtshaus suchen			

können sie innerhalb von drei Monaten nach Abgabe der Sorgerechtserklärung den Geburtsnamen des Kindes neu bestimmen und den Nachnamen des Vaters eintragen lassen. Dafür müssen sie beim Standesamt eine sogenannte Namenserklärung abgeben.

Das Wochenbett vorbereiten

Nach einer Geburt brauchen Mütter Ruhe, um sich auf die neue Situation einzustellen. In den ersten zehn Tagen ist es besonders wichtig, dass Sie sich pflegen und schonen. Und auch Ihr Kind genießt es, wenn Sie sich ungestört kennenlernen können. Während des Wochenbetts sollten Sie sich nicht um Kochen und die schmutzige Wäsche kümmern müssen. Im Idealfall kann der Vater nach der Geburt zu Hause bleiben und diese Arbeiten übernehmen. Kochen Sie gemeinsam vor und frieren Sie Mahlzeiten ein. Bitten Sie Freunde und Verwandte, Essen vorbeizubringen, ohne selbst den ganzen Nachmittag bei Ihnen zu sitzen. Denn häufiger und langer Besuch ist in den ersten Tagen anstrengend. Vereinbaren Sie nur absolut notwendige Termine. Möchten Freunde das Baby sehen, sollen sie vorher anrufen. Dann können Sie spontan entscheiden, ob der Besuch in diesem Moment passt.

6. Monat 21. – 24. SSW	7. Monat 25. – 28. SSW	8. Monat 29. – 32. SSW	9. Monat 33. – 36. SSW	10. Monat 37. – 40. SSW
	Beginn Geburtsvorbereitungskurs		Mutterschutz beginnt	Mutterschutz
		Namen für das Kind festlegen		
Vaterschaftsanerkennung und Sorgerechtserklärung			Antrag auf Mutterschaftsgeld bei der Krankenkasse stellen	
		Wochenbett organisieren und vorbereiten		
	Hebamme für die Nachsorge suchen		Als Vater Elternzeit anmelden, damit sie mit Geburt beginnt	
Elternzeit planen, Elterngeldantrag vorbereiten				
			Aufklärungsgespräch in der Klinik zum Kaiserschnitt	
			Anmeldung in der Klinik zur Geburt	

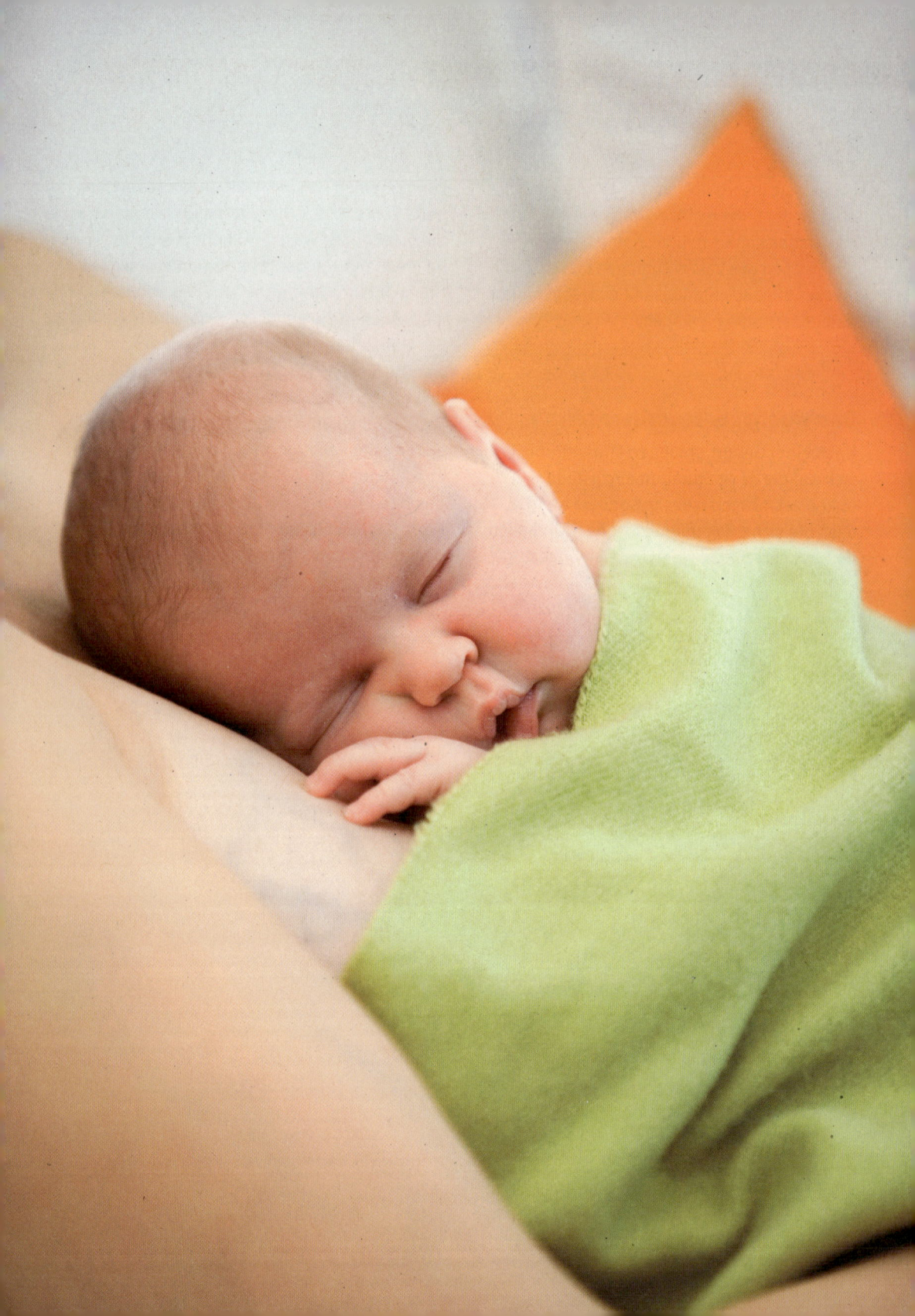

Die Geburt

Im letzten Schwangerschaftsdrittel wird der Bauch so groß, dass sich viele Schwangere fragen, wie lange das noch weitergehen soll. Sie können im Stehen ihre eigenen Füße nicht mehr sehen, es ist anstrengend, sich zu bücken. Beim Schlafen ist der Bauch im Weg. Die Schwangerschaft wird anstrengend. Gleichzeitig wachsen die Ungeduld und die Vorfreude auf das Kind.

Warten auf den großen Tag

Der große Tag der Geburt kommt bei den wenigsten Frauen überraschend. Zum einen stellen sie sich seelisch darauf ein. Schließlich kennen sie den Geburtszeitraum. Und auch der Körper bereitet sich vor: Bei Schwangeren, die zum ersten Mal Mutter werden, beginnen etwa vier bis sechs Wochen vor der Geburt die Senkwehen. Dann spüren Sie das Zusammenziehen der Gebärmutter nicht nur durch das Hartwerden des Bauches, wie Sie es wahrscheinlich nach dem Aufstehen oder nach bestimmten Bewegungen kennengelernt haben. Senkwehen machen sich durch ein zeitgleiches Ziehen in der Leistengegend oder im Kreuzbein bemerkbar. Eventuell kennen Sie den Schmerz bereits als Regelschmerz oder als Dehnungsschmerz der Mutterbänder.

Bei einer Mehrgebärenden – so werden Frauen genannt, wenn sie bereits mindestens ein Kind geboren haben – treten die Senkwehen meist erst deutlich später auf.

Die Senkwehen: Vorbereitung auf die Geburt

Etwa um die 36. Schwangerschaftswoche herum nimmt Ihr Kind durch die Senkwehen Kontakt zum Becken auf. Bei Mehrgebärenden passiert das später oder auch erst bei der Geburt. Zumeist wird der Kopf, bei einer Beckenendlage der Steiß, mithilfe der Senkwehen auf die Trennlinie zwischen großem und kleinem Becken dirigiert. Dadurch senkt sich der Bauch etwas ab. Es entsteht wieder ein wenig mehr Platz zwischen Ihrem Rippenbogen und dem Fundus der Gebärmutter. Das führt dazu, dass Sie wieder besser beziehungsweise tiefer (ein)atmen können oder Essen nicht schon nach kleinen Mengen zu einem Völlegefühl führt.

Wenn Sie sich nach den Senkwehen seitlich vor einen Spiegel stellen, ist Ihr Bauch nicht mehr kugelrund (Form des Buchstabens „C") sondern hat eher die Form eines umgekehrten

Fragezeichens ¿. Der kindliche Kopf dichtet nun den Raum zum kleinen Becken ab, das Gewicht von Fruchtwasser und Kind ruht auf dem Beckeneingang.

Jetzt kann sich auch der Gebärmutterhals entspannen und auf die Geburt vorbereiten. Dieser Vorgang wird fachlich Zervixreifung genannt. Zunächst wird der Gebärmutterhals viel weicher, dann kürzer, und er beginnt auch schon vor der Geburt, sich ein wenig zu öffnen.

Hintergrund

Zervixreife: Zur Vorbereitung auf die Geburt muss das Bindegewebe des Gebärmutterhalses (Zervix) weich und dehnbar werden, damit bei der Geburt eine vollständige Öffnung des Muttermundes von zehn Zentimetern möglich wird. Bei Erstgebärenden geschieht dies unter Hormoneinfluss allmählich in den letzten vier Wochen vor der Geburt.

Die Verbindung zwischen dem muskulären Gebärmutterkörper und dem bindegewebsreichen Gebärmutterhals wird **unteres Uterinsegment** genannt. In der Schwangerschaft weitet sich dieser Teil schon mit dem Wachstum des Kindes aus und bildet die untere Rundung des Gebärmutterkörpers. An der Verbindung des unteren Uterinsegments zum Gebärmutterhals befindet sich der **innere Muttermund**. Der **Gebärmutterhals** selbst ist ein etwa vier bis fünf Zentimeter langer Schlauch, dessen unterer Teil in die Scheide hineinragt. Dieser Teil des Gebärmutterhalses wird als **äußerer Muttermund** (Portio) bezeichnet. Während der Schwangerschaft ist der Gebärmutterhals mit einem Schleimpfropf verschlossen, der verhindert, dass Spermien oder Keime, die sich in der Scheide befinden, in die Gebärmutter aufsteigen können.

Bei der Zervixreifung lockert das Gewebe auf. Es ist zunächst fest und wird zunehmend weicher. Hebammen und Ärztinnen bezeichnen den Zustand des Portiogewebes als „derb", dann als „mittel-weich" und später als „weich". Der Gebärmutterhals verkürzt sich. Es wird von einer Verkürzung um „ein Drittel", „zwei Drittel", von einem „wulstigen" oder einem „verstrichenen" Gebärmutterhals gesprochen. In dieser Phase kann es zu einer Erweiterung (Trichterbildung) am inneren Muttermund oder auch zu einer leichten Öffnung des äußeren Muttermundes kommen. Erst, wenn der Gebärmutterhals verstrichen ist, wird sich bei einer ersten Schwangerschaft der dann als „dünnsaumig" bezeichnete Muttermund ein wenig öffnen. Bei einer Mehrgebärenden kann das gleichzeitig mit der Verkürzung des Gebärmutterhalses geschehen. Spätestens in dieser Phase löst sich der Schleimpfropf und wird von manchen Schwangeren als Ausfluss einer zähen, durchsichtigen Flüssigkeit mit etwas Blutbeimengung wahrgenommen. Von diesem Zeitpunkt an dauert es eventuell noch ein paar Stunden oder Tage bis zum Geburtsbeginn.

Erst danach verändert sich auch allmählich die Lage des Gebärmutterhalses: Der äußere Muttermund, der zunächst sehr weit hinten zu ertasten ist (Sacral = in der Nähe des Kreuzbeines), kommt langsam nach vorne. Er lässt sich dann „mediosacral" und am Ende „medial", also mittig, ertasten. Der Übergang von Vorwehen zu Geburtswehen ist fließend. Eine Schwangere, deren Gebärmutterhals zum Beginn der Geburt verstrichen und deren Muttermund leicht eröffnet und medial zu ertasten ist, hat bereits ein ganzes Stück geschafft. Nicht immer ist dies beim Einsetzen der Geburtswehen schon der Fall.

Hintergrund

Warum Regelschmerz im Rücken und in der Leiste zu spüren ist: Die Gebärmutter ist im kleinen knöchernen Becken an Haltebändern, auch Mutterbänder genannt, beweglich fixiert. Das kleine Becken bildet innen eine etwa kreisrunde Höhle. In dieser wird die Gebärmutter an drei Bändern in ihrer Position gehalten. Eines (lila) zieht von den Seiten der Gebärmutter zur seitlichen Wand des kleinen Beckens und bildet quasi eine Verdoppelung des Bauchfelles. Für die Rückenschmerzen bei den Senkwehen ist ein anderes Halteband (grün) verantwortlich, das vom unteren hinteren Teil der Gebärmutter zum Kreuzbein verläuft. Die Schmerzen in der Leistengegend kommen durch die Mutterbänder (blau), die von der Gebärmutter in Höhe der Eileiter durch die Leiste bis zu den großen Schamlippen führen.

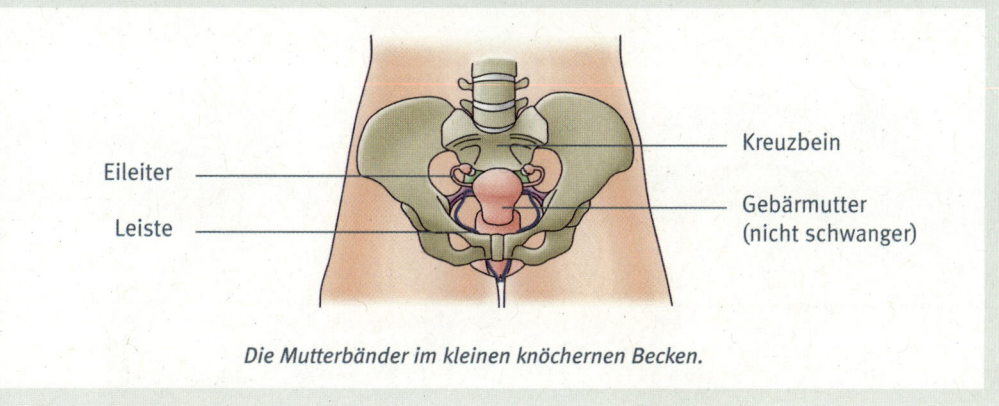

Eileiter

Leiste

Kreuzbein

Gebärmutter
(nicht schwanger)

Die Mutterbänder im kleinen knöchernen Becken.

Vorwehen: Die Gebärmutter übt

Nach den Senkwehen werden bis zur Geburt immer mal wieder weitere Wehen auftreten. Sie können ein bis zwei Stunden regelmäßig sein und dann wieder aufhören. Damit übt die Gebärmutter nicht nur für den Geburtstag, sie verändert auch ihre Form und unterstützt Ihr Kind darin, eine möglichst optimale Position für den Geburtsbeginn zu finden. Erstgebärende, deren Kinder in den letzten vier Wochen noch nicht die optimale Position gefunden haben, werden eventuell mehr Vorwehen spüren als Erstgebärende, deren Kinder eine vordere Hinterhauptslage eingenommen haben (siehe Seite 132). Bei dieser liegt das Kind mit dem Kopf nach unten auf dem Eingang zum kleinen Becken. Das Gesicht ist nach rechts oder links gewendet, und der Rücken des Kindes befindet sich eher vorne an der Bauchwand der Mutter. Bei Mehrgebärenden ist der Ablauf der Zervixreife (erst Verkürzen und dann Öffnen) nicht mehr zwingend ein Nacheinander. Und das Kind sucht auch nicht den Kontakt zum Beckeneingang. Da sorgt die Gebärmutter gelegentlich erst in den letzten Stunden vor der Geburt für die optimale Ausgangslage.

Lassen Sie sich nicht einreden, dass die Kontraktionen, die Sie nachts nicht schlafen lassen, nur störend und unbequem sind: Körper und Kind nutzen ihre Möglichkeit, den Geburtstag optimal vorzubereiten. Bitten Sie

Hintergrund

Form und Beschaffenheit der Gebärmutter:
Die Form der Gebärmutter gleicht vier Wochen vor der Geburt ungefähr der eines aufgeblasenen Luftballons, den Sie sich ohne Knoten zum Verschließen vorstellen sollten. Bis zu dieser Schwangerschaftswoche haben sich der Gebärmutterkörper und das untere Uterinsegment stark vergrößert, während der Gebärmutterhals etwa gleich lang geblieben ist. Der Gebärmutterkörper besteht überwiegend aus glatten Muskelfasern, die sich unter Hormoneinfluss kontrahieren können, der Gebärmutterhals hauptsächlich aus Bindegewebe, das sich nicht zusammenziehen kann. Der Gebärmutterhals ist seitlich noch etwas abgeknickt. So wirkt der Druck durch das Gewicht des Kindes nicht unmittelbar auf den inneren Muttermund. Auch bei ständig ansteigendem Druck durch den sich vergrößernden Gebärmutterkörper bleibt der innere Muttermund noch verschlossen.

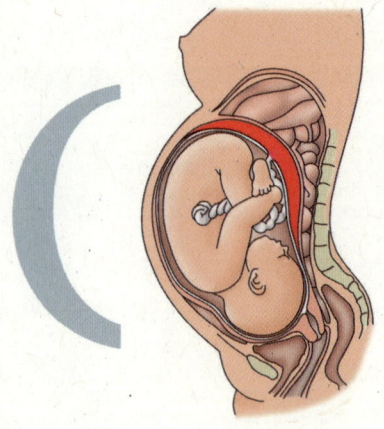

Vor Beginn der Senkwehen gleicht der Bauch einem C.

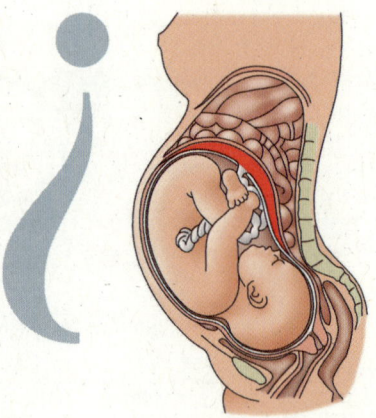

Nach den Senkwehen: Der Bauch ähnelt einem umgedrehten Fragezeichen.

Ihre Ärztin oder Ihre Hebamme, in der Zeit der Vorbereitung die aktuelle Lage Ihres Kindes zu erklären. Es ist wichtig zu wissen, ob der Kopf oder der Steiß des Kindes bereits Bezug zum Becken aufgenommen haben und den Beckeneingangsring abdichten beziehungsweise das kindliche Gewicht dort abstützen. Dies beeinflusst Ihr Verhalten bei einem vorzeitigen Blasensprung (siehe Seite 89). Außerdem sollten Sie wissen, in welcher Position sich der kindliche Rücken befindet.

Die Kindslage: Kopf zuerst

Vordere I. (erste) Hinterhauptlage: Mit diesen wenigen Worten ist die Position eines Kindes in der Gebärmutter exakt beschrieben. Da sich die meisten Kinder diese Position bis zur Geburt suchen, sollen Ihnen im Folgenden anhand dieses Fachausdrucks auch alle weiteren Begriffe erklärt werden.

Bei der vorderen I. Hinterhauptslage handelt es sich um eine Längslage: Ihr Kind ist wie die Gebärmutter senkrecht in Ihrem Körper angeordnet. Diese Längslage nehmen 99 von 100 Kindern bis zur Geburt ein. (Diese und die folgenden Zahlen gehen aus der bundesweiten Berichterstattung aller Geburten in Krankenhäusern hervor.)

Ungefähr nur 1 von 200 Kindern hat nicht die Möglichkeit zur Längslage und befindet sich eher waagerecht liegend in der Gebärmutter (siehe Seite 45). Ursachen können ein Platzproblem bei Mehrlingsschwangerschaften, eine ungewöhnliche Form von Gebärmutter oder Becken oder auch Unregelmäßigkeiten der Gebärmutterinnenseite durch große Myome sein. Es wird dann von einer Querlage (Querlage = QL) gesprochen. Bleibt ein Kind bis zur Geburt in Querlage liegen, dann muss es per Kaiserschnitt geboren werden.

Bei der vorderen I. Hinterhauptslage befindet sich Ihr Kind in „Schädel"lage. Als Schädel werden die Knochen des Kopfes bezeichnet, die das Gehirn überdecken. Der kindliche Schädel liegt auf dem Beckenring als Eingang zum kleinen Becken auf und wird als Erstes geboren. In einer Schädellage kommen 95 von 100 Kindern auf die Welt.

Die anderen 5 von 100 Kindern in einer Längslage ziehen es vor, lieber mit Po (Steiß) oder einem oder beiden Füßen zuerst geboren zu werden (siehe Seite 166). Diese 5 Kinder haben eine regelrechte Lage, aber eine ungewöhnliche Einstellung in der Gebärmutter eingenommen. Sie wird als Steißlage oder Beckenendlage bezeichnet. Auch dafür kommen die oben beschriebenen mütterlichen und kindlichen Faktoren als Ursache in Frage. Manche Kinder haben eventuell auch nur den Zeit-

punkt verpasst, sich in Schädellage zu drehen, oder sie haben ausreichend Platz, sich immer wieder zu drehen. Gelegentlich steht auf Seite 7 Ihres Mutterpasses in der Spalte zur Kindslage ein „LL" für Längslage. Häufig wird direkt zwischen „SL" für Schädellage und „BEL" für Beckenendlage unterschieden.

Ob sich der Rücken Ihres Kindes auf Ihrer rechten oder linken Seite befindet, wird durch die Stellung beschrieben. Dabei unterscheiden Fachleute zusätzlich, ob der Rücken eher nach vorne in Richtung Ihres Bauchnabels oder eher nach hinten in Richtung Ihrer Wirbelsäule geneigt ist. Bei einer vorderen I. Lage befindet sich der kindliche Rücken auf der linken Seite der Schwangeren und ist nach vorne zur Bauchwand der Mutter gerichtet (siehe Seite 134 linkes Bild). Dies ist die häufigste Stellung aller Kinder, die mit dem Kopf zuerst geboren werden. Seltener, aber genauso unkompliziert, ist eine vordere II. Lage; dann befindet sich der kindliche Rücken nach vorne geneigt auf der rechten Seite der Schwangeren.

Die optimalen Ausgangspositionen für Kinder, die zuerst mit Po oder Fuß geboren werden, sind auch die vordere I. oder II. Lage.

Ist der Rücken des Kindes bei einer Längslage (Hinterhauptslage oder Steißlage) eher nach hinten zur Wirbelsäule der Mutter geneigt, kann sich daraus eine hintere I. oder II. Lage entwickeln (siehe Seite 134 rechtes Bild). In dieser Position ist gegebenenfalls damit zu rechnen, dass das Kind nicht mit seinem Nacken um das Schambein herum geboren wird, sondern dass sich das kindliche Kinn um das Schambein herumschiebt. Ein auf diese Art geborenes Kind wird auch als „Sternengucker" bezeichnet.

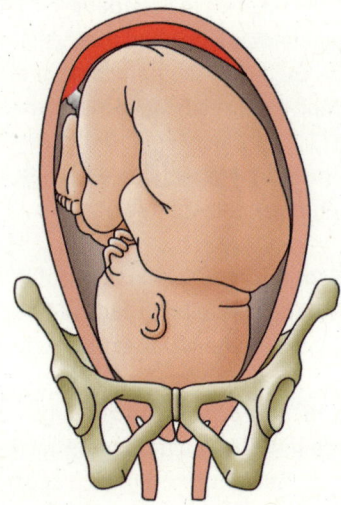

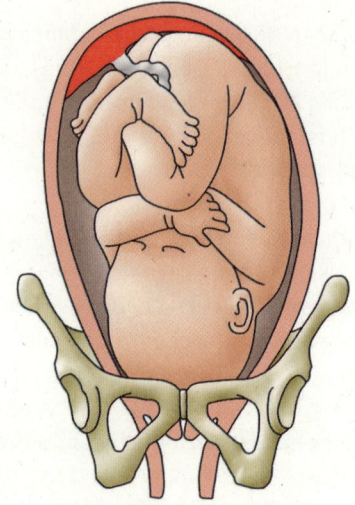

Die vordere I. Lage   *Die hintere I. Lage*

Schließlich kann dem Wort „Hinterhauptslage" entnommen werden, dass der Teil des Kopfes, der in das kleine Becken der Mutter hineinragt, das Hinterhaupt ist. So wird der Kopf Ihres Kindes bereits in Richtung Brust gebeugt und kann dann mit seinem kleinsten Durchmesser durch das mütterliche kleine Becken und die Scheide geboren werden.

Lassen Sie sich durch die genaue Beschreibung nicht verwirren. Vielleicht können Sie sich die verschiedenen Positionen mithilfe einer Puppe verdeutlichen, die Sie an Ihren Bauch halten. Je genauer Sie selbst wissen, was wann und warum geschieht, desto besser können Sie sich bei der Geburt helfen und gemeinsam mit Ihrem Kind ein gutes Team bilden. Die Geburtsmechanik ist logisch und bietet vielleicht auch den Vätern eine Möglichkeit zielsicherer Unterstützung.

Bis zur eigentlichen Geburt versucht Ihr Kind, eine optimale Ausgangsposition einzunehmen. Handelt es sich um Ihre erste Geburt, werden Kopf oder Steiß des Kindes dann Kontakt zum Becken aufgenommen haben. Dabei liegt das kindliche Gewicht auf dem Beckenring, dem Eingang zum kleinen Becken. Wie bei einem Ei in einem Eierbecher ragen dann auch schon Teile in das kleine Becken hinein. Vor der Geburt werden Kopf oder Steiß aber nie bereits in das kleine Becken rutschen. Dies geschieht erst sehr viel später nach einigen Geburtswehen. Sprachlich ist das gelegentlich verwirrend. Wenn Sie in der Arzt- oder Hebammenpraxis hören, dass zum Beispiel der Kopf des Kindes schon tief im Becken ist, bedeutet das lediglich, dass er den Bezug zum Beckeneingang vollständig aufgenommen hat beziehungsweise auf dem Beckeneingang aufsitzt.

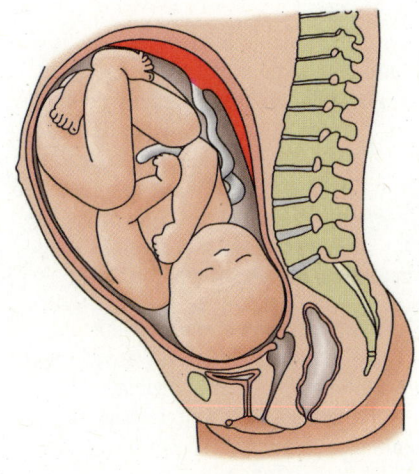

Der Kopf des Kindes hat Kontakt zum Becken aufgenommen.

So können Sie die Vorbereitungen unterstützen

Wenn Sie die ersten Wochen Ihres Mutterschutzes durch viel Entspannung und Ruhepausen genossen haben oder sogar bei vorzeitigen Wehen und Anzeichen einer vorzeitigen Geburt Ruhe halten mussten, dann können Sie in der Vorbereitungszeit ab der 36. Schwangerschaftswoche wieder aktiver werden. Gemütliches Kuscheln auf dem Sofa in nach hinten gelehnter Haltung kann Ihr Kind nicht dabei unterstützen, sich mit dem Rücken eher nach vorne zu drehen. Sowohl das Kind, als auch die Gebärmutter, die sich aufrichten möchte, müssen die Schwerkraft überwinden. Übereinandergeschlagene Beine verringern zudem den Platz im vorderen Beckenbereich.

Seien Sie aktiv und nehmen Sie immer wieder aufrechte, nach vorne gebeugte Haltungen ein, wenn Ihr Kind noch nicht die optimale Position gefunden hat. Lassen Sie bei aufrechten Positionen die Schwerkraft wirken. Nachts werden Sie sich wahrscheinlich immer wieder lieber auf die Seite legen, auf der auch der kindliche Rücken liegt. Positionieren Sie das obere Knie dicht neben dem Bauchnabel auf der Matratze oder auf einem Kissen. So entsteht für Ihr Kind eine innere Hängematte in vorderer Stellung. Da sich mehr Kinder in der Ersten Lage befinden, werden mehr Frauen auf ihrer linken Seite liegen.

Gerade nach längeren Liege- oder Ruhephasen sollten Sie sich, immer nach eigenem Ermessen, wieder mehr bewegen. So erhalten Sie allmählich wieder Kraft zurück, die Sie für die Geburt gebrauchen können.

Nach einem Vergleich mehrerer Studien kann keine bestimmte Position für alle Frauen in den letzten drei Wochen vor der Geburt empfohlen werden. Bei Schwangeren, die sich täglich zweimal für etwa zehn Minuten in eine kniende und nach vorne gebeugte Position begaben, drehten sich jedoch mehr Kinder von einer hinteren Hinterhauptslage in eine vordere Hinterhauptslage. Die Studien zeigten auch, dass eine nach vorne gebeugte Position bei hinterer Hinterhauptslage des Kindes den Wehenschmerz während der Geburt verringern kann.

Manche Kinder können den Geburtsweg besser in hinterer Hinterhauptslage passieren. Aber es ist einen Versuch wert, das Kind vorher zu drehen: Sollte sich Ihr Kind in der Vorbereitungszeit auf die Geburt nicht in einer vorderen Stellung befinden, kann eine aufrechte, nach vorne gebeugte Haltung bei der Geburt Ihr Kind darin unterstützen, sich doch noch in eine vordere Stellung zu drehen.

Hintergrund

Der vorzeitige Blasensprung: In der Fruchtblase wächst das Kind geschützt auf. Die das Kind und das Fruchtwasser umgebende Haut wird als Eihaut bezeichnet. Die Eihaut liegt an der Gebärmutterwand an, überzieht den Mutterkuchen von der kindlichen Seite aus und umkleidet auch die Nabelschnur bis zum Bauchnabel des Kindes. Aus der äußeren Schicht der Fruchtblase (Chorion) hat sich zu Beginn der Schwangerschaft an einer Stelle der Mutterkuchen (Plazenta) gebildet. Die innere Schicht der Fruchtblasenhaut ist überwiegend für die Produktion und den ständigen Austausch des Fruchtwassers zuständig. Auch wenn die Fruchtblase bereits an einer Stelle gerissen ist (Blasensprung), so dass Fruchtwasser durch die Scheide ablaufen kann, wird weiterhin Fruchtwasser produziert. Ihr Kind wird so lange durch Fruchtwasser geschützt, bis es geboren ist.

Die Eihaut ist extrem stabil. Nur, weil Sie sich auf den Bauch gelegt haben oder sich Ihr älteres Kind beim Spielen auf Ihrem Bauch abstützt, kann sie nicht reißen. Einem vorzeitigen Blasensprung gehen immer biochemische Prozesse voran, die die Reißfestigkeit der Eihaut herabsetzen. Dieser Prozess wird in Verbindung mit der Zervixreifung eingeleitet.

Die Eihaut kann auch infolge einer Infektion einreißen. Keime, die durch die Scheide aufsteigen, lösen dann einen entzündlichen Prozess aus, der die Eihaut dünner werden lässt. Bei etwa 33 von 100 Frühgeburten löste ein entzündlicher Prozess in der Eihaut den vorzeitigen Blasensprung aus. Ein Blasensprung kann auch durch eine Fruchtwasseruntersuchung (Amniozentese) provoziert werden.

Bitte suchen Sie umgehend eine Klinik auf, wenn Sie vermuten, dass Fruchtwasser abgeht. Durch Antibiotikagabe kann in vielen Fällen die Geburt verzögert und die weitere Reifung der kindlichen Lunge ermöglicht werden.

Von einem vorzeitigen Blasensprung wird immer dann gesprochen, wenn vor dem Einsetzen der Geburtswehen Fruchtwasser abgeht. Reißt die Eihaut nach vollständiger Eröffnung des Muttermundes, handelt es sich um einen rechtzeitigen Blasensprung. Nach einer bundesweiten klinischen Erhebung sind etwa 18 von 100 Schwangeren von einem vorzeitigen Blasensprung betroffen. In den meisten Fällen scheint die Fruchtblase aber erst in der Klinik zu springen, denn bei nur etwa 8 von 100 Schwangeren wurde der vorzeitige Blasensprung als Aufnahmegrund genannt.

Wenn das Kind zu früh kommt

Als Frühgeborene gelten alle Kinder, die mehr als eine Woche vor dem Beginn des Geburtszeitraumes geboren werden, also bis zu 36+6 Schwangerschaftswochen. Davon sind etwa 8 oder 9 von 100 Neugeborenen betroffen. Kinder, die ab 37+0 Schwangerschaftswochen geboren werden, gelten als zeitgerecht geboren. Ein Tag mehr oder weniger ist zwar rechtlich gesehen ein großer Unterschied, in der Realität aber fast nicht relevant. Wie viel Unterstützung ein Neugeborenes bekommt, hängt immer von seinem Befinden ab – nicht vom Zeitpunkt der Geburt.

In den meisten Fällen kündigt sich eine Frühgeburt durch einen vorzeitigen Blasensprung, vorzeitige Wehen oder hellrote Blutungen an. Sie sollten in diesen Fällen schnellstmöglich eine Klinik aufsuchen. Oft ist es möglich, die Geburt noch ein bisschen hinauszuzögern.

> **Tipp**
>
> Das Institut für Qualität und Wirtschaftlichkeit im Gesundheitswesen (IQWiG) hat wissenschaftlich belegte Informationen zur Frühgeburt zusammengestellt. Internet: www.gesundheitsinformation.de, in die Suchmaske „Frühgeburt" eingeben.

Je früher ein Kind geboren wird, desto unreifer sind seine Organe. Besonders die Lungen sind erst ab etwa der 35. Schwangerschaftswoche so weit ausgebildet, dass sie nach dem ersten Atemzug nicht wieder zusammenfallen. Alle Kinder, die früher geboren werden, müssen medizinisch behandelt und gegebenenfalls auch bei der Atmung unterstützt werden. Bei einer drohenden Frühgeburt wird der Mutter im Abstand von 24 Stunden zweimal ein Medikament mit glucocorticoider Wirkung (Betamethason) verabreicht, um dem Kind einen besseren Start zu ermöglichen.

Bereits ab der 24. Schwangerschaftswoche ist ein Kind (über)lebensfähig, gelegentlich auch etwas früher. Zu dem Zeitpunkt ist es etwa 30 Zentimeter lang und wiegt leichte 650 Gramm.

Der Transport von extrem früh geborenen Kindern sollte unbedingt vermieden werden. Jede Arzt- und Hebammenpraxis, aber auch jede Klinik wird versuchen, die Schwangere rechtzeitig an eine Spezialklinik zu überweisen, die auf Frühgeborene eingerichtet ist. Je nach Schwangerschaftsalter oder Gewicht des Frühgeborenen sind dafür vier Versorgungsstufen definiert (siehe Seite 109).

Bundesweit werden alle Geburten statistisch erfasst. Demnach wurde in Deutschland in den vergangenen Jahren jeweils 1 von 100 Kindern (1,3 Prozent) mit einem Geburtsgewicht von unter 1.500 Gramm in einer Klinik geboren, und zwar in der Mehrzahl vor 32+0 Schwangerschaftswochen.

Wo soll das Kind versorgt werden?

Die Versorgung Frühgeborener wird in Deutschland durch Spezialkliniken gewährleistet. Um eine nach heutigem Wissensstand bestmögliche Betreuung der zu früh geborenen

Kinder zu ermöglichen, müssen diese Kliniken bestimmte bauliche und personelle Vorgaben erfüllen. Der Gesetzgeber schreibt vor, dass Geburtshelfer und Kinderärzte mit einer speziellen Qualifikation für Risikogeburten und Neugeborenenmedizin ständig zur Verfügung stehen und die Kliniken die modernste technische Ausstattung bereitstellen. Jährliche Berichte nach standardisierten Erhebungsmethoden ermöglichen eine Qualitätskontrolle und die Vergleichbarkeit verschiedener Kliniken innerhalb einer Versorgungsstufe.

Experten bewerten jedoch kritisch, dass auch die Anzahl der betreuten Kinder pro Jahr darüber entscheidet, ob sich ein Perinatalzentrum Level 1 im Folgejahr wieder so bezeichnen und weiterhin sehr kleine Frühgeborene behandeln darf. Einerseits kann durch diese Festlegung eine bestimmte Anzahl an Betten und Personal und auch die regelmäßige Durchführung bestimmter Handlungsabläufe bei extrem Frühgeborenen vorausgesetzt werden. Andererseits könnten Kliniken mit dem Vorwurf belastet werden, dass Kinder zu früh geholt werden, um die Fallzahlen zu erreichen. Ein Perinatalzentrum Level 1 muss entsprechend der Vereinbarung über Maßnahmen zur Qualitätssicherung der Versorgung von Früh- und Neugeborenen pro Jahr mindestens 30 Frühgeborene unter 1.250 Gramm Geburtsgewicht versorgen.

Weil Frühgeborene je nach Geburtszeitraum eine unterschiedlich intensive Behandlung benötigen, sind vier Versorgungsstufen definiert (siehe Seite 109). Die niedrigste Versorgungsstufe kümmert sich um Kinder mit dem niedrigsten Geburtsgewicht.

Geburtskliniken mit und ohne Perinatalzentren bieten Informationstage für Schwangere, die sich für die dort angebotene Geburtshilfe interessieren. Nutzen Sie diese Gelegenheiten, damit Sie wissen, was Sie erwartet und wie die Abläufe organisiert sind. Frühgeborene mit extrem niedrigem Gewicht müssen in den ersten zwei bis drei Lebensmonaten eventuell ausschließlich in der Klinik versorgt werden. Es ist wichtig zu wissen, ob Sie als Eltern in der Klinik übernachten können. Und es ist gut, wenn der tägliche Besuch nicht an einer enorm langen Fahrtzeit scheitert.

So ist die Versorgung Frühgeborener in Deutschland geregelt.

Versorgungsstufe I:	Perinatalzentrum Level 1	bis 1.250 g Geburtsgewicht
Versorgungsstufe II:	Perinatalzentrum Level 2	ab 1.250 g Geburtsgewicht
Versorgungsstufe III:	Geburtsklinik mit perinatalem Schwerpunkt ·	ab 1.500 g Geburtsgewicht
Versorgungsstufe IV:	Geburtsklinik	ab 36+0 Schwangerschaftswochen

Manche Kinder lassen auf sich warten

Ihr Kind hat bis zu 41+6 Schwangerschaftswochen Zeit, um aus eigener Kraft durch Wehen oder einen Blasensprung den Geburtsbeginn anzukündigen. Nennen Sie Bekannten und Freunden am besten den letzten Tag des Geburtszeitraumes als voraussichtlichen Geburtstermin. Das erspart Ihnen viele besorgte Nachfragen um den errechneten Termin herum, die nicht nur nerven, sondern auch zusätzlichen Druck ausüben können.

Es lässt sich beobachten, dass Frauen zunächst eher aufgeregt der Geburt entgegensehen und dann plötzlich mit großer Gelassenheit und Sicherheit verkünden, dass ihr Kind schon wisse, wann es auf die Welt kommen will. Das ist eines der subjektiven, aber durch-

Gut zu wissen

Eine Schwangerschaftsdauer von 40+0 bis 41+6 Schwangerschaftswochen gilt als Terminüberschreitung. Ab 42+0 Schwangerschaftswochen wird von einer Übertragung gesprochen. Bundesweiten Erhebungen zufolge erleben etwa 37 von 100 Schwangeren eine Terminüberschreitung. Die allermeisten Kinder werden dann bis 41+3 Schwangerschaftswochen geboren. Nur 4 von 1.000 Schwangeren gebären erst im Übertragungszeitraum ab 41+6 Schwangerschaftswochen.

aus verlässlichen Zeichen einer unmittelbar bevorstehenden Geburt. Auch kurzzeitiger Durchfall, Unwohlsein oder das Herrichten der letzten Dinge im Kinderzimmer (Nestbautrieb) kündigen die Geburt an.

Schwangerschaftsdauer und Geburtszeitraum

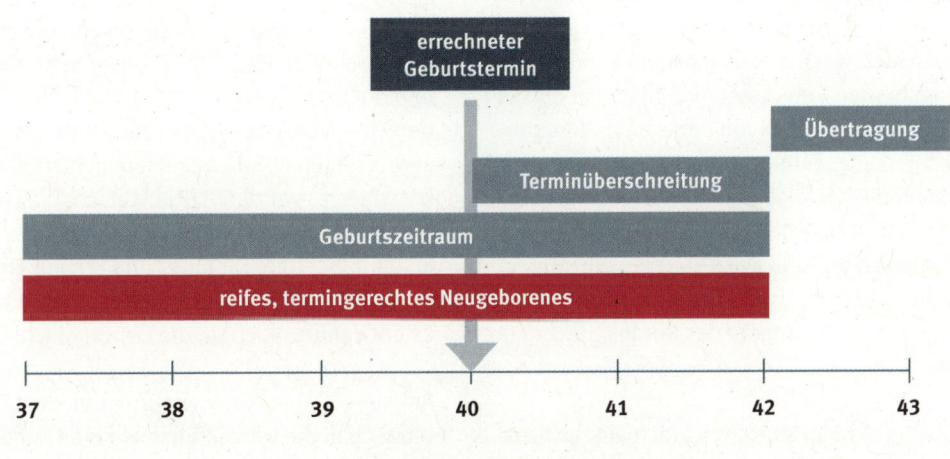

Dabei spielt das Hormon Oxytocin eine entscheidende Rolle. Das geburtsauslösende Signal ist allerdings sehr komplex. Es wird im Zusammenspiel von Mutter und Kind aktiviert. Im Vorfeld muss der Gebärmutterhals (Zervix) reifen. Dafür sind Prostaglandine zuständig, die auch in Samenflüssigkeit enthalten sind. Das Oxytocin bewirkt durch die Wehen eine Öffnung des Muttermundes. Auf Oxytocin hemmend wirkt das Stresshormon Adrenalin, das bei Angst oder psychischem Druck ausgeschüttet wird.

Druck des kindlichen Kopfes auf den Gebärmutterhals verstärkt die Wehentätigkeit. Ob Wehen, die zur Geburt führen, ausgelöst werden, hängt also von vielen Signalen und Botenstoffen ab. Dieser Prozess lässt sich nicht einfach durch die Gabe des einen oder anderen Hormons in Gang setzen.

Wann muss man handeln?

Bei einer sonst unkompliziert verlaufenden Schwangerschaft überprüfen Ärztin oder Hebamme am Entbindungstermin (40+0 Schwangerschaftswochen) zunächst noch einmal den errechneten Geburtstermin. Vielleicht muss er angepasst werden. Von der exakten Bestimmung dieses Termins hängt das weitere Vorgehen ab – also ob man abwarten kann oder die Geburt einleiten muss. Denn das Abwarten birgt auch Risiken: Dazu gehören ein sehr hohes Geburtsgewicht des Kindes und eine abnehmende Versorgung des Kindes durch den Mutterkuchen.

Ob das Kind im Mutterleib noch ausreichend versorgt wird, lässt sich über die Fruchtwas-

sermenge beurteilen. Die Produktion des Fruchtwassers durch die Eihäute erreicht um die 24. Schwangerschaftswoche ihren Höhepunkt, bleibt dann konstant bis etwa zur 37. Schwangerschaftswoche und nimmt anschließend kontinuierlich ab. Am Ende der Schwangerschaft wird die Fruchtwassermenge etwa alle drei Stunden komplett durch die Haut der Fruchtblase ausgetauscht. Deswegen kann auch bei einem Blasensprung das Kind nie „trocken" liegen. Grundsätzlich ist es nicht schlimm, wenn weniger Fruchtwasser vorhanden ist. Aber eine zu geringe Fruchtwassermenge gilt als Indikator dafür, dass die Versorgung des Kindes über den Mutterkuchen (Plazenta) wahrscheinlich abnimmt.

Zur Beurteilung der Fruchtwassermenge per Ultraschall stehen zwei Messwerte zur Verfügung: Der Fruchtwasser-Index und das größte Fruchtwasser-Depot. Sind die Messwerte zu niedrig, raten Ärztinnen zur Einleitung der Geburt. Für die Ärztinnen gilt es, den richtigen Zeitpunkt zu finden, an dem eine Geburtseinleitung gegenüber dem Abwarten auf die Geburt Vorteile hat.

Wichtige Indikatoren neben der Fruchtwassermenge sind die Zervixreife (siehe Seite 130) und die Gewichtszunahme. In der Literatur finden sich Anzeichen, dass rauchende Schwangere, Erstgebärende oder Frauen mit einem BMI über 30 vor der Schwangerschaft eher die Kriterien für eine Einleitung erfüllen. Auch ein insulinpflichtiger Diabetes und Erkrankungen, die mit hohem Blutdruck einhergehen, können es notwendig machen, die Geburt einzuleiten.

Am errechneten Termin beurteilt die Ärztin per Ultraschall die Herzaktion des Kindes und bestimmt entweder den Fruchtwasser-Index oder

Hintergrund

So werden Fruchtwasser-Index und größtes Fruchtwasser-Depot bestimmt: Für den Fruchtwasser-Index wird die Ultraschallabbildung der Gebärmutter in vier Flächen aufgeteilt, deren Trennlinie senkrecht vom Brustbein zum Schambein und waagerecht über den Bauchnabel hinweg verläuft. Die Ärztin misst dann per Ultraschall in jedem der vier Teile (Quadranten) das jeweils größte Fruchtwasser-Depot aus (und zwar die Länge parallel zu der Linie von Brustbein zur Symphyse). Die vier Längen in Zentimeter werden zusammengezählt. Die Summe ergibt den Fruchtwasser-Index. Bei einem Wert kleiner als fünf Zentimeter soll die Ärztin eine Einleitung empfehlen.

Auch der Wert für das größte Fruchtwasser-Depot der gesamten Gebärmutter wird per Ultraschall bestimmt, und zwar senkrecht, also parallel zu der Linie von Brustbein zur Symphyse. Bei einem Wert kleiner als drei Zentimeter wird eine Einleitung empfohlen.

das größte Fruchtwasser-Depot als Hinweis auf die Fruchtwassermenge. Welcher dieser beiden Werte einen besseren Hinweis zur Versorgung des Kindes durch den Mutterkuchen liefert, ist nicht eindeutig geklärt. Zusätzlich wird zur Überprüfung der kindlichen Herzaktion häufig ein CTG geschrieben. Das CTG ist nicht bindend vorgeschrieben. Laut der Leitlinie zur Terminüberschreitung gibt es keinen wissenschaftlichen Beweis dafür, dass ein CTG am errechneten Termin für Mutter oder Kind einen Vorteil bringt.

An den Tagen 40+3 und 40+6 Schwangerschaftswochen können die Untersuchungen wiederholt werden, müssen aber nicht. Häufig bekommen auch Schwangere ohne ein diagnostiziertes Risiko alle zwei bis drei Tage nach dem errechneten Termin eine CTG-Kontrolle angeboten, obwohl es keinen klinischen Beweis für die Notwendigkeit gibt.

Ab 41+0 Schwangerschaftswochen empfiehlt die Leitlinie zur Terminüberschreitung, auch Schwangeren ohne weitere Risiken eine Einleitung anzubieten. In der zweiten Woche nach Terminüberschreitung soll alle zwei Tage per Ultraschall die Fruchtwassermenge bestimmt und ein CTG geschrieben werden. Bei 41+3 Schwangerschaftswochen rät die Leitlinie, eine Geburtseinleitung zu empfehlen.

Eine Indikation – also die Notwendigkeit – zur Geburtseinleitung soll erst bei 42+0 Schwangerschaftswochen ausgesprochen werden. Bei Frauen mit Zervixreife soll die Geburt eingeleitet werden. Frauen ohne Zervixreife wird gegebenenfalls ein Kaiserschnitt empfohlen.

Noch einmal: Schwangeren mit einem Fruchtwasser-Index kleiner als fünf Zentimeter oder dem größten Fruchtwasser-Depot kleiner als drei Zentimeter, soll, unabhängig von der Schwangerschaftswoche, eine Einleitung empfohlen werden. Damit sinkt das Risiko, dass der Mutterkuchen das Kind in den kommenden Tagen und bei der Geburt nicht mehr ausreichend versorgt.

Bei Beachtung dieser Untergrenzen zur Bestimmung der Fruchtwassermenge und bei ansonsten mindestens nach diesem Schema erfolgten Untersuchungen bis 41+6 Schwangerschaftswochen ergibt sich keine erhöhte Gefahr für das Kind, im Mutterleib zu versterben. Das zeigt eine Auswertung der Geburten von 2004 bis 2009 in Baden-Württemberg.

Das Studienteam empfiehlt entgegen anderen Aussagen, die sich auf ältere Studien und ein anderes Vorgehen beziehen, eine Schwangerschaft ohne diagnostizierte Risiken erst ab 42+0 Schwangerschaftswochen einzuleiten.

Geburt einleiten: Was heißt das?

Soll eine Schwangerschaft beendet werden, ohne dass auf von selbst einsetzende Geburtswehen gewartet werden kann, gibt es zwei Möglichkeiten. Entweder wird die Geburt eingeleitet. Oder Ärztinnen holen das Kind, wenn es schnell gehen muss, per Kaiserschnitt.

Die Entscheidung einzuleiten treffen Sie gemeinsam mit der Ärztin. Eine Einleitung ist notwendig, wenn bei Fortdauer der Schwangerschaft ein Risiko für Sie oder Ihr Kind besteht. Liegt keine medizinische Begründung vor, kann eine Einleitung Ihnen und Ihrem Kind gegebenenfalls mehr schaden als nutzen.

In der Vorbereitungszeit zwischen Senk- und Vorwehen und der Geburt nimmt das Kind einerseits eine möglichst günstige Position auf dem Beckenring ein, andererseits lockert das Bindegewebe von Gebärmutterhals und unterem Uterinsegment so weit auf, dass innerhalb der relativ kurzen Eröffnungsphase von wenigen Stunden eine vollständige Öffnung auf zehn Zentimeter möglich wird. Bei einer Einleitung wird in diesen nacheinander ablaufenden Prozess eingegriffen.

Für eine Einleitung der Geburt muss die Schwangere in eine Klinik gehen. Die Einleitung kann, je nach verbleibender Zeit zum tatsächlichen Geburtstermin (nur ein Zeitraum ist bekannt, nicht der wirkliche Termin), mehrere Stunden, aber auch mehrere Tage dauern.

Um die Reifung des Gebärmutterhalses zu beschleunigen oder bei bereits reifem Gebärmutterhals Geburtswehen zu erzeugen, bekommt die Mutter Prostaglandine oder Oxytocin verabreicht. Dabei wird die Menge der Hormone langsam gesteigert und deren Wirkung durch CTG und vaginale Untersuchungen kontrolliert. Die Einnahme erfolgt als Tablette, Vaginalzäpfchen oder -gel oder als Infusion. Durch die sich langsam steigernde Menge soll vermieden werden, dass es zu einer Überstimulation der Gebärmutter oder zu einem auffälligen Herzrhythmus beim Kind kommt. Bei Bedarf kann die Wirkung der Hormone durch ein Wehen hemmendes Mittel verringert werden. Im Notfall holen die Ärztinnen das Kind per Kaiserschnitt.

Studien zeigen, dass auf eine Einleitung der Geburt vermehrt weitere medizinische Eingriffe folgen. Durch die Gabe der Hormone können außerdem Nebenwirkungen auftreten. Diese reichen von Durchfall und Übelkeit bis zu Kopfschmerz und Schwindel.

Tipp

Unabhängige und wissenschaftlich geprüfte Informationen zur Geburtseinleitung können Sie sich auf der Internetseite des IQWiG herunterladen: www.gesundheitsinformation.de, in die Suchmaske „Einleitung" eingeben.

Der Ablauf der Geburt

Die Geburt Ihres Kindes umfasst nicht nur den Augenblick, in dem Sie Ihr Kind gebären. Sie beginnt mit regelmäßigen Wehen, die den Muttermund öffnen, und endet erst, wenn auch der Mutterkuchen (Plazenta) geboren wurde. Dieser Prozess nimmt in aller Regel einige Stunden in Anspruch.

Je nach Zervixreife und Ausgangsposition des Kindes bewirken die Geburtswehen zunächst die Eröffnung des Muttermundes. Etwas später macht sich Ihr Kind auf den Weg durch das Becken hindurch, um dann über Ihren Damm geboren zu werden. Hat das Kind die Umstellung auf die neue Umgebung geschafft, beendet der Mutterkuchen seine Arbeit und wird mit einer weiteren Wehe nachgeboren. Damit ist die Geburt beendet. Die Gebärmutter zieht sich fest zusammen, um die Haftstelle des Mutterkuchens zu verkleinern und Blutgefäße zu verschließen. Weitere, nach der ersten Geburt schmerzlose Wehen werden in den nächsten Tagen durch das Saugen des Kindes an der Brust angeregt. Sie verkleinern die Gebärmutter täglich mehr, sodass sie nach zwei Wochen schon nicht mehr über dem Schambein zu ertasten ist.

Bei einer weiteren Geburt wird schneller ein schwangerer Bauch zu sehen sein. Und bei der Geburt werden wahrscheinlich weniger Wehen nötig sein, um den Muttermund zu eröffnen. Aus diesem Grund ist die Geburt von Geschwisterkindern in der Regel kürzer als die Geburt eines ersten Kindes.

Wenn die Wehen stärker werden

Der Übergang von Senk- oder Vorwehen zu den Geburtswehen ist fließend. Senk- oder Vorwehen sind meist unregelmäßig, sie bleiben gleich stark und verringern ihre Intensität, wenn Sie sich ablenken oder in Wärme entspannen können. Geburtswehen sind regelmäßig, gehen nicht wieder weg und verstärken sich kontinuierlich. Sie werden während einer Geburtswehe nicht gleichzeitig mit jemandem reden oder anderes machen können. Geburtswehen benötigen Konzentration, die Sie zum Geburtstag Ihres Kindes führt.

Es ist gut, dass Sie sich beim ersten Kind langsam an die Geburtswehen gewöhnen können. Nutzen Sie die Zeit, den Rhythmus der Kontraktionen zu erspüren und dem beginnenden Wehenschmerz durch Bewegung und Atmung etwas entgegenzusetzen. Nach nur sechs Wehen, die im Abstand von zehn Minuten kommen, ist bereits eine Stunde vergangen. Der Abstand wird jeweils vom Beginn einer Wehe bis zum Beginn der nächsten Wehe gerechnet.

Zur Klinik oder ins Geburtshaus: Den richtigen Zeitpunkt finden

Wann Sie am besten Ihre Hebamme zur Hausgeburt rufen oder sich auf den Weg ins Geburtshaus oder in die Klinik machen, hängt von vielen Faktoren ab: Ist Ihr Partner schon bei Ihnen? Müssen Geschwisterkinder oder Haustiere untergebracht werden? Wie weit ist der geplante Geburtsort entfernt? Und wie voll werden die Straßen sein? Vielleicht ist die gepackte Tasche noch nicht griffbereit, oder es fehlen noch ein paar Dinge. Und vergessen Sie nicht Ihren Mutterpass. Bereits hier wird klar, wie aufregend es beginnt, in einer Klinik zu gebären, und wie gemütlich es sein könnte, wenn einfach die Hebamme zur Hausgeburt käme.

Die meisten Erstgebärenden, bei denen die Geburt mit regelmäßigen Wehen eingesetzt hat, kommen zu früh in die Klinik. Aber was ist zu früh? Erstgebärende haben noch keine Geburtswehen erlebt. Da ist es auch nicht gut, in Sorge zu Hause zu verharren. Das wäre für den Geburtsprozess eher hinderlich.

Geburtswehen, ob mit dem Wort nun Schmerzen oder ein regelmäßiges Wiederkommen der Kontraktionen gemeint ist, sind schmerzhaft. Das unterscheidet sie von einem lediglich Hartwerden des Bauches, das eher nicht zur Geburt des Kindes führt. Sie müssen sich keine Sorgen machen: Sie werden die Geburtswehen nicht verpassen. Denn Geburtswehen fordern Ihre Konzentration.

Ihr Körper produziert nun all die Hormone, die die Geburt ermöglichen. Dieser Vorgang lässt sich nach Einsetzen der Geburtswehen nicht unterbrechen oder rückgängig machen. Wollen Sie die Fahrt in die Klinik möglichst frühzeitig hinter sich bringen, um sich dort allmählich auf die Wehen einzustellen? Oder ist es Ihnen lieber, die Wehen zunächst zu Hause kennenzulernen, um in gewohnter Umgebung eigene Strategien zum Verarbeiten der Wehen auszuprobieren? Beides ist möglich und richtig. In einer Klinik sind Sie jederzeit willkommen. Wenn die Wehen ständig Ihre Konzentration erfordern, sollten Sie in der Klinik angekom-

men sein. Ist der Muttermund dann bereits vier oder fünf Zentimeter eröffnet, haben Sie immer noch ausreichend Zeit.

In der Klinik werden als Erstes die Zervixreife und mit Hilfe eines CTG die Wehen beurteilt. Danach entscheiden Sie gemeinsam mit dem geburtshilflichen Team, wie es weitergeht.

Für die Frage „Wann sollen wir uns auf den Weg in die Klinik machen?" einen bestimmten zeitlichen Abstand der Wehen anzugeben, ist nicht sinnvoll. Denn bei einem in der Vorbereitungszeit aufgelockerten Gebärmutterhalts und dem Gebärmutterhals einer Mehrgebärenden öffnet sich der Muttermund sicherlich schneller. Und mehrere Wehen alle vier Minuten können eventuell weniger bewirken als kräftige Wehen alle zehn Minuten.

Bitte besprechen Sie mit Ihrer Hebamme oder bei einem Vorgespräch in der Klinik mit dem geburtshilflichen Team, wie die Aufnahme für Ihre Bedürfnisse am besten ablaufen sollte. Dann sind alle auf das Vorgehen vorbereitet und es kann kein „Falsch" mehr geben. Bei diesen Gesprächen erfahren Sie auch, wie Sie bei einem Geburtsbeginn mit ausfließendem Fruchtwasser (Blasensprung) oder bei anderen besonderen Vorkommnissen in die Klinik kommen sollten.

Was bewirken die Wehen?

Wehen sind wiederkehrende Kontraktionen der Gebärmutter, die in unterschiedlicher Frequenz für eine Anspannung und Entspannung des Muskels sorgen. Während der Wehen verkleinert sich die Gebärmutter und schiebt das

Hintergrund

Vorzeitiger Blasensprung im Geburtszeitraum:
Ein vorzeitiger Blasensprung ist ein möglicher
Beginn der Geburt. Wenn auch die Zervixreife
einen baldigen Geburtsbeginn vermuten lässt,
werden die Geburtswehen sehr wahrscheinlich innerhalb der nächsten 24 Stunden einsetzen. Mögliche Risiken bei einem vorzeitigen Blasensprung sind eine aufsteigende
Infektion (nach 24 Stunden) oder ein Nabelschnurvorfall.

Wenn der Kopf des Kindes nach unten liegt
(Schädellage) und schon Bezug zum Becken
aufgenommen hat, wird es nicht zu einem Nabelschnurvorfall kommen. Bei Schwangeren,
die ihr zweites oder ein weiteres Kind bekommen, bleibt der Kopf aber eventuell bis zum
Beginn der Geburt beweglich über dem Beckeneingang. Das ist normal.

Hat der Kopf bei Schädellage keinen festen
Kontakt zum Beckeneingang aufgenommen,
könnte es bei einem vorzeitigen Blasensprung
zu einem Nabelschnurvorfall kommen. Dieses Risiko besteht auch bei einer Beckenendlage und bei einer Querlage. Deswegen bekommen Schwangere öfter den Rat, sich nach
einem vorzeitigen Blasensprung mit erhöhtem
Becken hinzulegen und liegend in die Klinik
transportieren zu lassen. So soll verhindert
werden, dass das Gewicht des Kindes die Nabelschnur am Beckenring abklemmt. Denn das
würde die Sauerstoffversorgung des Kindes
gefährden.

Die Nabelschnur ist bei einem reifen, gesunden Ungeborenen gut fingerbreit und prall gefüllt. Damit es zu einem akuten Nabelschnurvorfall kommt, müsste bei einem vorzeitigen
Blasensprung eine Nabelschnurschlinge durch

den Sog der abfließenden Flüssigkeit zwischen einem Teil des Kindes und dem Beckenring eingeklemmt werden. Das kann sicher
nicht passieren, wenn das Fruchtwasser nicht
als Schwall, sondern eher als Rinnsal abgeht.

Doch auch, wenn Fruchtwasser im Schwall ab-
fließt, ist die Gefahr gering. In aller Regel wird
der Körper des Kindes den Beckenring bereits verschließen, bevor es der leichteren und
zudem prall gefüllten Nabelschnur gelingt, an
dem schwereren Körper vorbei in das Becken
zu rutschen.

Bei einem Kind in Beckenendlage kann die
Nabelschnur zwischen den Beinen hindurch-
rutschen, bei einer Querlage an der Schulter
vorbei in das kleine Becken. Doch in beiden
Fällen wird es nicht zu einem Abklemmen der
Nabelschnur kommen.

Allerdings gibt es keine hundertprozentige
Sicherheit. In Ausnahmefällen könnte es doch
zu einer Notsituation für Ihr Kind kommen.
Deshalb raten manche Hebammen oder Ärz-
tinnen generell dazu, bei einem vorzeitigen
Blasensprung die Klinik liegend aufzusuchen.
Achten Sie dann darauf, dass das Becken
immer erhöht ist.

Wenn Sie während der Schwangerschaft von
einer Hebamme betreut werden oder eine
Haus- oder Geburtshausgeburt planen, wird
Sie die Hebamme bei einem Blasensprung gegebenenfalls zu Hause aufsuchen und durch
eine vaginale Untersuchung klären, ob ein Nabelschnurvorfall vorliegt. Bitte besprechen Sie
schon in der Schwangerschaft mit Ihrer Ärztin
oder Hebamme, wie Sie sich bei einem vorzeitigen Blasensprung am besten verhalten.

Kind aus dem Körper der Mutter heraus. Ohne Wehen ist kein Gebären möglich.

Die Gebärmutter besteht aus einem oberen Teil, dem Gebärmutterkörper, und einem unteren Teil, dem Gebärmutterhals. Das untere Uterinsegment verbindet diese beiden Teile. Nur der obere Teil zieht sich bei jeder Senk- und Vorwehe und bei jeder Geburtswehe zusammen. In der Vorbereitungszeit in den letzten vier Wochen vor der Geburt wird das Zusammenziehen eine Verkürzung des Gebärmutterhalses bewirken. Die Auflockerung des unteren Uterinsegmentes erlaubt es dem kindlichen Kopf (oder dem Po bei einer Beckenendlage), sich auf den Beckenring zu senken.

Die Geburt ergibt sich logisch aus dem vorherigen Prozess der Geburtsvorbereitung. Insofern kommt der große Tag nicht plötzlich. Und trotzdem wird Ihnen der „Erfolgs"-Druck ganz schön zu schaffen machen. Bitte lassen Sie sich nur bei einer Gefahr für sich oder Ihr Kind auf eine Einleitung der Geburt ein. Statistisch gesehen schadet eine medizinisch nicht notwendige Einleitung mehr als sie nutzt. Vielleicht ist es für den Beginn der Geburt notwendig, die Ungeduld zu überwinden. Erfahrungen zeigen, dass die Hormonlage wenige Tage vor der Geburt Gelassenheit auslöst. Manche Schwangere strahlen innere Zuversicht aus, andere unternehmen (wieder) etwas. Und wenig später setzen dann regelmäßige Kontraktionen ein, die zur Eröffnung des Muttermunds führen.

Mit den Geburtswehen beginnt die **Eröffnungsphase**. Sie dauert am längsten. Bei der ersten Geburt verstreicht zunächst der Gebärmutterhals bis auf einen dünnen Saum, bevor sich der Muttermund Millimeter für Millimeter bis auf zehn Zentimeter öffnet. Bei einer Mehrgebärenden kann sich der Muttermund bereits bei einem noch als wulstig zu ertastenden Gebärmutterhals öffnen. Ein Muttermund von zehn Zentimetern gilt als „vollständig eröffnet".

Normalerweise sind die Wehen erst in der Eröffnungsphase der Geburt intensiv genug, um den Muttermund zu öffnen. Dabei wird der Gebärmutterkörper bei jeder Wehe am Fundus ein klein wenig dicker, weil sich die Gebärmutter über dem Kind zusammenzieht. Der kindliche Kopf wird bei den Wehen weiter gebeugt, die noch weichen Schädelplatten schieben sich langsam etwas übereinander und verkleinern den Kopfumfang, damit das Kind leichter durch das mütterliche kleine Becken und die Scheide geboren werden kann.

Starke Wehen in einem geringeren Abstand üben meist mehr Kraft aus und führen zu einem zügigen Geburtsfortschritt. Schwächere Wehen in längerem Abstand benötigen eventuell mehr Zeit, um den Muttermund zu eröffnen. Dafür haben Kind und Mutterkuchen mehr Zeit, sich den Wehen anzupassen.

Am Anfang eröffnet sich der Muttermund oft langsamer. Bei den letzten Zentimetern geht es meist deutlich schneller. Manche Schwangere verspüren bei einem Muttermund von etwa fünf Zentimetern Übelkeit. Etwa bei sieben bis zehn Zentimetern öffnet sich die Fruchtblase von selbst mit einem Plopp. Die Eihaut ist dann am unteren Ende so dünn geworden, dass die Fruchtblase springt und das Fruchtwasser, das bis dahin vor dem Kopf des Kindes als Puffer gewirkt hat, abfließen kann.

Auf die Eröffnungsphase folgt eine **Übergangsphase**. Dabei sind die Wehen sehr stark, können aber auch erst einmal eine längere Pause einlegen – Zeit für die Mutter, sich zu erholen. Die Übergangsphase dauert, je nach Wehenpause, nicht sehr lange. Die Schwangere kommt aber an ihre Grenze der Belastung. Viele Frauen wollen in dieser Zeit aufgeben, fordern ein Schmerzmittel, wollen sterben oder möchten nach Hause gehen. Wer Sport treibt, kennt vielleicht diese Belastungsgrenze, in der der Sinn des Tuns in Frage gestellt wird, bevor die Euphorie sich breitmacht, etwas Großartiges geschafft zu haben. Bitte erinnern Sie sich dann: An diese Stelle müssen Sie kommen! Dann werden Sie Ihr Kind bald gebären.

Die nächste Phase wird in der Fachsprache als Austreibungsphase bezeichnet, ein Wort, das heute nicht mehr als zeitgemäß gilt. Besser ist die Bezeichnung **Geburtsphase**. Sie beginnt, wenn der Muttermund vollständig eröffnet ist. Der kindliche Kopf hat sich dann dem Beckenring so weit angepasst, dass er den Beckeneingang passieren kann. Der kindliche Kopf wird durch die Wehen in die Beckenmitte oder Beckenhöhle geschoben und rutscht mit einer Vierteldrehung weiter auf den Beckenboden. Dabei dreht sich der kindliche Rücken nach vorne.

Der Muskel der Gebärmutter hat nun seine maximale Dicke erreicht und unterstützt optimal den Drang der Mutter, das Kind auf die Welt zu schieben. Dabei verstärkt die Mutter die Wehenkraft durch die Kraft der Bauchmuskeln. Viele Frauen empfinden bei diesen Wehen weniger Schmerzen, sondern eher ein starkes Dehnungsgefühl. Ist der Kopf des Kindes geboren, folgen Arme, Rumpf und Beine schnell nach. Damit endet die Geburtsphase.

Die letzte Phase ist die **Nachgeburtsphase**. Nachgeburt ist ein anderes Wort für die Plazenta oder den Mutterkuchen. Die schmerzhaften Wehen hören nach der Geburt schlagartig auf. Die Gebärmutter zieht sich weiter zusammen. Hat das Kind begonnen, sicher zu atmen, oder ist es bereits abgenabelt, endet die Funktion des Mutterkuchens. Er trennt sich von der Innenwand der Gebärmutter und wird mit einer weiteren Kontraktion geboren. Erst dann ist die Geburt abgeschlossen. Die Mutter beginnt jetzt ihr Wochenbett.

Positionen während der Geburt: Lieber aufrecht als liegend

Eine aufrechte Haltung in der Eröffnungs- und der Geburtsphase fördert den normalen Verlauf der Geburt. Durch die Schwerkraft wird der kindliche Kopf bei seiner Beugung und Drehung optimal unterstützt, und durch die bessere Durchblutung der Gebärmutter kommt es seltener zu unerwünschten Herztonmustern beim Kind. Statistisch gesehen wird der Wehenschmerz als weniger stark empfunden, und die Mütter sind später zufriedener mit ihrer Geburt.

Eine aufrechte Haltung beinhaltet nicht nur Stehen und Gehen. Die Schwangere kann auch sitzen, knien oder hocken und sich dabei bei Bedarf von ihrem Partner stützen lassen. Viele Gebärende empfinden den Vierfüßlerstand, bei dem die Hände erhöht sind, als sehr angenehm. Die Schwangere kann sich zwischendurch natürlich auch immer wieder hinlegen, wenn sie möchte. Aber sie sollte auch immer wieder dazu ermuntert werden, erneut eine aufrechte Haltung einzunehmen.

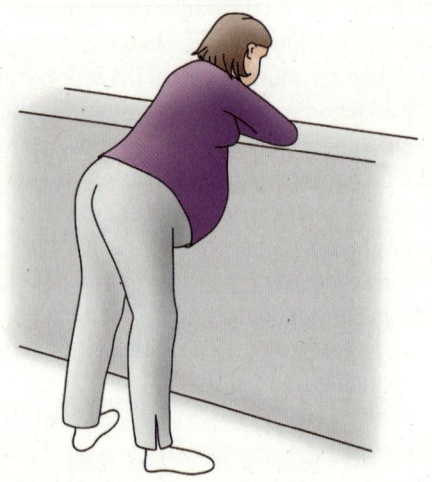

Gebären im Stehen.

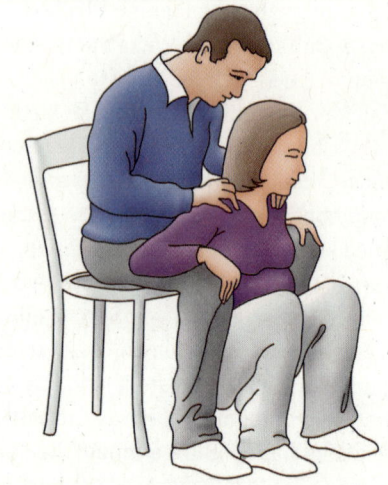

Rückhalt vom Partner: Gebären in der Hocke.

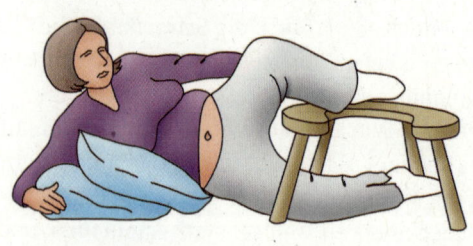

Diese Position schafft mehr Platz im Inneren.

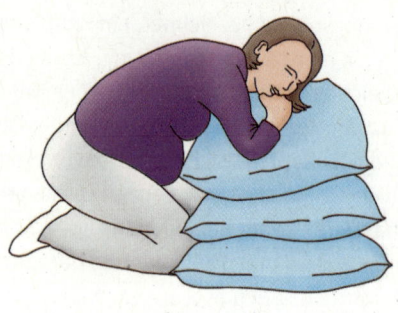

Vornübergebeugt: So dreht sich das Kind leichter.

Jede Phase der Geburt hat bestimmte Positionen und Bewegungen, die den Prozess des Gebärens unterstützen. Meist wissen Schwangere intuitiv, welche Haltung für die Phase, in der sie sich befinden, gerade richtig ist. So unterstützen kreisende Bewegungen des Beckens das Hineinrutschen des kindlichen Kopfes. Nach vorn übergebeugte Haltungen fördern die Drehung des Kindes, und ein schräg gestelltes Becken (ein Fuß erhöht) schafft mehr Platz im Inneren des Beckens. In der Geburtsphase geben Sitzbeine und Steißbein bei einer aufrechten Haltung mehr Platz, und das Kind wird mit der Schwerkraft nach unten oder vorne geboren. Die Schwangere bleibt agil und behält die Kontrolle. Außerdem wird die blutführende Vene nicht durch das Gewicht der Gebärmutter eingeklemmt.

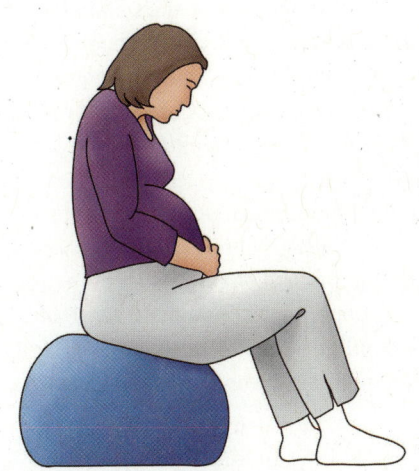

Der Ball fördert Bewegung.

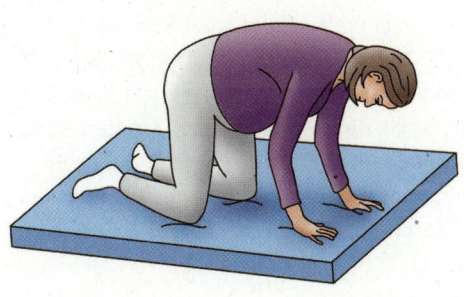

Viele Frauen finden den Vierfüßlerstand angenehm.

Etwa 75 von 100 Frauen, die im Geburtszeitraum ihr Kind in einer Klinik aus eigener Kraft
gebären, haben in der Geburtsphase eine lie-
gende Position. Die Gründe sind zu wenig Bewegungsfreiheit, ausgedehnte CTG-Kontrollen
und wenig Personal. Das sollten Sie aber nicht
hinnehmen. In Geburtshäusern und zu Hause
gebären gerade einmal 6 von 100 Frauen ihr
Kind im Liegen.

Tipp

Vielleicht glauben Sie, dass Sie die Eröffnungs-
und Geburtsphase im Liegen besser durch-
stehen als in wechselnden oder vermehrt aufrechten Positionen. Probieren Sie trotzdem
immer wieder eine andere Haltung aus. Das
kann Schmerzen erleichtern und den Geburtsprozess unterstützen.

Die Wassergeburt

Eine weitere Alternative ist die Wassergeburt.
Dabei wird das Kind unter Wasser geboren. Ein
Reflex verhindert, dass die Atmung vorzeitig
einsetzt. Das ist für das Kind kein Problem,
weil es ja weiterhin über die Nabelschnur mit
sauerstoffreichem Blut versorgt wird. Erst wenn
das Kind aus dem Wasser herausgehoben
wird, beginnt es mit der Atmung.

Von allen Kindern, die nicht per Kaiserschnitt
geboren werden, kommen etwa 2 von 100 in
der Gebärwanne unter Wasser zur Welt.

Die Schwangere kann sich mit kurzen Unter-
brechungen in allen Phasen der Geburt im
Wasser aufhalten. Das zu Beginn etwa 35 bis
37 Grad Celsius warme Wasser hat eine ent-
spannende Wirkung. Dadurch kann sich der
Muttermund eventuell schneller eröffnen. Viele
Frauen empfinden den Wehenschmerz im
Wasser als weniger stark. Bei stärkeren Wehen
in der Geburtsphase wird die Temperatur auf
Wunsch der Frau meist etwas abgesenkt.

Gebärbadewannen in Kliniken sind so kon-
struiert, dass das Wasser in wenigen Minuten
ein- und auch auslaufen kann. So lässt sich
die Temperatur leicht regulieren, und der Austausch des Wassers ist relativ schnell möglich.

Die Wannen sind groß genug, um nicht nur nach hinten angelehnt im Wasser zu sitzen. Auch für hockende Positionen ist ausreichend Platz. Zur Sicherheit der Schwangeren hat die Gebärwanne mehrere Haltegriffe. Meist hängt ein Tuch von der Decke, an dem sich die Frau festhalten kann und das beim Ein- und Aussteigen hilft.

Die Gebärwanne ist nicht nur für Wassergeburten reserviert. Auch Schwangere, die keine Wassergeburt planen, können in der Eröffnungsphase ein warmes Bad zur Entspannung nutzen.

Eine Wassergeburt ist sowohl in der Klinik als auch im Geburtshaus oder zu Hause möglich. Zu Hause wird dafür entweder die Badewanne oder ein aufblasbares Gebärbecken genutzt, das man sich von einer Leihfirma schicken lassen kann. Viele Frauen genießen die Schwerelosigkeit und empfinden die Wanne als geschützten Raum. Solange sich Schwangere im Wasser aufhalten, kommt es statistisch gesehen zu weniger Interventionen.

Besprechen Sie im Vorfeld alle Details! Nicht jede Schwangere kann im Wasser gebären. Schwangeren mit einem Kind, das vor dem Geburtszeitraum oder mit dem Po zuerst geboren werden will, wird von einer Wassergeburt abgeraten. Aber auch mütterliche Erkrankungen, unklare Blutungen oder Fieber sprechen gegen eine Wassergeburt. Fragen Sie nach, ob Sie sich hauptsächlich im Wasser aufhalten können oder nur zum Ende der Geburtsphase. Und erkundigen Sie sich auch, ob eventuell Ihr Partner mit in die Wanne kommen kann.

Umgang mit dem Schmerz

Wahrscheinlich haben Sie in Ihrem Leben schon unterschiedlich intensiven Schmerz erfahren. Ein rein körperlicher Schmerz kann psychisch durch Stress verstärkt werden. Die individuelle Schmerzgrenze ist bei jeder Frau anders. Ein objektiv messbarer Schmerz kann von der einen Schwangeren als lediglich unangenehm, von einer anderen aber als unerträglich beschrieben werden.

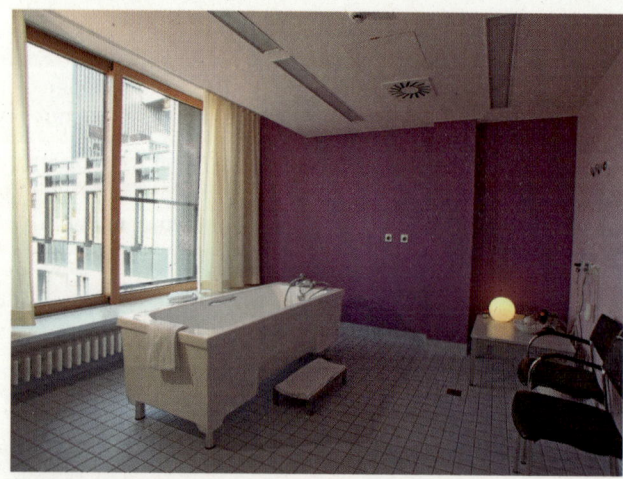

Wasser entspannt. Manche Frauen können auch in der Wanne gebären.

Anders als zum Beispiel bei Zahnschmerzen ist der Wehenschmerz nicht dauerhaft. Die Gebärmutter arbeitet hart, und Gebärmutterhals und Beckenboden werden stark gedehnt. Das löst den Wehenschmerz aus. Aber jede Wehe hört wieder auf und lässt Zeit zur Erholung. Jede Wehe bewirkt einen Fortschritt im Geburtsprozess und damit zur Geburt des Kindes. Der Schmerz der Wehen verändert sich im Laufe der Geburt und lässt sich durch Entspannung, Bewegung und Ablenkung beeinflussen.

Gerade die Wehenpausen scheinen für das körpereigene Liebeshormon Oxytocin und für die Euphorie hervorrufenden Endorphine wichtig zu sein. Das Oxytocin wirkt wehenfördernd. Die Endorphine sorgen für eine höhere Schmerztoleranz. Sie helfen der Schwangeren, sich in sich selbst zurückzuziehen und durch Bewegung dem Schmerz zu begegnen – also aktiv jede Wehe anzunehmen. Je besser eine Schwangere die Wehenpausen zur Entspannung und Regeneration nutzen kann, desto mehr Hormone werden ausgeschüttet. Wenn das Kind geboren ist, sorgt wahrscheinlich der nun hohe Level an Oxytocin und Endorphinen für das enorme Glücksgefühl und die Entstehung einer tiefen Bindung.

Heutzutage wird im Alltag mit Schmerz anders umgegangen als früher. Ärztinnen erkennen körperliche Störungen, die zu Schmerzen führen, meist schneller und können sie behandeln. Schon leichte Kopfschmerzen und Ähnliches werden durch Medikamente gelindert.

Auch während der Geburt können Schmerzmittel den Wehenschmerz erträglicher machen. Es ist allerdings noch nicht erforscht, wie nachhaltig Schmerzmittel das natürliche Zusammenspiel der Hormone bei einer Geburt irritieren. Nicht nur der Prozess der Geburt, sondern auch die Zeit nach der Geburt könnten beeinflusst werden. Es gibt aber viele Belege dafür, dass Frauen aus einer normalen Geburt ohne Medikamente eine besondere Kraft schöpfen, die ihr Leben tiefgreifend verändert.

Versuchen Sie, sich bereits in der Schwangerschaft mit dem Thema Wehenschmerz auseinanderzusetzen. Welche Erfahrungen haben Sie mit Schmerz? Welche Erlebnisse mit Schmerz könnten Ihre Geburt stören. Was sind Sie bereit zu ertragen? Durch welches Zauberwort wollen Sie Ihrem Partner und der Hebamme bei der Geburt signalisieren, dass Sie nun nicht länger mit dem Wehenschmerz mitgehen, sondern ein Medikament gegen Schmerzen haben wollen? Oder möchten Sie schon in der Schwangerschaft eine bestimmte Technik erlernen, die Ihnen helfen kann, besser mit dem Schmerz umzugehen?

Das kann Wehenschmerzen lindern

In Geburtsvorbereitungskursen werden Atem- und Entspannungstechniken geübt, weil Schmerz und Angst zusammen zu noch mehr Schmerz und noch mehr Angst führen. Die Techniken können Ihnen helfen, diese Spirale zu durchbrechen. Gegen die Angst hilft außerdem Aufklärung. Deshalb erläutern Hebammen in den Kursen die verschiedenen Geburtsphasen und die Geburtsmechanik. Außerdem bekommen Sie Informationen, um den für Sie richtigen Geburtsort auswählen zu können. Es ist hilfreich, wenn Sie im Vorfeld die Räumlichkeiten und möglichst auch die Sie unterstützenden Hebammen kennenlernen können. Viele gute Bücher und Internetseiten bieten zusätzliche Informationen.

Immer mehr Hebammen bieten vor der Geburt Übungsstunden zur Selbst-Hypnose an. Dabei lernen Schwangere, sich selbst in einen Zustand tiefer Entspannung zu bringen und geistig sehr wach den Geburtsprozess wahrzunehmen. Der Wehenschmerz wird angenommen und mit positiven Assoziationen verbunden.

Auch Entspannungstechniken wie Autogenes Training, Progressive Muskelentspannung nach Jacobson oder Übungen aus dem Hatha-Yoga können helfen, besser mit dem Schmerz umzugehen.

Während der Geburt soll das räumliche Umfeld ebenfalls die Entspannung fördern und damit Angst und Schmerz reduzieren. Deshalb sind die Räume in Geburtshäusern möglichst wohnlich eingerichtet. Und auch die Kreißsäle in Kliniken gleichen in aller Regel nicht üblichen Krankenzimmern, sondern schaffen ein freundliches, warmes Ambiente.

Im Idealfall übernimmt eine einzige Hebamme die Begleitung Ihrer Geburt. Ist das nicht möglich, sollten die aufeinander folgenden Hebammen eine möglichst ähnliche Vorgehensweise wählen, damit Sie nicht durch verschiedenartige Anweisungen verwirrt werden. Ist das gegeben, gebären Schwangere nachweislich öfter spontan und benötigen weniger Schmerzmittel. Die kontinuierliche Betreuung ist bei Haus- und Geburtshausgeburten gewährleistet. Auch Beleghebammen, die Sie zur Geburt in die Klinik begleiten, unterstützen Sie in allen Phasen der Geburt. In den Kliniken treffen Sie hingegen auf Hebammen im Schichtdienst. Einige Hebammenteams vertreten ein gemeinsames Leitbild, andere sehen Vorteile in einer Betreuung, die eher individuell gestaltet wird.

Während der Geburt lässt sich Schmerz durch liebevolle Berührungen, Massagen, warme und kalte Umschläge und ein warmes Bad nachweislich lindern. So kann Ihr Partner oder eine andere Begleitperson Sie gut unterstützen. Sie selbst sollten versuchen, dem Schmerz durch Bewegung entgegenzuwirken und die Wehenpausen zur Entspannung zu nutzen. Das fördert den Ausstoß körpereigener Endorphine, die den Schmerz hemmen.

Ihre Hebamme sorgt für eine geschützte und sichere Umgebung, damit der Geburtsprozess so wenig wie möglich gestört wird. Wehenschmerz und Wehenpausen gehören für sie zur normalen Geburt dazu. Sie kennt den Unterschied zwischen geburtsfördernden Wehen und solchen, bei denen sie eingreifen und den Geburtsprozess unterstützen muss. So schützt sie Sie vor unnötigen Schmerzen.

Sind doch einmal Schmerzmittel nötig, so können sie, ob alternativ oder aus der Schulmedizin, jederzeit eingesetzt werden. In bestimmten Phasen der Geburt sind bestimmte Medikamentengruppen besonders geeignet. Sie werden im Folgenden kurz mit ihren Wirkungen und Nebenwirkungen beschrieben:

■ Manche Hebammen bieten zur Schmerzlinderung unter der Geburt **Akupunktur** oder **Akupressur** an. Ein Effekt kann vermutet werden, er ist bisher aber nicht wissenschaftlich bewiesen. Durch die Stimulation mit Nadeln oder mit Druck auf bestimmte Stellen des Körpers soll der körperliche Energiefluss in den Meridianen harmonisiert werden. Der Nachteil: Solange die Nadeln gesetzt sind, können Sie sich nur eingeschränkt bewegen.

■ Andere Hebammen verabreichen **homöopathische Mittel** oder **Bachblüten-Essenzen,** um den Geburtsprozess zu unterstützen. Für beide Verfahren fehlen wissenschaftliche Beweise. Bei der Gabe des richtigen Mittels kann es außerdem zu einer kurzfristigen Erstverschlimmerung kommen.

■ Die **Aromatherapie** setzt auf ätherische Öle, die in der Regel durch Duftlampen verströmt und über die Nase aufgenommen werden. Oder sie wirken in Massageölen durch die Haut. Für Schwangere, die den jeweiligen Duft schätzen, sind keine Nachteile zu erwarten. Ein wissenschaftlicher Beweis, dass eine Aromatherapie hilft, fehlt jedoch.

Gut zu wissen

Eine Hebamme muss eine zusätzliche Ausbildung absolvieren, um alternative Heilmethoden einsetzen zu dürfen. Sie wird keine Mittel verwenden, die in der Schwangerschaft und unter der Geburt vermieden werden sollen.

■ In der frühen Eröffnungsphase kann man **krampflösende Medikamente** (meist Butylscopolamin) einsetzen, wenn ein fester, sich scheinbar nicht öffnen wollender Muttermund als verkrampft gewertet wird. Das Medikament wird als Vaginalzäpfchen, als Spritze oder in einer Infusion verabreicht und wirkt auf glatte Muskulatur. Da der Gebärmutterhals nur zu einem geringen Anteil aus glatter Muskulatur besteht, lässt sich eine direkte Wirkung nicht erklären. Wissenschaftliche Beweise für eine Wirksamkeit fehlen. Als Nebenwirkungen werden gelegentlich Hautreaktionen genannt (1 bis 10 von 1.000 Schwangeren). Selten kommt es

zu Blutdruckabfall und Herzrasen bei Mutter und/oder Kind (1 bis 10 von 10.000 behandelten Schwangeren). Damit gelten diese Medikamente als nebenwirkungsarm.

■ **Opioide** sind starke Schmerzmittel, die allerdings unter der Geburt nicht besonders gut wirken, wenn sie in die Muskulatur gespritzt werden (zum Beispiel Pethidin oder Meptazinol). Sie kommen in der Eröffnungsphase zum Einsatz. Das Opioid wirkt im zentralen Nervensystem und führt zu einer Bewusstseinseinschränkung und Beruhigung. Dadurch werden Wehenschmerzen eventuell als weniger stark empfunden. Ein Opioid wirkt auch auf das Kind und sollte deswegen nur mehrere Stunden vor der Geburt gegeben werden. Die Wirkung auf das Nervensystem tritt nach etwa 15 Minuten ein und hält bei der Mutter für wenige Stunden an. Der Abbau beim Kind dauert

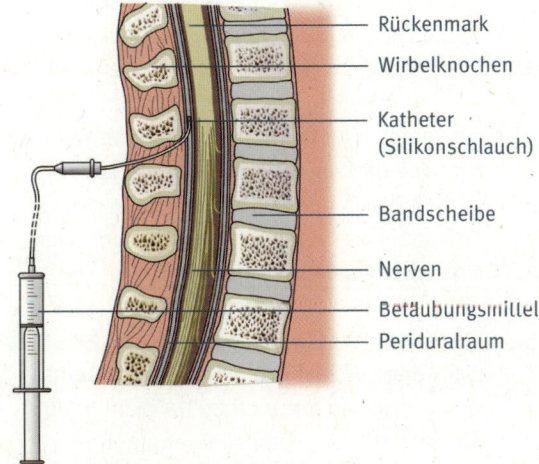

Rückenmark

Wirbelknochen

Katheter
(Silikonschlauch)

Bandscheibe

Nerven

Betäubungsmittel

Periduralraum

Für die PDA wird ein Katheter in die Nähe des Rückenmarks gelegt.

länger. Als sehr häufige Nebenwirkungen werden Übelkeit und Erbrechen beschrieben (1 oder mehr von 10 Schwangeren). Gelegentlich treten beim Kind Benommenheit, Kopfschmerz und Atemstörungen oder Atemdepression, das ist eine stark verlangsamte Atmung, auf (1 bis 10 von 1.000 Kindern).

■ Wirksam ausschalten lässt sich der Wehenschmerz nur durch Betäubung der entsprechenden Nerven. Dies geschieht mit einer **Peridualanästhesie (PDA),** bei der ein Medikament in Höhe der Lendenwirbel direkt in die Nähe des Rückenmarks gespritzt wird. Dafür legt die Anästhesistin einen dünnen Schlauch, über den wiederholt ein betäubendes Mittel gegeben werden kann. Zusätzlich wird eine Infusion gelegt, damit die Geburtshelferinnen bei Bedarf schnell Wehenmittel und bei Blutdruckabfall andere Medikamente verabreichen können. Die Prozedur nimmt zunächst Zeit in Anspruch, das Wehenmittel wirkt dann aber sehr schnell. Eine PDA wird zur Schmerzausschaltung bei etwa fünf bis acht Zentimeter Muttermundseröffnung gelegt. Von einer späteren PDA ist abzuraten. Wenn die vollständige Muttermundseröffnung nicht mehr lange dauern wird und sich der Wehenschmerz in der Geburtsphase verändert, könnte sonst der Pressdrang eingeschränkt sein.

Der Vorteil der PDA ist, dass sie bei der Schwangeren nicht zu einer Bewusstseinseinschränkung führt. Eine PDA dient hauptsächlich der Schmerzbekämpfung; über den Schlauch können aber auch bei einem eventuell notwendigen Kaiserschnitt Medikamente zur Betäubung gegeben werden.

Zu den häufigen Nebenwirkungen gehören ein Abfall des Blutdrucks (bei 14 von 100 Schwangeren) und Fieber (bei etwa 23 von 100 Schwangeren). Wer noch nie eine lokale Betäubung erhalten hat, muss sich eventuell zunächst daran gewöhnen, dass Bauch und Beckenmuskeln empfindungslos sind. Gegebenenfalls ist auch die Blase betroffen. Wenn sie sich zwischendurch gefüllt hat, wird der Urin über einen Katheter abgelassen, weil eine volle Blase die weitere Geburt behindert.

Durch die PDA kommt es zu einer verminderten Hormonproduktion. Es werden also weniger Oxytocin und Endorphine ausgeschüttet. Während einer PDA müssen Geburtshelfer häufiger Wehenmittel geben. Außerdem müssen sie die Geburt öfter mit Zange oder Saugglocke beenden. Auch eine Tendenz zu einem späten Kaiserschnitt konnte wissenschaftlich nachgewiesen werden. Taubheitsgefühl, Infusion, CTG und Blasenkatheter schränken zudem die Bewegungsmöglichkeiten der Mutter stark ein. Wird bei der Punktion die Schutzhülle des Rückenmarks verletzt, kommt es nach der Geburt bei etwa jeder zweiten Wöchnerin zu heftigen Kopfschmerzen, die einige Tage anhalten und die Mutter zum ständigen Liegen und/oder zur Einnahme starker Schmerzmittel zwingen. Erfahrungsberichten zufolge dauern Sie etwa 14 Tage an. Das Risiko für eine Verletzung wird mit durchschnittlich 1 von 100 Schwangeren angegeben.

Für eine PDA kommen unterschiedliche Medikamente in unterschiedlicher Dosierung in Frage. Lassen Sie sich vor der Geburt in der Klinik über die PDA aufklären. Fragen Sie nach, ob durch die Zusammensetzung und Dosierung eine völlige oder teilweise Betäubung des Wehenschmerzes angestrebt wird. Es kann außerdem versucht werden, die PDA so zu dosieren, dass die Schmerzlinderung zur Geburtsphase nachlässt. Das ermöglicht der Mutter, mitzuschieben und die Geburt ihres Kindes zu unterstützen. Derzeit erhält etwa jede vierte Schwangere eine PDA. In bestimmten Situationen wird zu einer PDA geraten, in anderen Fällen, etwa bei gesteigerter Blutungsneigung, eher von ihr abgeraten. Sammeln Sie möglichst schon in der Schwangerschaft Informationen, damit Sie während der Geburt eine überlegte Entscheidung treffen können.

Eine wissenschaftliche Studie ging der Frage nach, wie zufrieden Wöchnerinnen mit ihrer Geburt unter besonderer Berücksichtigung der Rolle von Schmerz und Schmerzlinderung sind. Das Ergebnis: Für Schwangere scheint es besonders wichtig zu sein, dass ihre persönlichen Erwartungen respektiert werden. Sie möchten von dem geburtshilflichen Team unterstützt werden und an Entscheidungen beteiligt sein. Schmerzen und medizinische Eingriffe in den Geburtsprozess spielen für die nachträgliche Bewertung der Geburt eine geringere Rolle als die Einstellungen und das Verhalten des begleitenden Teams.

Wehenschwäche und Sternengucker: Was Geburten erschweren kann

Was ist in der Rückschau eine schwere Geburt? Und für wen war sie schwer? Für die Schwangere oder für das Kind? Für den begleitenden Partner oder für das geburtshilfliche Team?

Bei einer Geburt können vorhersehbare und unvorhersehbare Ereignisse auftreten, bei denen die Geburtshelfer unterstützen oder eingreifen müssen. So gibt es zum Beispiel die **„Sternengucker"-Kinder,** die nach der Drehung in der Beckenmitte nicht mit ihrem Rücken nach vorne zum Schambein, sondern nach hinten zum Kreuzbein liegen. Diese Kinder würden bei einer Geburt in liegender Position nach oben zu den Sternen schauen. Bei dieser Stellung ist mit einer verlängerten Geburtsphase zu rechnen. Aber ist diese Geburt für die Schwangere selbst und das betroffene Kind deswegen schwerer als eine andere Geburt? Welche Alternativen hätte es gegeben? Und war die als regelwidrig beschriebene Geburtsstellung bei diesem Kind vielleicht die genau richtige oder einzig mögliche Position?

Eine Abweichung von der Regel – in diesem Fall die Einstellung des kindlichen Kopfes und damit auch die Stellung des Rückens – sollte nicht als Problem wahrgenommen werden. Die Regelabweichung ist in diesem Fall ein Hinweis, dass die Mutter für eine weitere Drehung des Kindes bestimmte Haltungen einnehmen sollte, so dass der Rücken wieder nach vorn kommt. Erst wenn das nicht funktioniert, werden bewusst entgegengesetzte Bewegungen eingesetzt, um das Kind in der von ihm gewählten Stellung zu unterstützen.

Zu einer **Wehenschwäche** kann es kommen, wenn die Gebärmutter bei einer Überdehnung oder einer Überstimulation erschöpft ist. Dann sind die Wehen meist zu selten oder zu schwach. Gehen die Vorwehen trotz Zervixreife nicht in die Eröffnungswehen über, sprechen Fachleute von einer primären Wehenschwäche. Lassen die Geburtswehen in der

Hintergrund

Primäre und sekundäre Wehenschwäche: Bei einer primären Wehenschwäche kommt es nicht zu Geburtswehen, also zu den Wehen, die den Muttermund eröffnen. Hinweise, die eine primäre Wehenschwäche vermuten lassen, sind eine schon lang anhaltende Überdehnung der Gebärmutter oder fehlender Druck des Kindes von oben auf den unteren Teil der Gebärmutter. Letzteres kommt häufiger bei Kindern in Beckenendlage vor.

Manchmal wird aber auch unberechtigterweise von einer primären Wehenschwäche gesprochen. Ist zu Beginn der Geburt der Gebärmutterhals noch nicht verstrichen oder zumindest wulstig und weich, der Muttermund noch nicht leicht geöffnet oder zentriert in der Scheide zu ertasten und der vorangehende Teil des Kindes (Kopf oder Steiß) ohne Bezug zum Beckeneingang, dann liegt keine primäre Wehenschwäche vor. Dabei ist es unerheblich, in welcher Schwangerschaftswoche Sie sich befinden. Vielleicht ist Ihr Kind noch gar nicht so weit, weil es zu den Kindern gehört, die erst in der 41. oder 42. Schwangerschafts-

woche geboren werden wollen. Vielleicht sind Sie auch selbst noch nicht so weit, weil eigener und äußerer Druck den Geburtsbeginn durch Stresshormone verhindert. Gemeinsam mit Ihrer Ärztin und der Hebamme sollten Sie zunächst über alle nichtmedikamentösen Methoden sprechen und ausgewählte ausprobieren, bevor Sie sich auf eine Einleitung ohne medizinische Notwendigkeit einlassen. Eine nicht funktionierende Einleitung kann sehr kräftezehrend sein.

Zu einer **sekundären Wehenschwäche** kommt es erst nach zuvor regulären Geburtswehen. Sie kann durch eine hohe Gabe an Wehenmitteln, eine Erschöpfung der Gebärmutter bei Überdehnung oder ein Geburtshindernis ausgelöst sein. Auch in die Vene gespritzte Schmerzmittel oder die PDA können die Hormonproduktion irritieren und vermindern. Lassen Sie sich Zeit. Solange es Ihnen und Ihrem Kind gut geht, können Sie sich eine Pause mit schwächeren Wehen gönnen. Die Geburtshelferinnen sollten alle Möglichkeiten des weiteren Vorgehens mit Ihnen durchsprechen.

Eröffnungsphase nach, liegt eine sekundäre Wehenschwäche vor. Auch sie gilt als nicht „normal" und fordert zur Unterstützung auf.

Aber erst mal ist auch eine Wehenschwäche nur ein Hinweis. Zunächst sollten die Um-

stände, die möglicherweise dazu führen, dass sich die Wehen nicht eigenständig verstärken können, besprochen und verändert werden. Und erst im zweiten Schritt, wenn es trotzdem nicht weitergeht, sollte ein medikamentöses Eingreifen in Betracht kommen.

Geburt ohne Besonderheiten – und mit

Bei einer Geburt ohne Besonderheiten setzen nach der Zervixreife die Geburtswehen ein und eröffnen den Muttermund. Dabei wird das Kind in das kleine Becken geschoben. Bei fast oder vollständig eröffnetem Muttermund springt die Fruchtblase, das Kind wird weiter in die Beckenmitte geschoben und dreht sich dort so, dass es mit dem Rücken nach vorne in Richtung Bauch der Mutter liegt. Dabei drückt der Kopf des Kindes immer stärker auf den Beckenboden und auf den Enddarm. Dies löst einen Pressdrang bei der Mutter aus. Sie schiebt ihr Kind dann bei jeder Wehe ein wenig weiter nach draußen.

Zunächst dehnt der Kopf des Kindes den Damm, das ist der hintere Anteil des Scheidenausgangs. Dann wird der Kopf geboren. Das Kind dreht sich selbst zur Seite, damit die Schultern in das kleine Becken rutschen können und wird schließlich mit der nächsten Wehe vollständig geboren. Hat sich das Kind sicher an die neue Umgebung angepasst und ist die Atmung stabil, hört der Mutterkuchen von allein auf zu arbeiten. Er wird mit einer nun nicht mehr schmerzhaften Kontraktion von der Gebärmutterwand gelöst und mit einer weiteren Kontraktion geboren. Die Mutter sollte anschließend ihre Beine übereinanderlegen und damit die Geburt und die enorme Öffnung auch gedanklich schließen.

Im Normalfall läuft dieser Prozess ohne Störungen und Besonderheiten ab. Durch das Zusammenspiel der Hormone können Sie sich während der Geburt immer besser auf das Wesentliche konzentrieren. Sie spüren, welche Bewegungen Ihnen und Ihrem Kind am besten helfen, um weiterzukommen. Schmerz und ein immer stärkerer Wille leiten Sie dabei.

Am Übergang von der Eröffnungs- zur Geburtsphase müssen Sie an einen Punkt kommen, an dem Sie von der Intensität der Wehen überwältigt sind. Was vorher gut funktioniert hat, hilft jetzt vielleicht nicht mehr weiter. Sie hadern mit sich, mit Ihrem Partner und der Hebamme. Aber danach schiebt sich Ihr Kind durch das Becken. Ihre eigenen Bewegungen verändern sich, um nun das Becken zu weiten. Bei jeder Wehe rutscht Ihr Kind ein Stück tiefer. Es weiß genau, wie es sich drehen muss, um das Becken zu passieren. Für das letzte Stück durch die Muskeln des Beckenbodens hindurch werden Sie Ihre Bauchmuskeln einsetzen und dadurch den Druck der Wehen verstärken.

Wie lange eine Geburt dauert, lässt sich nur schwer vorhersagen. Hat eine Schwangere bereits ein Kind vaginal geboren, wird es beim nächsten wahrscheinlich schneller gehen. Aber nur 1 von 1.000 Kindern kommt vor der Aufnahme in die Klinik zur Welt.

Entscheidender als die Schnelligkeit ist allerdings ein möglichst ungestörter Ablauf der Geburt: Wie gut können Sie sich in die Geburtsarbeit begeben? Welche Unterstützung erfahren Sie, wenn der Ablauf durch Besonderheiten gestört wird? Können zeigt sich in der Geburtshilfe durch Zurückhaltung der Sie begleitenden Hebammen und Ärztinnen. Man weiß heute

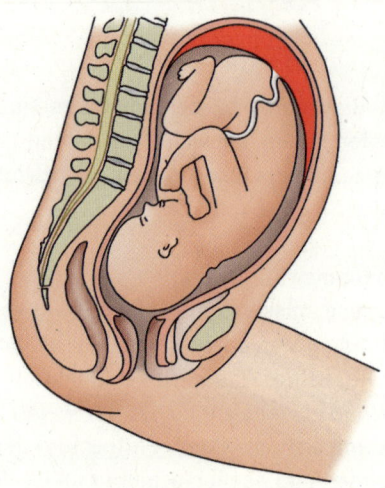

Der Kopf hat den Beckeneingang passiert.

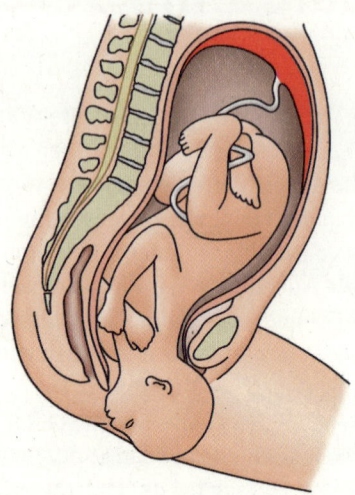

Der Kopf ist geboren.

sicher, dass ein Eingreifen in den Geburtsprozess ein nächstes Eingreifen nach sich zieht.

Unterstützung bedeutet: Zuwendung, ein warmes Bad, Massagen. Oder zum Beispiel Akupunktur, den Einsatz von duftenden Ölen oder Homöopathie. Ein Medikament zur Entspannung, eines zur Verstärkung der Wehentätigkeit, ein Schmerzmittel, das Eröffnen der Fruchtblase, ein Dammschnitt, Zange, Saugglocke oder Kaiserschnitt: Auch das kann für Sie genau die richtige Unterstützung sein. Nur sehen wir im Rückblick anhand der Zahlen, dass von all diesen Eingriffen zu häufig Gebrauch gemacht wird.

Alle Unterstützungsmaßnahmen haben ihre Berechtigung. Es ist gut, dass es sie gibt, um eine Geburt bei Hindernissen voranzubringen und Mutter und Kind vor Notsituationen zu schützen. Wenn geholfen werden muss, ist ein

Eingriff gerechtfertigt. Aber bitte lassen Sie ihn sich erklären. Fragen Sie, wann, warum oder wie lange er geplant ist und welche Alternativen es gibt. Im Folgenden erfahren Sie, was bei typischen Eingriffen passiert.

Der Wehentropf: Steigerung der Geburtswehen

Bei einem Wehentropf wird der Schwangeren über einen venösen Zugang Flüssigkeit verabreicht. Durch eine Steigerung der Tropfenanzahl lässt sich die Menge des Medikamentes erhöhen. Zur Kontrolle der Wehen und der kindlichen Herzaktion wird ein Dauer-CTG geschrieben. Der Wehentropf steigert die Geburtswehen und kann dadurch die Geburtsdauer verkürzen. Wird das Medikament als Tropf verabreicht, lässt es sich besser dosieren als eine Tablette, eine Spritze, ein Zäpfchen oder ein Gel.

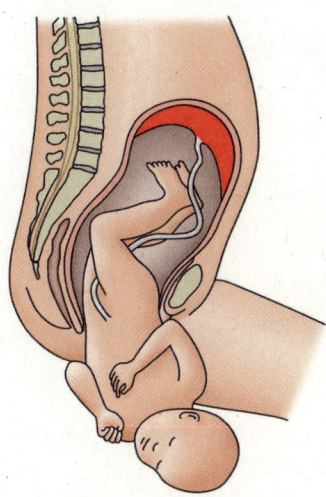

Der restliche Körper folgt schnell hinterher.

Nachteile sind, dass sich die Frau wegen der Infusion und dem CTG weniger gut bewegen kann. Dadurch ist es für sie schwerer, den Wehenschmerzen und einer Fehlhaltung des Kindes durch wechselnde Gebärhaltungen aktiv zu begegnen. Zudem wird das Zusammenspiel der Hormone, die der Körper zur Geburt produziert, irritiert. Stärkere und sich schneller wiederholende Wehen zu einem zu frühen Zeitpunkt bedeuten Stress für Gebärmutter und Kind. Es kann passieren, dass die Gebärmutter überfordert wird. Fehlt dem kindlichen Herzen Zeit zur Erholung, reagiert es mit auffälligen Herztonmustern.

Eine bundesweite Erhebung zeigt, dass durchschnittlich mindestens jede vierte Gebärende in der Klinik einen Wehentropf zur Beschleunigung der Geburt erhält. Bei einer von diesen vieren wird später ein Gegenmittel verabreicht, um die Wehen wieder zu verringern.

Die Eröffnung der Fruchtblase

Bei vollständiger Eröffnung des Muttermundes springt die Fruchtblase ohne Unterstützung von außen. Ein manuelles Eröffnen der Fruchtblase heißt in der Fachsprache Amniotomie. Dafür wird die Eihaut am unteren Pol mit einem nicht spitzen Gegenstand eingerissen. Der Muttermund sollte dafür mindestens drei Zentimeter geöffnet sein. Kopf oder Po des Kindes sollten Bezug zum Beckeneingang aufgenommen haben. So fließt hauptsächlich das Fruchtwasser ab, das sich vor Kopf oder Po befindet. Der vorangehende Teil des Kindes drückt nun direkt auf den Muttermund. Dadurch kommt es zu kräftigeren Wehen.

Der Nachteil der Amniotomie ist, dass dieser Vorgang nicht wieder rückgängig gemacht werden kann. Weil davon ausgegangen wird, dass innerhalb von 24 Stunden Keime in die Fruchtblase aufsteigen können, sollte die Geburt innerhalb dieser Zeit beendet sein. Gegebenenfalls muss die Mutter ein Antibiotikum einnehmen. Bei 1 von 100 Schwangeren wird die Geburt durch die manuelle Eröffnung der Fruchtblase eingeleitet. Bei 5 von 100 Schwangeren im Geburtshaus oder zu Hause erfolgt dieser Eingriff während der Geburt. Zahlen zur Amniotomie in Kliniken während der Geburt liegen nicht vor.

Der Dammschnitt

Durch den Dammschnitt soll der hintere Anteil des Scheideneingangs vergrößert und eine schnellere Geburt ermöglicht werden. Dafür wird der Damm mit einer Schere eingeschnitten. Da dieser zum Zeitpunkt des Schnitts maximal gespannt und daher fast blutleer ist,

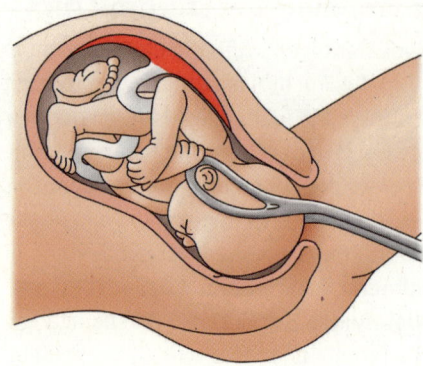
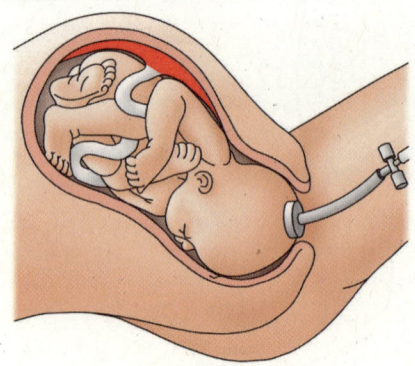

Eine vaginal-operative Entbindung mit der Zange.　　*Das Kind wird mit Hilfe einer Saugglocke entbunden.*

empfinden Frauen keinen Schmerz, sondern eher Entlastung. Durch die Erweiterung des Scheidenausgangs soll bei Frühgeborenen zusätzlicher Druck auf den Kopf vermieden und bei vaginal-operativer Entbindung per Zange ein wenig mehr Platz zum Einführen des Instrumentes geschaffen werden. Beim Einsatz einer Saugglocke ist der Dammschnitt nicht zwingend erforderlich. Mögliche Nachteile eines Dammschnitts sind ein höherer Blutverlust und eine schlechtere Wundheilung.

Geschnitten wird entweder von der Dammmitte gerade nach unten in Richtung Darmausgang (median) oder von der Dammmitte seitlich nach rechts oder links entsprechend einem Uhrzeiger bei vier oder acht Uhr (mediolateral). Bei einem medianen Schnitt werden weniger Gefäße durchtrennt, weshalb die Naht besser heilt. Trotzdem wird der mediolaterale Schnitt empfohlen, damit es, wenn der Schnitt noch weiter aufreißen sollte, nicht zu einer Beschädigung des Gewebes um den Darmausgang herum kommt. Die Ansicht, dass sich ein Dammschnitt besser nähen lässt und schneller

heilt als ein Dammriss, ist überholt. Tatsächlich heilt ein Dammriss besser, weil er in mediane Richtung entlang der Fasern entsteht und sie eher nicht durchtrennt. Ein Dammschnitt ist nur dann vorzuziehen, wenn eine große Erweiterung des Dammes nötig erscheint.

Bei etwa 24 von 100 Schwangeren, die in einer Klinik vaginal gebären, wird der Damm eingeschnitten. Im Geburtshaus oder zu Hause ist dieser Eingriff deutlich seltener und kommt lediglich bei 5 von 100 Frauen vor. Einen Dammriss oder -schnitt, der genäht werden muss, erleiden in der Klinik 63 von 100 Frauen, im Geburtshaus und zu Hause etwa 55 von 100 Frauen. Schwere Dammverletzungen kommen etwa bei 1 bis 2 von 100 Frauen vor und sind in der Klinik etwas häufiger.

Die Geburt mit Zange und Saugglocke

Bei einer Zangengeburt werden zwei gebogene Metallteile rechts und links neben den Kopf des Kindes gelegt, die sich zu einer Zange verbinden lassen. Die Saugglocke besteht aus einer Glocke aus Silikon oder Metall, die durch Unterdruck am Hinterkopf des Kindes befestigt wird. Beides sollte erst genutzt werden, wenn der Muttermund vollständig eröffnet und die Drehung des kindlichen Kopfes in der Beckenmitte möglichst vollendet ist. Das Kind wird mithilfe der Zange (Forceps) oder der Saugglocke (Vakuumextraktion) aus der Gebärmutter herausgezogen. Beides gilt als operativer Eingriff.

Der Einsatz von Zange oder Saugglocke kann notwendig werden, um Gefahr für Mutter und Kind abzuwenden und eine vaginale Geburt schnell zu beenden. Ist das Kind bereits nach vollständiger Drehung auf dem Beckenboden angekommen, kann es nicht mehr per Kaiserschnitt entbunden werden. Als häufigste Ursachen für den Einsatz von Zange und Saugglocke werden ein Geburtsstillstand in der Geburtsphase und auffällige Herztonmuster des Kindes angeben.

Die Zange kann im kindlichen Gesicht Schürfwunden hinterlassen. Durch die Saugglocke entsteht bei etwa 12 von 100 Kindern ein Hämatom an der Stelle zwischen Knochen und Kopfhaut, an der die Glocke angebracht war. Bei den Müttern kommt es vermehrt zu Verletzungen in der Scheide und am Damm. Trotzdem sind beide Instrumente im Bedarfsfall sehr hilfreich und außerdem schonender und sicherer als ein eiliger Kaiserschnitt zu einem so späten Zeitpunkt. Das eine Instrument ist dem anderen nicht überlegen. Die Wahl zwischen Zange oder Saugglocke hängt von den Vorlieben und der Erfahrung der Operateurin ab.

Eine vaginale operative Geburtsbeendigung erleben etwa 7 von 100 Schwangeren. Die Anzahl stagniert seit einigen Jahren. Bei 10 vaginal operativen Entbindungen kommt durchschnittlich in 1 Fall die Zange zum Einsatz, 9 Mal hingegen die Saugglocke.

Notkaiserschnitt: Wenn das Kind schnell geholt werden muss

Für einen Notkaiserschnitt während der Geburt gibt es absolute Indikationen. Sie machen die sofortige Entbindung notwendig, weil das Leben von Mutter oder Kind gefährdet ist. Eine erhebliche Gefahr für die Mutter besteht zum Beispiel, wenn die Gebärmutter nach Überlastung durch zu starke Wehen zu zerreißen droht. Oder, wenn sich eine Schwangerschaftserkrankung, die mit hohem Blutdruck einhergeht (Eklampsie und HELLP-Syndrom), nicht medikamentös einstellen lässt. Für das Kind besteht absolute Gefahr, wenn die Versorgung über den Mutterkuchen und die Nabelschnur nicht mehr gewährleistet ist. Das ist zum Beispiel der Fall, wenn die Nabelschnur zwischen Kopf und Becken eingeklemmt ist. Oder wenn der Mutterkuchen nicht mehr ausreichend mit sauerstoffreichem Blut versorgt wird. Es kann auch passieren, dass sich der Mutterkuchen von der Gebärmutterwand löst, obwohl das Kind noch nicht geboren ist. Eine Alternative zum Kaiserschnitt gibt es dann nicht.

Von dem Entschluss zu einem Kaiserschnitt bis zur Entbindung des Kindes vergehen maximal 20 Minuten. Alle Kliniken in Deutschland sind verpflichtet, diese Vorgabe einzuhalten. Von einem Notkaiserschnitt ist 1 von 100 Schwangeren betroffen.

Der Kaiserschnitt

Das Thema Kaiserschnitt soll in diesem Buch eine besondere Rolle einnehmen, denn irgendetwas läuft schief: falsche Erwartungen, Zeitdruck oder Unvermögen? Es ist nicht eindeutig zu sagen, was zu den hohen Kaiserschnittraten in Deutschland führt.

Bei einer vaginalen Geburt wird das Kind durch Wehen geboren. Ein genau zu Mutter und Kind passender Hormonspiegel unterstützt beide darin, eine besondere Bindung aufzubauen. Viele Frauen empfinden Wehen als äußerst schmerzhaft. Aber sie spüren, welche Bewegungen wann sinnvoll sind, um ihrem Kind bei der Geburt zu helfen. Sobald Kind und Mutterkuchen geboren sind, hören die schmerzenden Wehen auf. Die Mutter kann sich direkt um die Bedürfnisse ihres Kindes kümmern. Die vaginale Geburt bildet nicht nur einen guten Anfang für die Mutter-Kind-Beziehung, sie wirkt sich auch positiv auf die langfristige Gesundheit beider und auf eine weitere Schwangerschaft und Geburt aus. Doch leider wird in Deutschland inzwischen fast jedes dritte Kind per Kaiserschnitt geboren.

Fällt die Entscheidung für einen Kaiserschnitt bereits in der Schwangerschaft, wird von einem **geplanten Kaiserschnitt** gesprochen. Es gibt mehrere Hinweise darauf, dass der Zeitpunkt des Kaiserschnitts Konsequenzen für das Kind hat. Früher wurde ein Kaiserschnitt gerne an den Beginn des Geburtszeitraumes gelegt. Heute empfehlen Kinderärztinnen und -ärzte einen Kaiserschnitt erst ab 39+0 Schwangerschaftswochen. Mittlerweile gibt es

immer mehr Kliniken, die sogar möglichst erst nach Beginn der Geburtswehen einen Kaiserschnitt durchführen, damit Mutter und Kind hormonell auf die Geburt eingestimmt sind.

Ein Kaiserschnitt (auch „Sectio caesarea" oder „Schnittentbindung" genannt) ist eine Operation unter Vollnarkose oder unter einer rückenmarksnahen regionalen Betäubung. Dabei wird das Kind durch die Gebärmutter und die Bauchdecke hindurch von der Mutter entbunden. Als gängige Methode gilt der sogenannte „sanfte Kaiserschnitt" nach Misgav Ladach.

Die Fachgesellschaften geben bei weniger als 10 von 100 Schwangeren einen zwingenden Grund zum Kaiserschnitt an. Die Weltgesundheitsorganisation (WHO) empfiehlt eine durchschnittliche Kaiserschnittrate von 10 bis 15 Prozent. Aktuell wird in Deutschland aber bei 30 von 100 Schwangeren ein Kaiserschnitt durchgeführt. Somit erhalten 20 von 100 Schwangeren einen Kaiserschnitt ohne zwingenden Grund. Und 15 bis 20 von 100 Schwangeren bekommen einen Kaiserschnitt, obwohl eine natürliche vaginale Geburt für ihre Gesundheit kurz- und langfristig sicherer gewesen wäre.

Was passiert bei einem Kaiserschnitt?

Mit der Entscheidung für einen Kaiserschnitt wird die Schwangere in den Operationsbereich (OP) der Klinik übergeben. Der OP kann räumlich sehr nah gelegen sein, die Übergabe

Frage 9

Was kann ich tun, um einen Kaiserschnitt zu vermeiden?

Sie können über die Auswahl des Entbindungsortes Einfluss auf den Geburtsverlauf nehmen. Bei einer ausschließlich hebammengeleiteten Geburt etwa in einem Geburtshaus oder in einem Hebammenkreißsaal sinkt die Wahrscheinlichkeit für einen Kaiserschnitt deutlich. Dafür kommt es in Belegabteilungen von Krankenhäusern häufiger als im Durchschnitt zu Kaiserschnittgeburten.

Wenn Sie in der Klinik entbinden möchten, lohnt es sich, nach einer Klinik mit niedrigen Kaiserschnittraten zu suchen. Fragen Sie bei den Krankenhäusern im Umkreis nach und erkundigen Sie sich gegebenenfalls, wie die Klinik mit schwierigen Geburten umgeht. Haben die Geburtshelfer Erfahrung mit spontanen Geburten aus Beckenendlage? Wie geht die Klinik mit Zwillingsgeburten um? Setzt sie sich auch nach einem vorangegangenen Kaiserschnitt erstmal für eine vaginale Geburt ein? Für eine Klinik spricht, wenn sie offensiv über die Vor- und Nachteile des Kaiserschnitts informiert und früh ein Aufklärungsgespräch anbietet. Dafür lohnt es sich, auch weitere Wege in Kauf zu nehmen.

Falls Sie eine relative Indikation für einen Kaiserschnitt haben (also kein zwingender Grund vorliegt), sollten Sie sich, wenn möglich, eine zweite Meinung einholen. Lassen Sie sich genau erklären, was für oder gegen den Kaiserschnitt und die vaginale Geburt spricht. Nur so können Sie kompetent zwischen beiden Wegen wählen. Auch bei einer normal verlaufenden Schwangerschaft ist es sinnvoll, sich genau über den Geburtsablauf zu informieren. Wenn Sie wissen, dass zum Beispiel eine Wehenpause nichts Schlimmes ist, sind Sie während der Geburt gelassener und vertrauen eher auf Ihren Körper.

hat eher mit einer sich ändernden Verantwortlichkeit zu tun. Wie bei der PDA im Kreißsaal übernehmen Anästhesistinnen auch im OP die Narkoseleitung, Ärztinnen und assistierende Pflegerinnen operieren, und die Hebamme kümmert sich, eventuell gemeinsam mit einer Kinderärztin, um das Kind.

Alle Beteiligten bereiten sich in kurzer Zeit auf die Operation vor. Die Schwangere erhält ein OP-Hemd und Stützstrümpfe. Eigene Kleidung und Schmuck muss sie ablegen. Anschließend wird sie am Unterbauch rasiert, sie erhält eine Infusion. Gegebenenfalls wird ein Blasenkatheter gelegt, über den der Urin ablaufen kann.

Bis auf wenige Ausnahmen wird heute zu einer Spinalanästhesie geraten. Dabei spritzt die Anästhesistin das Betäubungsmittel direkt an die entsprechenden Nerven im unteren Rücken. Hat die Schwangere bereits eine PDA, kann über den zuvor eingeführten Schlauch weiteres Betäubungsmittel gegeben werden. Bei beiden Methoden ist die Schwangere wach und bei Bewusstsein. Die Entbindung bereitet ihr aber keine Schmerzen. Wenn es schnell gehen muss, bekommt die Frau eher eine Vollnarkose. Dies passiert häufiger bei einem Notkaiserschnitt. Dann ist es wichtig, dass das Kind möglichst wenig von den Narkosemitteln abbekommt.

Als „sanfter Kaiserschnitt" wird die Methode nach Misgav Ladach bezeichnet. Dabei wird nur die Hautschicht aufgeschnitten. Die Ärztin ritzt Bauch und Gebärmutter so weit ein, dass sie nach Dehnen und Reißen das Kind hindurchheben kann. Diese Methode ist sanfter für das mütterliche Gewebe, nicht aber für das Kind. Und die Mutter empfindet zwar keine

Schmerzen, bekommt aber durchaus mit, welche Kraft an ihr aufgewendet werden muss. Als Narbe bleibt später ein etwa 10 bis 15 Zentimeter langer Streifen oberhalb des Schambeins, der sich mit der Zeit weiter verkürzen kann. Nach einem ersten Kaiserschnitt ist diese Methode nach Misgav Ladach kein weiteres Mal möglich. Schuld sind Verwachsungen und Narben am Gewebe.

Normalerweise ist die Sicht auf das Operationsfeld für die Schwangere und ihre Begleitperson durch ein steriles Tuch verhängt. Die Hebamme bringt das Kind nach der Entbindung zum Kopf der Mutter und legt es ihr auf Brust oder Schulter. Oder sie übergibt es in kinderärztliche Betreuung. Auf Ihren Wunsch hin kann das sterile Tuch zum Zeitpunkt der Entbindung gesenkt werden. So können Sie den Moment, in dem das Kind aus dem Bauch gehoben wird, sehen.

Tipp

Besprechen Sie bereits bei der Anmeldung in der Klinik, ob Sie im Falle eines Kaiserschnittes mit ansehen möchten, wie das Kind herausgehoben wird.

Nach der Entbindung des Kindes wird zunächst der Mutterkuchen entfernt. Anschließend näht die Ärztin die Gebärmutter, Muskeln und Haut. Das dauert ungefähr eine halbe Stunde.

In der ersten Zeit nach der Operation werden Blutdruck, Temperatur und Puls überwacht. Meist bekommt die Mutter Schmerzmittel, Antibiotikum und Blutverdünnungsmittel. Die Wunde, der Fundusstand der Gebärmutter und die Urinausscheidungen werden kontrolliert. Ein Blasenkatheter kann in der Regel nach wenigen Stunden entfernt werden. Hat die Betäubung bei einer Spinalanästhesie vollständig nachgelassen, soll die Wöchnerin aufstehen.

Versuchen Sie möglichst bald nach der Operation, Ihr Kind an die Brust zu legen. Es kann von einer Narkose noch etwas schläfrig sein. Ansonsten klappt das Anlegen genauso gut wie nach einer vaginalen Geburt.

Nach einem Kaiserschnitt sind Mütter zunächst auf Hilfe angewiesen, weil sich die Wunde bei jeder Bewegung bemerkbar macht. Das Kind von der einen zur anderen Brust zu heben oder es zu tragen, kann beschwerlich sein. Langes Stehen beim Wickeln und Treppensteigen strengen an. Versuchen Sie, in der Klinik ein Familienzimmer zu reservieren, in dem eine Begleitperson mit übernachten kann. Auch nach der Entlassung aus der Klinik ist es wichtig, dass Sie Hilfe bekommen.

Gründe für einen Kaiserschnitt

Schon in der Schwangerschaft kann es Situationen geben, die einen Kaiserschnitt notwendig machen. Bei anderen Frauen raten die Ärztinnen erst während der Geburt zu einem Kaiserschnitt. Ist die Entscheidung in der Schwangerschaft gefallen, spricht man von einem **primären oder geplanten Kaiserschnitt.** Hat die Geburt bereits begonnen, handelt es sich um einen **sekundären oder ungeplanten** Kaiserschnitt.

Bei einer **absoluten Indikation** ist der Kaiserschnitt besonders dringlich und ohne Alternative. Dann liegt ein zwingender medizinischer Grund vor, der eine vaginale Geburt unmöglich macht oder bei dem der Beginn oder die Fort-führung einer vaginalen Geburt zu riskant sind. Einen Kaiserschnitt mit absoluter Indikation erhalten etwa 10 von 100 Schwangeren.

Das sind typische Gründe für einen zwingen-den Kaiserschnitt:

■ Ein geplanter Kaiserschnitt ist bei einer **Querlage** des Kindes zwingend erforderlich, also wenn weder Kopf noch Po oder Füße des Kindes zuerst ins kleine Becken eintre-ten können. Das kommt bei etwa 1 von 200 Kindern vor. Eine Ausnahme: Liegt bei einer Zwillingsgeburt das erste Kind in Längslage und das folgende in Querlage, kann das zweite Kind in der Gebärmutter gedreht werden. Ein Kaiserschnitt ist auch dann erforderlich, wenn sich der **Kopf des Kindes nicht richtig einstellen kann** und aufgrund der Form des mütterlichen Beckens über dem Schambein stecken bleiben würde. Ein weiterer zwingender Grund liegt vor, wenn der **Mutterkuchen über den inneren Mutter-mund gewachsen** ist.

■ Ein geplanter oder ungeplanter Kaiser-schnitt ist zwingend notwendig, wenn eine Schwangerschaftserkrankung, die mit hohem Blutdruck einhergeht, medikamen-tös nicht mehr beeinflusst werden kann. Das könnte bei einer **Präeklampsie** oder dem **HELLP-Syndrom** der Fall sein. Außer-dem gibt es Erkrankungen der Mutter, bei denen eine vaginale Geburt mit mehr Risi-ken verbunden ist als ein Kaiserschnitt.

■ Ein ungeplanter Kaiserschnitt ist absolut notwendig, wenn die Gefahr besteht, dass die **Gebärmutter zerreißt**. Oder bei Ereignis-sen, die die Versorgung des Kindes durch den Mutterkuchen oder die Nabelschnur beeinträchtigen.

Ein Kaiserschnitt mit **relativer Indikation** be-nennt zwar einen medizinischen Grund, er ist aber nicht zwingend notwendig. Es gibt immer noch Alternativen. Ob das Kind per Kaiserschnitt entbunden wird, hängt von der Einschätzung der Ärztin, vom üblichen Vorge-hen in der Klinik oder von einer gemeinsamen Entscheidung auch der Hebamme und der Schwangeren ab.

Das sind typische Gründe für einen Kaiser-schnitt, der nicht unbedingt nötig ist:

■ Ein **vorheriger Kaiserschnitt** ist die häu-figste relative Indikation für geplante, aber auch für ungeplante Kaiserschnitte. Eine Re-Sectio, also ein wiederholter Kaiser-schnitt, wird bei 26 von 100 Schwangeren vorgenommen. Bei 15 Schwangeren wird der vorhergehende Kaiserschnitt als einziges Risiko genannt. Bei der Mehrzahl der Frauen wird der erneute Kaiserschnitt bereits in der Schwangerschaft geplant, und dies, obwohl auch in Deutschland nach einem Kaiser-schnitt beim ersten Kind eine vaginale Geburt beim zweiten Kind empfohlen wird. Berechnungen zufolge bekommen 3 von 4 Schwangeren, die bei der vorhergehenden Geburt per Kaiserschnitt entbunden wur-den, erneut einen Kaiserschnitt. Dadurch steigt die Kaiserschnittrate in Regionen, in denen vermehrt Kaiserschnitte durchgeführt werden, von selbst. Dagegen wird nur bei 10 von 100 Schwangeren, die bei der vorherge-henden Geburt vaginal geboren haben, ein ungeplanter Kaiserschnitt durchgeführt.

■ Zweithäufigste Ursache für einen ungeplanten Kaiserschnitt sind **auffällige Herztöne des Kindes** während der Geburt. Diese relative Indikation wird bei etwa 21 von 100 Kaiserschnitten angegeben. Ob es dem Kind unter der Geburt „gut geht", beurteilen die Geburtshelfer nicht allein, aber doch zu einem großen Anteil, über die Aufzeichnung mit einem CTG. Wird die Herztonkurve des Kindes auffällig, bedeutet das allerdings nicht automatisch, dass es ihm „schlecht" geht. Es ist zunächst lediglich ein Hinweis und zeigt, dass sich das Kind in der Wehenpause nicht ausreichend erholen kann. Ob zum Beispiel eine andere Gebärhaltung der Mutter, eine Reduktion des Wehentropfes oder aber eine schnelle Geburtsbeendigung nötig ist, lässt sich nur im Einzelfall entscheiden. Eine Mikroblutuntersuchung hilft, eine auffällige Herztonkurve des Kindes richtig zu interpretieren. Dabei wird aus der Kopfhaut des Kindes ein wenig Blut entnommen und analysiert.

■ Ein weiterer häufiger Grund für einen ungeplanten Kaiserschnitt ist ein **Geburtsstillstand**. Diese relative Indikation wird bei 17 von 100 Schwangeren, die mit Kaiserschnitt entbunden haben, als Grund genannt. Bei 11 Schwangeren kommt es in der Eröffnungsphase zum Geburtsstillstand, bei 6 Schwangeren in der Geburtsphase. Wann ein Geburtsstillstand vorliegt, ist nicht einheitlich definiert. Er tritt vermehrt nach einer Einleitung und bei einer Schmerzlinderung durch PDA auf, weil die Hormonproduktion irritiert ist. Eingriffe in eine Geburt ziehen häufig weitere Eingriffe nach sich. Auch psychischer Druck und mangelnde Bewegung können einen Geburtsstillstand

provozieren. Eine Wehenpause ist an sich nicht gefährlich. Solange es Mutter und Kind gut geht, ist sicher kein Kaiserschnitt notwendig. Vielleicht benötigt der Körper eine Erholungspause. In den meisten Fällen, bei denen nicht bereits durch Wehenmittel oder eine Betäubung eingegriffen wurde, käme die Geburt von allein wieder in Gang. Doch so lange wird häufig nicht gewartet. Gründe dafür sind die Ungeduld der Eltern und der Klinikalltag mit seinen vorgegebenen Zeitvorstellungen, an die sich die Hebammen und Ärztinnen halten müssen.

■ Als relative Indikation für einen geplanten Kaiserschnitt wird häufig die **Beckenendlage** des Kindes angeführt. Dabei würde das Kind bei vaginaler Entbindung mit dem Po oder den Füßen zuerst geboren. Im Geburtszeitraum haben noch etwa 4 von 100 Kindern diese Einstellung. Leider werden 90 von 100 Kindern in Beckenendlage per Kaiserschnitt entbunden.

Hat sich Ihr Kind bis zur 33. Schwangerschaftswoche nicht gedreht, so dass es mit dem Kopf nach unten in der Gebärmutter liegt, sollten Sie mit Ihrer Hebamme über Möglichkeiten sprechen, diese Drehung zu unterstützen. Dazu gehören bestimmte Positionen, die Ihrem Kind eine Wendung erleichtern, und die Moxibustion aus der Traditionellen Chinesischen Medizin. Für beide Methoden gibt es zwar keinen wissenschaftlichen Wirksamkeitsnachweis, aber es sind auch keine Nachteile beschrieben. Bitte verpassen Sie diesen Termin nicht. Immerhin dreht sich jedes zweite Kind dann doch noch in Schädellage. Im Geburtszeitraum, am besten in der 38. Schwangerschaftswoche, kann in einer Klinik eine äußere Wendung probiert werden. Dabei wird das Kind durch gezielten Druck mit den Händen durch die Bauchdecke hindurch gewendet. Etwa 50 von 100 Kindern lassen sich auf diese Weise drehen, einige drehen sich später zwar wieder zurück, aber bei immerhin 30 von 100 Kindern wird eine vaginale Geburt in Schädellage möglich. Nach der äußeren Wendung kontrollieren Ärztinnen per Ultraschall und CTG die Folgen des Eingriffs. Bei Komplikationen kann ein sofortiger Kaiserschnitt notwendig werden.

Eine Beckenendlage ist keine „falsche Lage", sondern lediglich eine regelwidrige. Viele Frauen könnten komplikationslos vaginal gebären. Bitte holen Sie sich bereits in der 36. Schwangerschaftswoche eine zweite Meinung in einer Klinik, die Geburten aus Beckenendlage ohne Kaiserschnitt ermöglicht. Nur dort sprechen Sie mit geschulten Ärztinnen und Ärzten. Anschließend sind Sie in der Lage, sich informiert zwischen einer vaginalen Geburt, dem Versuch einer äußeren Wendung und einem geplanten Kaiserschnitt zu entscheiden. Leider gibt es so viele Kaiserschnitte, dass nur in wenigen Kliniken Ärztinnen und Ärzte arbeiten, die Erfahrung mit der Betreuung spontaner Geburten aus Beckenendlage haben. Ein weiterer Weg lohnt sich!

■ Auch ein **Missverhältnis zwischen der Größe des kindlichen Kopfes und dem mütterlichen Becken** gilt als relative Indikation für einen ungeplanten Kaiserschnitt. Dieser Grund führt bei 9 von 100 Frauen zu einem Kaiserschnitt. In dieser Zahl sind auch alle Fälle enthalten, in denen ein absolutes

Missverhältnis besteht, das als absolute Indikation einen Kaiserschnitt zwingend notwendig macht. Bei einem relativen Missverhältnis ist nicht das Becken zu klein. Vielmehr ist die derzeitige Haltung beziehungsweise die räumliche Einstellung des Kindes nicht optimal. Durch unterschiedliche, meist aufrechte Gebärhaltungen lässt sich der Beckeninnenraum vergrößern und eine optimale Einstellung des kindlichen Kopfes erreichen. Ob bereits alles probiert wurde, um das relative Missverhältnis aufzulösen, muss im Einzelfall entschieden werden.

■ Rund 3 bis 4 von 100 Schwangeren bringen **Zwillinge** zur Welt. Etwa 75 von 100 dieser Frauen bekommen aufgrund ihrer Zwillingsschwangerschaft einen geplanten Kaiserschnitt. Denn Zwillinge sind eine relative Indikation für einen Kaiserschnitt. Doch wenn keine weiteren Risiken bestehen, die Kinder im Geburtszeitraum auf die Welt kommen und der erste Zwilling mit dem Kopf zuerst geboren wird, ist eine vaginale Geburt zu empfehlen. Die Vorteile der vaginalen Geburt überwiegen die Nachteile eines Kaiserschnittes. Müttern und Kindern geht es nach einer vaginalen Geburt besser.

Doch nicht alle Kliniken bieten vaginale Geburten bei Zwillingen an, weil oftmals das Wissen fehlt. Auch hier lohnt ein weiterer Weg in eine Klinik mit entsprechend erfahrenen Ärztinnen und Ärzten. Liegt der erste Zwilling in Beckenendlage, sollten Sie sich in einer auf Beckenendlagengeburten spezialisierten Klinik über die Möglichkeiten informieren, bevor Sie sich für oder gegen einen Kaiserschnitt entscheiden.

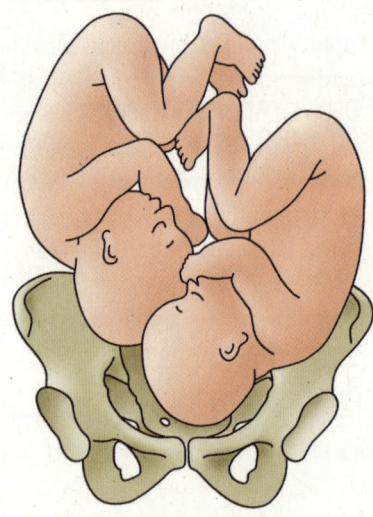

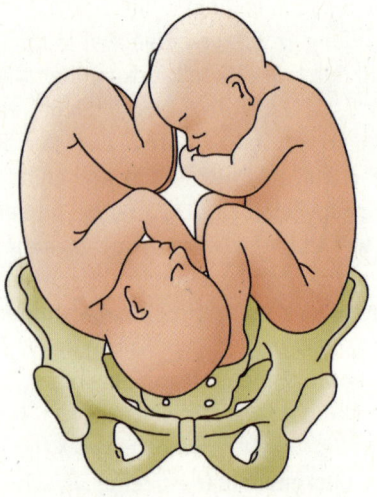

Beide Kinder in Schädellage: Die vaginale Geburt wird empfohlen.

Schädel- und Beckenendlage: Auch hier ist der Kaiserschnitt nicht zwingend.

■ Schließlich können eine **psychische oder körperliche Überforderung** der Schwangeren, zum Beispiel bei einer zusätzlich bestehenden Erkrankung oder bei Adipositas, Grund für einen ungeplanten Kaiserschnitt sein, aber auch der Verdacht auf eine **Nabelschnurkomplikation** oder eine **regelwidrige, nicht korrigierbare Kopfhaltung**.

Kaiserschnitte mit selbst gewählter – Fachleute sprechen von elektiver – Indikation sind sogenannte **Wunschkaiserschnitte**. Für diesen geplanten Kaiserschnitt gibt es keinen medizinischen Grund. Es wird kontrovers diskutiert, ob das Selbstbestimmungsrecht der Schwangeren oder Ängste als „allgemeine medizinische" Indikation einen Kaiserschnitt rechtfertigen können. Die Befürworter des Wunschkaiserschnitts halten ihn für vertretbar, wenn zuvor eine Ärztin über die Vor- und

Nachteile der Schnittentbindung aufgeklärt und gegebenenfalls eine Psychologin mit der Schwangeren gesprochen hat. Kritiker sehen den Wunschkaiserschnitt als operativen Eingriff in einen natürlichen Prozess, der Teil des Lebens ist. Schließlich ist eine Schwangerschaft keine Krankheit. Sie lehnen den Kaiserschnitt deshalb ab.

Weniger als zehn Prozent aller Kaiserschnitte in Deutschland sind zwingend erforderlich, weil eine absolute Indikation vorliegt. In den meisten Fällen erfolgt die Operation aufgrund von relativen Indikationen. Die Bertelsmann-Stiftung hat in ihrem Faktencheck Kaiserschnitt gezeigt, dass die Kaiserschnitt-Rate regional stark schwankt. In manchen Regionen kommen nur 17 von 100 Kindern per Kaiserschnitt auf die Welt, in anderen hingegen 50 von 100. Dabei kann davon ausgegangen werden, dass

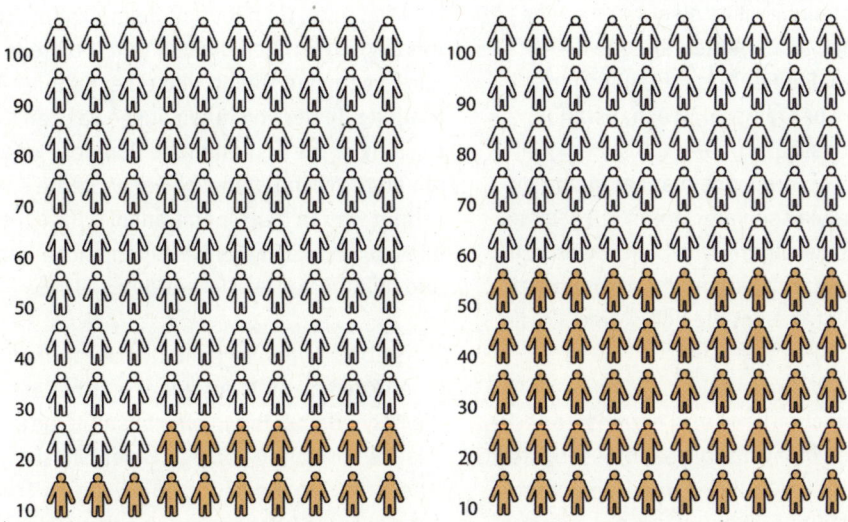

Großer Unterschied: In manchen Regionen werden 17 von 100 Kindern per Kaiserschnitt geboren, in anderen 50 von 100.

deutschlandweit ähnlich viele Frauen eine auffällige Schwangerschaft oder ein Geburtsrisiko haben. Die Risiken werden allerdings regional sehr unterschiedlich eingeschätzt. Die gleiche Diagnose führt also in manchen Regionen zu einem Kaiserschnitt, in anderen kann die Frau vaginal entbinden. Kommen viele Kinder per Kaiserschnitt auf die Welt, erhöht sich die Rate auch dadurch weiter, dass ihre Geschwister häufig ebenfalls per Kaiserschnitt entbunden werden.

Der Faktencheck hat auch gezeigt, dass sich Kaiserschnitte vor allem in Belegabteilungen und großen Kliniken häufen. Der erhöhte Anteil in großen Kliniken erklärt sich dadurch, dass in den großen Perinatalzentren Level 1 insbesondere Risikoschwangerschaften behandelt werden. Für Belegabteilungen, in denen frei praktizierende Ärztinnen und Ärzte bei Bedarf die Betreuung von Schwangeren übernehmen, gilt das aber nicht. Es wird vermutet, dass die höhere Kaiserschnittrate dort auf organisatorische Probleme zurückzuführen ist. Nicht immer könne die kontinuierliche Betreuung einer Geburt sichergestellt werden.

Außerdem ist im Faktencheck aufgefallen, dass die Zahl der geplanten Kaiserschnitte sinkt und die Zahl der Kaiserschnitte insgesamt zum Jahresende steigt. In beiden Fällen werden als Gründe unter anderem wirtschaftliche und organisatorische Zwänge vermutet. Ein Kaiserschnitt wird besser bezahlt als eine natürliche, komplikationslose Geburt. Die Pauschale für einen ungeplanten Kaiserschnitt ist wiederum höher als die für einen geplanten Kaiserschnitt. Zudem können die Betriebskosten einer Abteilung erst durch bestimmte Fallzahlen erwirtschaftet werden. Zum Fortbestand der Abteilung ist es also wichtig, eine Mindestmenge an Patienten entsprechend zu behandeln. Eine Geburtsabteilung muss rund um die Uhr Kreißsaal, Wochenstation und Operationssaal vorhalten. Das Personal ist bei einer Mischung aus planbaren und ungeplanten Ereignissen am besten ausgelastet. Verbringen Schwangere hingegen wiederholt zu viel Zeit im Kreißsaal, bindet das Mitarbeiter und erzeugt Kosten, die höher sind als die Einnahmen.

Wie sehr wirtschaftliche und organisatorische Überlegungen Ihre Geburt beeinflussen, lässt sich nicht sagen. Ärztinnen und Hebammen wollen Sie unterstützen und versuchen, eine für Sie und Ihr Kind sichere Geburt mit einem guten Geburtserleben zu ermöglichen. Da kann auch eine gemeinsame Entscheidung zum Kaiserschnitt die für alle passende Option sein. Bitte bedenken Sie aber, dass ein Kaiserschnitt nicht mehr Sicherheit für Sie und Ihr Kind bedeutet. Er tauscht das relative Risiko der bestehenden Indikation gegen andere Risiken aus. Und nicht immer ist es ein Unvermögen Ihres Körpers, wenn eine gewünschte vaginale Geburt mit einer Entbindung im OP endet.

Geplanter Kaiserschnitt: Was heißt das?

Die Entscheidung für einen geplanten Kaiserschnitt fällt bereits in der Schwangerschaft. Eltern und Ärztinnen haben die Möglichkeit, einen geeigneten Termin auszuwählen und sich gut auf die Operation vorzubereiten. Das Kind hat diese Möglichkeit nicht. Für das Kind kommt seine Geburt plötzlich.

Ihre Frauenärztin benennt die Indikation und bespricht mit Ihnen die Vor- und Nachteile einer vaginalen Geburt und einer Schnittentbindung. In der von Ihnen ausgewählten Klinik bestätigen die Ärztinnen die Diagnose und treffen erste Vereinbarungen. Der geplante Kaiserschnitt wird in den Operationsplan integriert, alles, auch alle Papiere, können nacheinander und in Ruhe vorbereitet werden.

Sie selbst können sich mit dem Gedanken an einen Kaiserschnitt anfreunden. Bitte lesen Sie nach, ob bei Ihnen eine absolute oder eine relative Indikation vorliegt. Holen Sie sich bei einer relativen Indikation und weiteren Fragen oder Zweifeln bitte noch eine zweite Fachmeinung ein. Sie können sich zum Beispiel an eine andere frei praktizierende Frauenärztin, eine Hebamme oder eine Klinik, bei der die Kaiserschnittrate bei Ihrer Indikation niedriger ausfällt, wenden. Ein erster Kaiserschnitt zieht statistisch gesehen weitere Kaiserschnitte nach sich. Deshalb sollten Sie bei Ihrem ersten geplanten Kaiserschnitt auch an weitere Schwangerschaften und Geburten denken.

Schmerzen treten bei einem Kaiserschnitt in den ersten ein bis zwei Wochen nach der Entbindung auf. Organisieren Sie sich für diese Zeit Unterstützung, die Ihnen selbst, aber auch bei der Versorgung des Kindes und im Haushalt hilft. Für die Zeit in der Klinik sollten Sie versuchen, für sich und Ihren Partner ein Familienzimmer zu reservieren (siehe Seite 113).

Ihr Kind kann sich hingegen nicht auf den geplanten Kaiserschnitt vorbereiten. Je später es geboren wird, desto besser. Denn die Risiken für das Kind sinken bis zu seiner selbstbestimmten Geburt täglich. Deshalb sollte ein geplanter Kaiserschnitt erst nach 39+0 Schwangerschaftswochen durchgeführt werden. Bei dieser Empfehlung wird allerdings davon ausgegangen, dass das Kind ohne Eingriff am Termin auf die Welt gekommen wäre. Es kann daher schon mal vorkommen, dass aus dem planbaren Kaiserschnitt für die Klinik doch ein ungeplanter Kaiserschnitt wird, weil das Kind bereits zu Beginn des Geburtszeitraums geboren werden will. Genauso ist es möglich, dass das Kind ohne den Kaiserschnitt erst zum Ende des Geburtszeitraums nach 41+6 Schwangerschaftswochen geboren worden wäre.

Der Kaiserschnitt nach Weheneintritt: Das Kind gibt das Signal

Sehr wahrscheinlich wird die Geburt durch ein Zusammenspiel der Hormone von Mutter und Kind ausgelöst. Erst daraufhin sorgen weitere mütterliche Hormone dafür, dass Wehen einsetzen. Das Zusammenspiel verschiedener Hormone führt dann zur Eröffnung des Muttermundes und zur Geburt des Kindes.

Der Hormonanstieg erleichtert dem Kind nach der Geburt die Anpassung an die Umgebung. Die Hormone unterstützen die Aufnahme des Fruchtwassers aus den Lungenbläschen, sie fördern die Wärmeproduktion und sorgen dafür, dass das Kind in den beiden ersten Stunden aufnahmefähig ist. Bei der Mutter lösen sie Euphorie und ein geringeres Schmerzempfinden aus. Zudem senken sie das Risiko für schwere Blutungen nach der Geburt.

Es ist noch unzureichend erforscht, welchen psychischen und sozialen Einfluss diese Hormone und die Wehen auf das spätere Leben von Mutter und Kind haben. Ob Hormone und Wehenschmerz nicht nur das Bonding in den ersten Lebensstunden unterstützen, sondern auch längerfristige Auswirkungen auf die Versorgung des Kindes und die Mutter-Kind-Bindung haben, lässt sich nicht objektiv beantworten. Es spricht aber einiges dafür. Unter Bonding versteht man einen hormonell unterstützten Prozess, der dem Kind die Zuwendung und Zuneigung der Eltern sichert. Bonding wird bereits in der Schwangerschaft ausgelöst, der Prozess setzt sich beim ersten Kontakt zum Kind und beim intensiven Miteinander in der frühen Neugeborenenzeit fort. Müttern, die einen Kaiserschnitt hatten, wird geraten, das Bonding über intensiven Hautkontakt nachzuholen und dem Kind von der Zeit direkt vor und nach dem Kaiserschnitt zu erzählen.

Wird mit dem Kaiserschnitt gewartet, bis die Geburtswehen eingesetzt haben, können die Schwangere und die Klinik schlechter planen. Dafür steigt die hormonelle Bereitschaft zur Entbindung bei Mutter und Kind. Experten erhoffen sich, dass die Kinder weniger Anpassungsschwierigkeiten haben, wenn der natürliche Geburtsbeginn abgewartet wird. Für die Schwangere ist es eventuell emotional bedeutsam, dass ihr Kind den Geburtstag selbst bestimmt. Häufig wird deshalb auch bei einem geplanten Kaiserschnitt vor Einsetzen der ersten Wehen versucht, Mutter und Kind über einen Wehentropf zumindest ein wenig auf die Geburt vorzubereiten.

Erkundigen Sie sich in der von Ihnen ausgewählten Klinik, ob ein geplanter Kaiserschnitt nach spontanem Wehenbeginn möglich ist. Besprechen Sie mit den Ärztinnen die Vor- und Nachteile und planen Sie gemeinsam das weitere Vorgehen. Fragen Sie nach, wie schnell Sie in die Klinik kommen müssen.

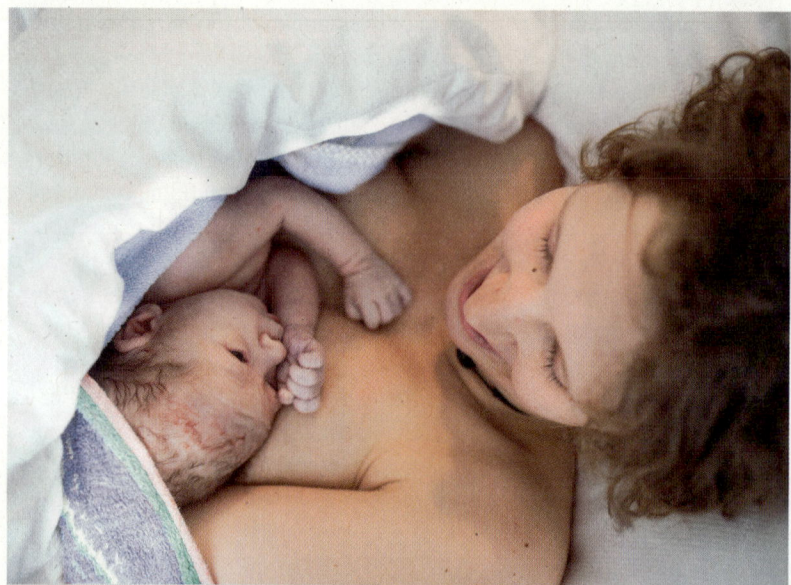

Nach einem Kaiserschnitt ist viel Hautkontakt wichtig.

Das Aufklärungsgespräch

Jede Schwangere muss vor einem Kaiserschnitt über die Vorteile und Risiken des Eingriffs und die Narkose aufgeklärt werden. Eine Aufklärung muss immer dann stattfinden, wenn der Kaiserschnitt eine echte Alternative darstellt oder wenn die Schwangere um ein Gespräch bittet, weil sie die Geburt sofort per Kaiserschnitt beenden will. Die Ärztin benötigt für den Kaiserschnitt die Einwilligung der Frau.

Bei einem geplanten Kaiserschnitt kann das Aufklärungsgespräch in Ruhe stattfinden. Bei einem ungeplanten Kaiserschnitt während der Geburt bleibt nicht immer ausreichend Zeit für eine umfassende Aufklärung. Die Ärztin muss sich zunächst ein genaues Bild des aktuellen Geburtsstandes machen und kann zu einem frühen Zeitpunkt noch nicht sagen, ob ein rela-tives oder absolutes Risiko vorliegt – der Kaiserschnitt also eine Option oder zwingend erforderlich ist. Ärztliche Fachgesellschaften weisen darauf hin, dass eine Aufklärung lediglich allgemein sein kann und eventuell unnötige Befürchtungen weckt, solange keine genaue Indikation zur schnellen Geburtsbeendigung vorliegt. Andererseits soll die Ärztin aber auch nicht zu spät mit dem Aufklärungsgespräch beginnen. Es ist also nicht einfach, den richtigen Zeitpunkt zu finden.

Hat sich die Klinikärztin dann für die Aufklärung entschieden, weiß sie nicht, auf welche Informationen aus der Schwangerschaft sie aufbauen kann.

Jede Schwangere hat sowohl bei einer relativen als auch bei einer absoluten Indikation das

Recht, zwischen den nun konkreten Gefahren der vaginalen Geburt und den Gefahren eines Kaiserschnittes zu entscheiden.

Fühlt sich die Schwangere unter Wehenschmerz und Medikamenteneinfluss nicht mehr dazu in der Lage, kann Sie ihrem Partner oder einer anderen Vertrauensperson die Entscheidung übertragen. Bitte informieren Sie sich bereits in der Schwangerschaft über die Vor- und Nachteile eines Kaiserschnittes in bestimmten Situationen.

Schon mit Ihrer Wahl des Geburtsortes können Sie die Wahrscheinlichkeit beeinflussen, einen Kaiserschnitt zu bekommen. In einer Klinik wird häufig durch Wehen- und Schmerzmittel stark in das körpereigene Zusammenspiel der Hormone und damit in den Geburtsprozess eingegriffen. Eine geringere Beweglichkeit bei Dauer-CTG und einer PDA führen nachweislich zu vermehrten Komplikationen unter der Geburt. Jede siebte Schwangere, die im Geburtszeitraum mit einem Kind in Schädellage zur Geburt in eine Klinik kommt, wird einen Kaiserschnitt erhalten. Dazu könnten auch Sie gehören. Bei einer ausschließlich von Hebammen geleiteten Geburt, etwa in einem Hebammenkreißsaal oder in einem Geburtshaus, bekommen Sie mehr Zeit zum Gebären. Wehenmittel und starke Schmerzmittel werden dort nicht eingesetzt.

Tipp

Machen Sie sich schon in der Schwangerschaft ein Bild davon, wie in der von Ihnen gewählten Klinik mit dem Thema Kaiserschnitt umgegangen wird. Wenn Sie sich nicht ausreichend informiert fühlen, können Sie so gegebenenfalls noch die Klinik wechseln.

Diese Vorteile und Risiken hat ein Kaiserschnitt für das Kind

Der Kaiserschnitt hat einen entscheidenden Vorteil für das Kind: Es wird zügig aus einer misslichen Lage befreit, wenn es nicht mehr ausreichend über den Mutterkuchen versorgt werden kann. Bei einem Notkaiserschnitt kommt das Kind innerhalb von 20 Minuten auf die Welt. Mit dem ersten Atemzug ist es dann nicht mehr von der Versorgung durch den Mutterkuchen abhängig.

Diese zügige Entbindung bringt aber auch Nachteile: Nicht selten muss die Operateurin für die Entbindung durch die Öffnung im Unterbauch viel Kraft aufwenden. Dabei werden der Kopf oder der Po des Kindes um mehr als 90 Grad aus der ursprünglichen Richtung gehoben, was für zusätzlichen Zug an der Halswirbelsäule sorgt. Da das Fruchtwasser in den Lungen nicht vollständig aufgenommen werden konnte, kommt es bei etwa 1 von 100 Kindern zu einem Atemnotsyndrom. Generell haben Kaiserschnittkinder eher Probleme, sich an die neue Lebenswelt anzupassen. Besonders Kinder, die über ihre Mütter Medikamente für eine Vollnarkose bekommen haben, wirken zunächst schläfrig. Etwa 2 von 100 Kindern haben nach einem Kaiserschnitt kleine Schürf- oder Schnittwunden.

Studienergebnisse deuten darauf hin, dass eine Entbindung per Kaiserschnitt Langzeitfolgen hat. Demnach wird die Darmflora der Kinder nur unzureichend aufgebaut, weil sie nicht durch die Scheide geboren wurden und somit keine mütterlichen Keime aufnehmen konnten. Es gibt Hinweise darauf, dass Kinder von Müttern mit einer Allergie nach einem Kaiserschnitt ein siebenfach höheres Risiko haben, ebenfalls an einer Allergie zu leiden, als Kinder, die vaginal geboren wurden. Ein doppeltes Risiko ergibt sich für Fettleibigkeit. Mit drei Jahren waren Kinder, die per Kaiserschnitt auf die Welt kamen, doppelt so oft fettleibig wie Kinder, die vaginal geboren wurden. Des Weiteren werden ein erhöhtes Risiko für einen Diabetes Typ 1 und ein dreifach erhöhtes Asthma-Risiko diskutiert.

Die Vorteile und Risiken für die Mutter

Ein Kaiserschnitt mit absoluter Indikation verhindert in der Schwangerschaft und unter der Geburt Folgeschäden und Todesfälle. Bei einer relativen Indikation wird der Schwangeren die Entscheidung übertragen, ob sie eher die Risiken der vaginalen Geburt oder die Risiken des Kaiserschnittes in Kauf nehmen will.

Bei einer regionalen Anästhesie durch PDA oder Spinalanästhesie ist die Mutter bei vollem Bewusstsein. Sie hat aber keine Schmerzen. Sie spürt eventuell, wie viel Kraft die Operateurin aufwenden muss und wie ihr Kind aus der Gebärmutter gehoben wird. Auch im Operationssaal können Mütter nach der Entbindung schnell Kontakt zu ihrem Kind aufnehmen.

Trotzdem ist der Kaiserschnitt nicht harmlos. Schließlich handelt es sich um eine Bauchoperation. Die Betroffenen haben ein erhöhtes Risiko für eine Infektion oder eine Thrombose. Außerdem kann angrenzendes Gewebe von Blase, Darm und Blutgefäßen verletzt werden. Deswegen werden häufig begleitend Antibiotika und Blutverdünner verordnet. Um das Thromboserisiko zu verringern, wird die

Wöchnerin schon nach wenigen Stunden gebeten, das erste Mal aufzustehen. Bei einer allergischen Reaktion auf Narkosemittel können Übelkeit und Hautausschläge auftreten. In einzelnen Fällen kommt es zu Kopfschmerzen, die bis zu drei Wochen anhalten können. Sind weitere Schmerzmittel nötig, können diese das Bewusstsein trüben. Musste der Kaiserschnitt unter Vollnarkose durchgeführt werden, erwacht die Mutter nur allmählich. Auch hier wird sie das Gefühl haben, nicht klar denken zu können. Zusätzlich können Instrumente, die zur Beatmung eingesetzt werden, Halsschmerzen verursachen.

Nach einem Kaiserschnitt ist das Bonding erschwert. Auch wenn die Mutter ihr Kind schon im OP kennenlernen konnte, ist es gut, wenn sie sich später Zeit für intensiven Haut-zu-Haut-Kontakt mit ihrem Kind nimmt und dabei noch einmal die Situation im OP gedanklich durchgeht. Der Hautkontakt unterstützt zugleich das Stillen. Da die Mutter durch den Bauchschnitt in ihrer Beweglichkeit eingeschränkt ist, kann das Stillen am Anfang etwas schwieriger sein.

Die meisten Schnitte verheilen innerhalb von 10 bis 14 Tagen zu einer noch rötlichen Narbe. Bei etwa 4 von 100 Müttern kommt es nach einem Kaiserschnitt zu einer bakteriellen Infektion. Frauen mit zusätzlichen Erkrankungen wie Diabetes oder Bluthochdruck und auch fülligere Frauen sind eher davon betroffen. Langfristig kann es zu Verwachsungen der inneren Schichten kommen. Das führt dazu, dass sie bei Bewegungen nicht mehr reibungslos aneinander vorbeigleiten können. Manche Frauen spüren ihre Kaiserschnittnaht später auch bei Wetterumschwüngen.

Ein Kaiserschnitt wirkt sich außerdem auf weitere Schwangerschaften aus. Das sollten Sie bei der Entscheidung für oder gegen einen Kaiserschnitt berücksichtigen. Durch den Kaiserschnitt kommt es auch im Inneren der Gebärmutter zu Vernarbungen. Die Risiken liegen im Promillebereich, also haben jeweils wenige von tausend Schwangeren nach einem vorausgegangenen Kaiserschnitt darunter zu leiden. Dafür sind die Risiken schwerwiegend. Die nächste Schwangerschaft wird als Risiko-schwangerschaft eingestuft. Bei 9 von 1.000 Schwangeren, die einen Kaiserschnitt hatten, wird bei der nächsten Schwangerschaft der Mutterkuchen den Ausgang der Gebärmutter überdecken (Placenta praevia). Das macht einen sehr frühzeitigen Kaiserschnitt nötig, bevor erste Wehen den Muttermund öffnen. Bei 3 von 1.000 Schwangeren wird der Mutterkuchen bis an die Muskelschicht der Gebärmutter wachsen und sich nach der Geburt nicht von allein lösen können. Die Risiken steigen nach zwei und drei Kaiserschnitten auf 30 von 1.000 Fällen (Placenta praevia) beziehungsweise auf 24 von 1.000 Fällen (Einwachsen in die Gebärmutter) an.

Bei 1 von 1.000 Frauen kommt es nach dem Kaiserschnitt außerdem zu einer Narbenendometriose. Dabei wird bei der Operation versehentlich Gebärmutterschleimhaut aus der Gebärmutter „verschleppt". Während der Regelblutung kann es an dieser Stelle später zu Schmerzen kommen, da die Schleimhaut auch außerhalb der Gebärmutter zyklisch wächst und abblutet. Vielleicht ist das der Grund, warum einige wenige Frauen Schwierigkeiten haben, erneut schwanger zu werden.

Bei guter Überwachung einer Schwangeren, die bereits einen Kaiserschnitt hatte, wird bei 4 von 1.000 Schwangeren bei dem Versuch einer vaginalen Geburt die Kaiserschnittnarbe der Gebärmutter anfangen zu reißen, so dass die Entbindung mit einem ungeplanten Kaiserschnitt beendet werden muss. Dieses Geburtsrisiko ist bekannt: Die alte Narbe wird deshalb während der Geburt kontinuierlich beobachtet.

Ein Kaiserschnitt mag Frauen, die in den Wehen liegen, als die leichtere Lösung erscheinen. Tatsächlich beendet er eine Geburt sehr schnell. Dafür ist der Kaiserschnitt mit einigen Risiken für Mutter und Kind verbunden. Die Entscheidung für einen Kaiserschnitt sollte deshalb niemals leichtfertig fallen. Manchmal ist der Kaiserschnitt zwingend notwendig, um Mutter und Kind zu schützen. Dann ist es ein Glück, dass es diese Option gibt. Doch leider wird inzwischen viel zu oft per Kaiserschnitt entbunden. Lassen Sie sich genau erklären, warum die Ärzte in Ihrem Fall einen Kaiserschnitt empfehlen. Fragen Sie nach den Vorteilen und Risiken im Vergleich zu einer vaginalen Geburt. Bei einem geplanten Kaiserschnitt können Sie sich eine Zweitmeinung holen. Nutzen Sie diese Möglichkeit und überlegen Sie gut, welcher Geburtsmodus für Sie der richtige ist.

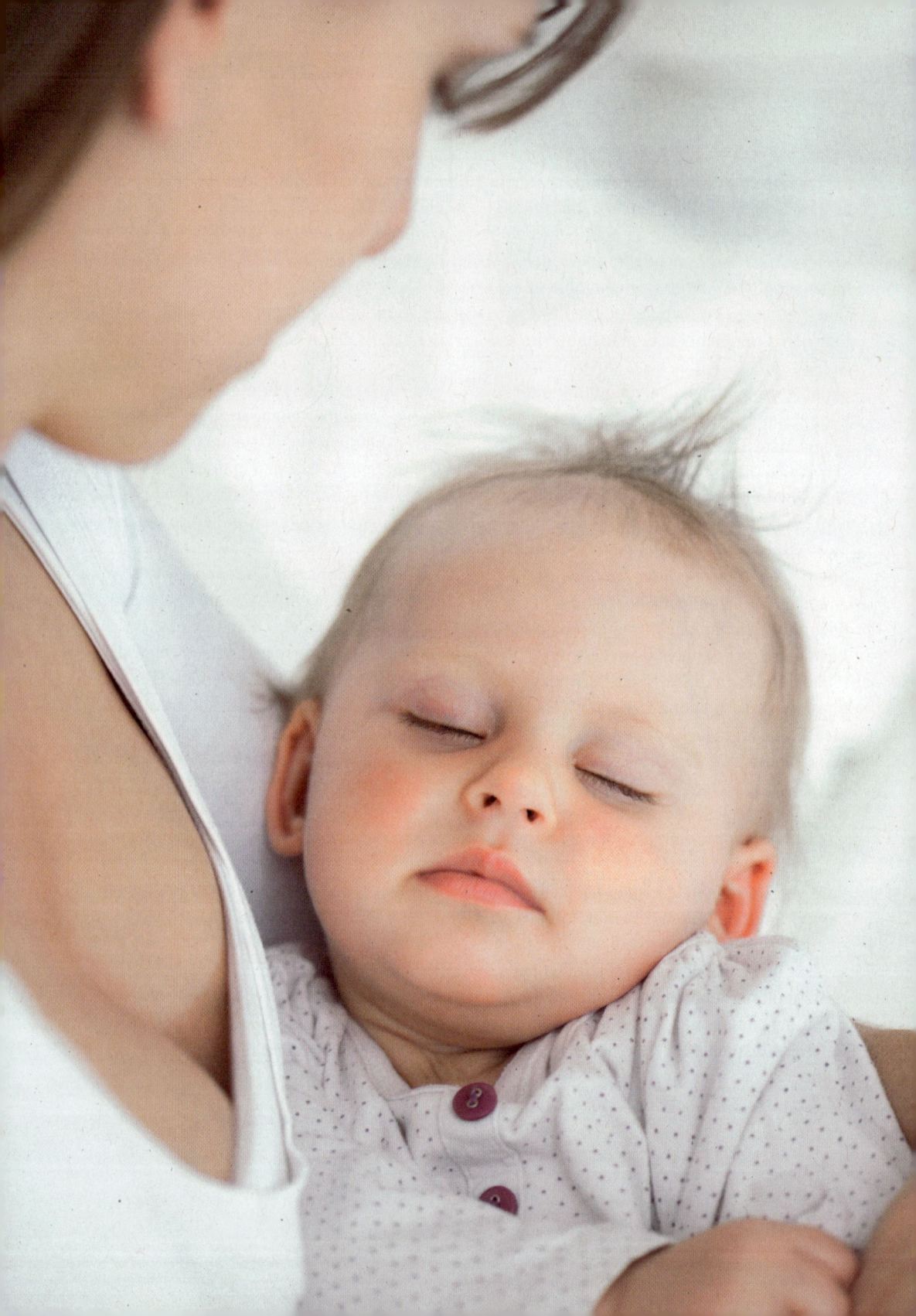

Das Kind ist da

Ob mit Kaiserschnitt oder mit den letzten Wehen: Sie haben es geschafft. Ihr Kind ist endlich geboren. Herzlichen Glückwunsch! Nutzen Sie, wenn möglich, die ersten Momente für viel Nähe. Lassen Sie Ihr Kind zunächst einmal auf Ihrem Bauch oder an der Schulter liegen, damit es sich langsam an die neue Umgebung gewöhnen kann. So ermöglichen Sie ihm einen optimalen Start ins Leben. Danach stehen einige Untersuchungen an. Für Sie beginnt das Wochenbett – eine Zeit der Erholung, in der Sie Ihr Kind in aller Ruhe kennenlernen können.

Die ersten Momente nach der Geburt

Bereits in der Schwangerschaft nehmen Mütter und Väter Kontakt zum Ungeborenen auf, indem sie den schwangeren Bauch streicheln oder mit dem Kind im Bauch reden. An dieses vorgeburtliche Bonding knüpfen sie direkt nach der Geburt an. Durch das Zusammenspiel der Hormone empfindet die Mutter großes Glück. Sie begrüßt das Kind voller Liebe. Auch beim Vater werden Hormone ausgeschüttet, die eine tiefe Bindung zum Kind fördern. Das Kind ist von Anfang an präsent und wach. Manche Kinder schreien zunächst erst einmal, andere sind ganz ruhig.

Ab dem Moment, an dem Sie Ihr Kind nach der Geburt zu sich nehmen, ist es für eine Beziehung und zum Lernen bereit. Darf es erst einmal viel auf der Haut liegen, unterstützen Sie das Bonding zusätzlich. Direkt nach der Geburt erleben Mutter und Vater intensive Momente mit dem Kind. Diese Zeit sollte möglichst nicht durch andere Personen gestört werden. Wenn der Mutterkuchen geboren ist und Sie nicht stark bluten, kann das Versorgen einer Geburtsverletzung noch ein wenig warten.

Sobald Sie zum Stillen bereit sind und Ihr Kind erste Saugbewegungen macht, ist das der richtige Zeitpunkt zum ersten Anlegen. Lassen Sie sich Zeit und seien Sie nicht enttäuscht, wenn Sie nicht direkt nach der Geburt überschwängliche Liebe für Ihr Kind empfinden. Auch das ist normal. Spätestens nach der Geburt des Mutterkuchens, wenn mögliche Geburtsverletzungen versorgt sind und Sie in einem frischen Bett liegen, haben Sie und Ihr Kind viel Zeit, sich gegenseitig kennenzulernen.

Es kann aber auch sein, dass Sie Ihr Kind nach der Geburt nicht direkt zu sich nehmen können. Manche Schmerzmittel machen Sie und Ihr Kind schläfrig. In diesen Fällen sollten Sie versuchen, das Bonding später durch viel Haut-zu-Haut-Kontakt nachzuholen. Vielleicht ist das erst zu Hause möglich, wenn endlich mehr Ruhe eingekehrt ist.

Abnabeln: Der erste Schritt zur Eigenständigkeit

Ist das Kind geboren, wird routinemäßig die Nabelschnur durchtrennt. Nur bei einer sogenannten Lotusgeburt bleiben Mutterkuchen und Kind verbunden, bis die Trennung von selbst geschieht. In einer Klinik wird oft ein frühes Abnabeln favorisiert, bei einer außerklinischen Geburt eher ein spätes. Lassen Sie sich schon in der Schwangerschaft die Vor- und Nachteile erklären und fragen Sie nach, wie das Abnabeln an dem von Ihnen gewählten Geburtsort gehandhabt wird.

Bei einem späteren Abnabeln erhält das Kind noch länger sauerstoffreiches Blut, weil der Kreislauf zum Mutterkuchen so lange intakt bleibt, bis die Gefäße in der Nabelschnur zusammenfallen. Der Körper der Mutter hält die Versorgung über den Mutterkuchen so lange aufrecht, bis das Kind stabil atmen kann. Bei einem großen Teil der Kinder, die spät abgenabelt wurden, sind auch nach sechs Monaten die Eisenspeicher noch gut gefüllt, die zur Herstellung roter Blutkörperchen benötigt werden. Bei diesen Kindern ist keine Anämie zu erwarten. Ein Nachteil des späten Abnabelns ist, dass die Kinder häufiger eine Neugeborenengelbsucht entwickeln, die mit einer Phototherapie, das ist die Anwendung von kurzwelligem blauem Licht, behandelt werden muss (siehe Seite 188). Etwa 27 von 1.000 Kindern, die früh abgenabelt wurden, benötigen eine Phototherapie. Bei einem späten Abnabeln erhöht sich die Zahl auf etwa 44 von 1.000 Kindern. Das Risiko scheint sich zu verringern, wenn die Mutter vor dem Abnabeln kein Wehenmittel erhalten hat.

Haben Sie sich dazu entschieden, Nabelschnurblut zu spenden oder kostenpflichtig einzulagern, dann kommt für Sie nur ein frühes Abnabeln in Frage (siehe Seite 64).

Die Geburt der Plazenta

Die Gebärmutter zieht sich nach der Geburt des Kindes weiter zusammen. Die schmerzhaften Wehen hören auf. Fühlt sich die Nabelschnur nicht mehr prall und pulsierend an, sondern blutleer und wenig elastisch, dann hat sich der Mutterkuchen von der Gebärmutter abgelöst. Geschieht dies nicht innerhalb der ersten halbe Stunde, kann durch Anlegen des Kindes an die Brust, durch Akupunktur oder auch mit Medikamenten nachgeholfen werden. Der Mutterkuchen wird zusammen mit den Eihäuten bei einer Kontraktion der Gebärmutter geboren. Nun ist die Gebärmutter leer. Alles, was sich vorher geöffnet hat, um Kind und Mutterkuchen hindurchzulassen, schließt sich jetzt wieder. Die Geburt ist geschafft.

Die Hebamme sieht sich den Mutterkuchen genau an. Sie prüft, ob Reste in der Gebärmutter geblieben sind. Das kann in Ausnahmefällen passieren und starke Blutungen auslösen. Wenn Sie das wollen, wird Ihnen die Hebamme sicher erklären, wie die Fruchtblase, in der Ihr Kind neun Monate sicher aufgehoben war und wachsen konnte, ausgesehen hat.

Der Mutterkuchen gehört Ihnen. Ob Sie ihn später vergraben und darauf einen Apfelbaum pflanzen, ihn trocknen oder ein homöopathisches Mittel aus ihm zubereiten lassen, ist Ihre Entscheidung. Sie können ihn aber auch in der Klinik entsorgen lassen. Falls Sie den Mutterkuchen behalten möchten, sollten Sie etwas Verpackungsmaterial mit zur Geburt nehmen. Sie können den Mutterkuchen zu Hause zunächst einfrieren und später über die weitere Verwendung entscheiden.

In den ersten beiden Stunden nach der Geburt wird kontrolliert, ob sich die Gebärmutter zusammenzieht und damit verbunden Blutungen auftreten. Der Gebärmutterkörper reicht etwa bis zum Nabel und wird sich voraussichtlich in den kommenden 14 Tagen so weit verkleinern, dass er nicht mehr über dem Schambogen zu ertasten ist. Damm, Scheide und Muttermund erreichen fast sofort nach der Geburt wieder ihre ursprüngliche Größe.

Die weitere Zeit im Kreißsaal

Nach der Geburt der Plazenta werden zunächst mögliche Geburtsverletzungen wie ein Damm- oder Scheidenriss oder ein Riss an den Schamlippen genäht. Vielleicht wollen Sie dann zunächst duschen. Das ist ohne weiteres möglich, wenn Ihr Kreislauf stabil ist. Manchmal hilft es, vor dem Aufstehen Orangensaft zu trinken oder eine Kleinigkeit zu essen. Wenn es im Kreißsaal keine Dusche gibt, können Sie sich anderweitig ein wenig frisch machen und

etwas Neues anziehen, bevor Sie es sich in Ihrem Bett bequem machen.

In einer Klinik bleiben Sie nach der Geburt etwa zwei Stunden im Kreißsaal, bevor Sie gemeinsam mit Ihrem Kind auf die Wochenstation verlegt werden. Sie können in dieser Zeit natürlich etwas essen. Bei einer ambulanten Geburt oder nach einer Geburt im Geburtshaus gehen Sie nach etwa vier Stunden nach Hause.

Innerhalb der ersten zwei Stunden steht bei Ihrem Kind die erste Früherkennungsuntersuchung (U1) an, bei der es unter anderem gemessen und gewogen wird. Bei Ihnen kontrolliert die Hebamme die Kontraktion der Gebärmutter, die Blutung und gegebenenfalls Blutdruck und Temperatur. Sie wird Sie bitten, ein erstes Mal nach der Geburt Wasser zu lassen. So geht die Hebamme sicher, dass sie nichts übersieht.

Der Apgartest: Wie geht es dem Kind?

Bereits eine Minute, fünf Minuten und zehn Minuten nach der Geburt werden bei Ihrem Kind Atmung, Herzfrequenz, Muskeltonus, Hautfarbe und die Erregung der Reflexe bewertet. Für jedes Kriterium gibt es bis zu zwei Punkte. Die errechneten Werte des Apgartests nach fünf und nach zehn Minuten werden später im Mutterpass auf Seite 15 und im gelben Untersuchungsheft des Kindes eingetragen. Ein Neugeborenes, das die Anpassung an die neue Umgebung gut geschafft hat, erreicht Werte zwischen 7 und 10. Fragen Sie nach, was es zu bedeuten hat, falls bei Ihrem Kind ein niedrigerer Wert herauskommt.

U1-Vorsorge: Messen, wiegen, untersuchen

Innerhalb der beiden ersten Lebensstunden untersucht die Hebamme allein oder gemeinsam mit der Kinderärztin das Kind zum ersten Mal. Dabei wird zunächst der Nabelschnurrest in der Nähe des Bauches mit einer Plastikklemme versehen und gekürzt. Hebamme oder Ärztin wiegen das Kind und messen die Größe. Sie zählen die Finger und Zehen, inspizieren die Haut genauer und sehen sich unter anderem Kopf, Nase, Ohren und Mund an. Die Kinderärztin trägt die Ergebnisse in das gelbe Untersuchungsheft ein, das Ihnen bei der Entlassung mitgegeben wird.

Diese Erstuntersuchung findet ganz in Ihrer Nähe statt, so dass Sie alles mitbekommen und Ihnen die einzelnen Vorgänge erklärt werden können. Scheuen Sie sich nicht, nachzufragen, wenn etwas unklar ist.

Tipp

Unter Umständen haben Sie nicht die Möglichkeit, bei der Erstuntersuchung dabei zu sein, etwa nach einem Kaiserschnitt. Lassen Sie sich die Untersuchungen genau erklären, sobald Sie sich dazu in der Lage fühlen.

Abschließend wird das Kind zum ersten Mal angezogen. Ob Sie das selbst machen oder Ihrem Partner oder der Hebamme überlassen, können Sie direkt vor Ort besprechen. Gebadet werden Neugeborene im Kreißsaal nur noch auf Wunsch der Eltern. Man weiß heute, dass die Käseschmiere, das ist die dünne, weiße Schicht, die bei manchen Neugeborenen den gesamten Körper bedeckt, und eine erste Keimbesiedelung der Haut durch mütterliche Keime für das Kind wichtig sind.

Spätestens bei der U1 müssen Sie entscheiden, ob Sie der in Deutschland üblichen Gabe von Vitamin K zustimmen. Gegebenenfalls werden Sie auch gefragt, ob Sie bei Ihrem Kind eine Augenprophylaxe wünschen.

Vitamin-K-Prophylaxe: Schutz vor Blutungen

Neugeborenen steht nach der Geburt nur wenig Vitamin K zur Verfügung. Es sorgt bei einer Blutung für die baldige Blutgerinnung. Die Deutsche Gesellschaft für Kinder- und Jugendmedizin empfiehlt daher innerhalb der ersten zwei Lebensstunden eine erste Gabe von zwei Milligramm Vitamin K in den Mund des Kindes. Die gleiche Menge soll zwischen dem dritten und dem zehnten Lebenstag im Rahmen der Kinderuntersuchung U2 und erneut zwischen der vierten und sechsten Lebenswoche bei der U3 gegeben werden. Trotz der Prophylaxe kommt es bei etwa 7 von 1 Million Kindern zu einer Blutung aufgrund eines Vitamin-K-Mangels. Ohne die vorsorgliche Gabe von Vitamin K wären etwa 70 von 1 Million Kindern betroffen. Eine frühe Blutung aufgrund eines Vitamin-K-Mangels tritt nur noch selten auf. Häufiger ist die späte Form wenige Wochen nach der Geburt.

Tropfen in die Augen: Die Augenprophylaxe

Noch in den 1980er Jahren war es üblich, Neugeborenen Silbernitratlösung in beide Augen zu tropfen (Credé-Prophylaxe). Silbernitratlösung verhindert, dass Kinder nach einer Infektion mit Keimen der bei der Mutter fast

Gut zu wissen

Ausdrücklich nur in Ausnahmefällen wird eine einmalige Injektion von einem Milligramm Vitamin K1 in den Muskel bald nach der Geburt empfohlen. Der Grund: Das Risiko für die Kinder, an Leukämie zu erkranken oder Tumore zu entwickeln, kann nicht ganz ausgeschlossen werden. Auch eine einmalige Gabe von einem Milligramm Vitamin K in den Mund und eine anschließende tägliche Gabe von 25 Mikrogramm (µg) in den Mund, wie es in den Niederlanden erprobt wurde, wird nicht empfohlen. Bei dieser Dosierung trat bei 32 von 1 Million Neugeborenen eine Blutung aufgrund eines Vitamin-K-Mangels auf. Das ist zwar sehr selten, aber doch fünf Mal häufiger als bei der derzeitig in Deutschland empfohlenen Dosierung.

symptomlosen Geschlechtskrankheit Tripper (Gonorrhoe) erblinden. Allerdings reizt Silbernitratlösung die Augen. Deshalb wird sie Kindern heute eher selten verabreicht.

Stattdessen bekommen Neugeborene nach einer vaginalen Geburt eine vorsorgliche Gabe Antibiotikum direkt in die Augen. Damit können nicht nur Tripper-Keime, sondern auch Bakterien einer eventuellen Chlamydia-trachomatis-Infektion abgetötet werden (siehe Seite 52). Wegen vermehrter Resistenzen, also Fällen, in denen das Medikament nicht mehr wirkt, wird nicht überall Antibiotikum eingesetzt.

Als dritte Option kann Polyvidon-Jod in beide Augen gegeben werden. Dabei handelt es sich um ein Desinfektionsmittel, das in Deutschland zwar noch nicht zu diesem Gebrauch zugelassen ist, aber bereits verwendet wird. Nach derzeitiger Studienlage wirkt es effektiv gegen Tripper-Keime und eine Infektion mit Chlamydia trachomatis. Nebenwirkungen oder eine mögliche Entwicklung von Resistenzen sind nicht bekannt.

Es gibt keine gemeinsame medizinische Leitlinie, die auf Basis wissenschaftlicher Daten die Augenprophylaxe für alle Kinder empfiehlt. Eine allgemeine Leitlinie empfiehlt, vor einer Prophylaxe zunächst die medizinische Vorgeschichte der Mutter heranzuziehen und beim Neugeborenen einen Lidabstrich zu nehmen und auf mögliche Keime hin zu untersuchen.

In manchen Kliniken wird die Augenprophylaxe möglicherweise gar nicht angesprochen. Andere empfehlen eine bestimmte Vorgehensweise und wieder andere überlassen Ihnen die Wahl. In jedem Fall müssen Sie Ihre Zustimmung zur Augenprophylaxe geben.

Wie viele Kinder durch eine Infektion mit Tripper blind werden, ist unklar. Dagegen ist bei 60 bis 70 von 100 Neugeborenen, die bei Geburt durch die Scheide mit Bakterien von Chlamydia trachomatis in Kontakt gekommen sind, mit einer Bindehautentzündung zu rechnen. Bei einem Kaiserschnitt kann sich das Kind nicht infizieren. In diesem Fall ist eine Augenprophylaxe nicht zu empfehlen.

Die Mutter im OP

Die häufigsten Zwischenfälle nach einer Geburt sind starke Blutungen. Sie treten sowohl nach einer vaginalen Geburt als auch nach einem Kaiserschnitt auf. Betroffen sind etwa 1 bis 2 von 100 Frauen.

Mögliche Ursachen sind eine Verletzung, eine überdehnte Gebärmutter, die sich nicht gut zusammenzieht, Reste des Mutterkuchens, die sich nicht ablösen konnten, oder eine Störung der Blutgerinnung. Die Hebamme kontrolliert deshalb nach der Geburt mit aufmerksamem Blick Ihre Gebärmutter und achtet auf eine eventuell verstärkte Blutung. Außerdem untersucht sie den Mutterkuchen genau, um festzustellen, ob er vollständig ist. Um eine verstärkte Blutung zu verhindern, bekommen Sie unter Umständen Medikamente, die das Zusammenziehen der Gebärmutter fördern. Nur in wenigen Fällen – dann aber sehr schnell – muss eine Frau noch einmal operiert werden. Sind Teile des Mutterkuchens in der Gebärmutter geblieben, werden diese unter kurzer Narkose entfernt.

Wenn das Baby auf die Kinderstation verlegt werden muss

Oft wissen die Eltern schon vor der Geburt, dass das Kind nach der Entbindung in die Kinderklinik verlegt werden muss. Von einer „Verlegung" wird auch dann gesprochen, wenn das Kind im gleichen Haus bleibt, aber in der Kinderabteilung des Perinatalzentrums oder der angrenzenden Kinderklinik versorgt wird.

Bei einer drohenden Frühgeburt (vor 37+0 Schwangerschaftswochen) wird die Ärztin oder die Hebamme eine Klinik mit angeschlossener Kinderabteilung empfehlen. Dort kann das Neugeborene intensiv beobachtet und optimal versorgt werden. Auch Eltern von Kindern mit einem angeborenen Herzfehler oder anderen Erkrankungen wird geraten, eine bestimmte spezialisierte Klinik aufzusuchen, damit das Kind innerhalb des Hauses versorgt werden kann (siehe Seite 110).

Etwa 11 von 100 Kindern müssen nach der Geburt verlegt werden. Die Hälfte dieser Kinder wird in der ersten Lebensstunde verlegt, ein Viertel erst nach 24 Stunden. Eine allgemeine Leitlinie zur Verlegung von früh- und reifgeborenen Kindern dient als Orientierung.

Kinder, die im Geburtszeitraum oder auch schon ab 37+0 Schwangerschaftswochen geboren werden, müssen deutlich seltener verlegt werden. Sie gelten als „ausgereift" geboren. Die Lungen sind dann bereits für einen ersten, eigenständigen Atemzug nach der Geburt vorbereitet. Nach einer risikofreien Geburt müssen lediglich 7 von 1.000 dieser Kinder in eine Kinderstation verlegt werden.

Die Verlegung eines Kindes ist für Eltern, die nicht darauf vorbereitet sind, ein einschneidendes Erlebnis. Wenn Sie zu Hause oder im Geburtshaus entbinden, erfahren Sie bereits in der Schwangerschaft, wohin das Kind gegebenenfalls verlegt wird und ob die Mutter mitkommen kann. Stellen Sie diese Fragen auch bei der Aufnahme in einer Geburtsklinik. So sind sie auf einen, wenn auch seltenen, Notfall besser vorbereitet.

Auch innerhalb einer Klinik können die Wege von der Wochenstation zur Kinderklinik ziemlich lang und direkt nach der Geburt nur mit Hilfe zu bewerkstelligen sein. In ländlichen Gebieten kommt es immer noch vor, dass Wöchnerinnen erst aus der geburtshilflichen Abteilung entlassen werden müssen, bevor sie dann in der Kinderklinik als Begleitperson ohne eigenen Anspruch auf klinische Versorgung aufgenommen werden können. Bitten Sie dann auf jeden Fall Ihre Hebamme für die Nachsorge, Sie schon in der Kinderklinik zu betreuen. Es ist wichtig, dass Sie mit jemandem gemeinsam die Rückbildungsvorgänge in Ihrem Körper beobachten, auch wenn Ihnen das in der Sorge um Ihr Kind unwichtig erscheint. Ihre Hebamme kann Sie dort auch beim Stillen oder Abpumpen unterstützten.

Manchmal müssen schon Neugeborene operiert werden

Manche Eltern wissen bereits in der Schwangerschaft, dass ihr Kind nach der Geburt operiert werden muss. Andere Besonderheiten zeigen sich erst nach der Geburt, durch ein wiederholtes Screening oder bei ersten Auffälligkeiten. Ob und wann operiert wird, hängt von vielen verschiedenen Faktoren ab. Besteht eine Chance auf eine spontane oder medikamentöse Heilung? Können Medikamente die Situation zumindest verbessern? Kann man warten, bis das Kind älter ist und die Narkose besser verträgt, oder sind die körperlichen Beeinträchtigungen so schwerwiegend, dass die Operation nicht aufgeschoben werden kann? Die Ärztinnen wiegen die Vorteile und Risiken ab und bestimmen danach mit Ihnen gemeinsam einen Operationstermin. Versuchen Sie, Ihr Kind zu stillen und ihm durch viel Nähe Sicherheit zu geben. Für Rat und emotionale Unterstützung können Sie sich auch an eine Schwangerschaftsberatungsstelle wenden.

Die ersten Tage nach der Geburt

Im Idealfall verbringen Sie die ersten Tage nach der Geburt gemütlich zwischen Bett und Sofa, um so, von nur wenigen wichtigen und aufmerksamen Personen umgeben, einen gemeinsamen Rhythmus mit dem Kind zu finden. So ist ausreichend Zeit, sich gegenseitig anzuhimmeln und durch viel Haut-zu-Haut-Kontakt die Bindung und den Stillbeginn positiv zu unterstützen. Häufiges Anlegen fördert die Milchproduktion. Hormone beeinflussen die Rückbildung der Gebärmutter und den Heilungsprozess. Das Kind gewöhnt sich an die neue Umgebung und den Unterschied von Tag und Nacht. Der Wunsch, als Wöchnerin Besuch zu empfangen und selbst hinauszugehen, kommt nach ein paar Tagen meistens ganz von allein zurück. Besprechen Sie mit Ihrer Hebamme, wie sie die ersten Tage möglichst entspannt gestalten können.

Viele Wöchnerinnen unterschätzen diese Zeit. Sie planen Besuche, machen Termine und übernehmen einen großen Teil des Haushalts. Die Überforderung kommt dann unweigerlich, wenn sie sehen, dass alles nicht mehr so einfach machbar ist wie zuvor. Das verstärkt seelische und körperliche Beschwerden. Gerade die Umstellung nach dem ersten Kind braucht Zeit!

In der Klinik bleiben oder nach Hause gehen: Beides kann passen

Bei einer ambulanten Geburt gehen Sie nach etwa vier Stunden direkt vom Kreißsaal nach Hause. Wenn Sie noch in der Klinik bleiben wollen oder sollten, werden Sie etwa zwei Stunden nach der Geburt vom Kreißsaal auf die Wochenstation verlegt. Immer mehr Kliniken bieten in der Wochenstation Familienzimmer an, in die Sie sich mit ihrem Partner und dem Kind zurückziehen können (siehe Seite 113). Immer öfter gibt es auf der Wochenstation eher Ein- oder Zweibettzimmer, damit Sie etwas mehr Ruhe haben.

Auf der Wochenstation bleiben Frauen nach einer vaginalen Geburt in den meisten Fällen zwei Nächte, nach einer Entbindung per Kaiserschnitt in der Regel drei bis fünf Nächte. Aber natürlich sind auch kürzere oder längere Aufenthalte je nach Einzelfall und Absprachen in der Klinik möglich.

Nach einem Kaiserschnitt oder einer Geburt, bei der die Mutter oder das Kind stärker beobachtet werden müssen, ist eine Verlegung auf die Wochenstation in jedem Fall sinnvoll. Das betrifft zum Beispiel Frauen mit einem erhöhten Blutdruck oder mit einem schwangerschaftsbedingten Diabetes. Oder Frauen, deren Kinder bei der Geburt mehr als 4000 Gramm wiegen. Aber auch Frauen, die bereits ein Kind geboren haben, das nach der Geburt einen erhöhten Wert der sonst harmlosen Neugeborenengelbsucht hatte, sollten erst einmal in der Klinik bleiben.

Allerdings kann es passieren, dass Sie sich in der Klinik Ruhe erhoffen. Andere Frauen aber bleiben, um die meisten Besuche dort zu empfangen anstatt zu Hause. Dann treffen unter-

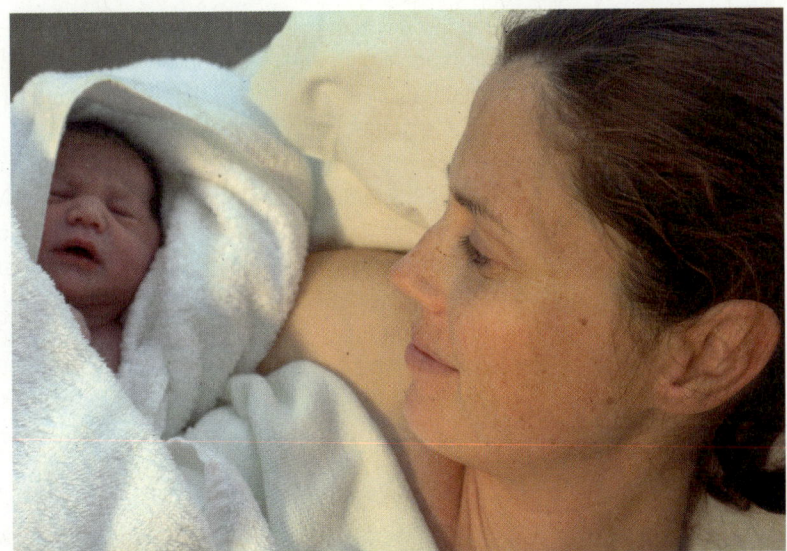

Gleich nach Hause oder erstmal in der Klinik bleiben? Egal. Hauptsache die Mutter fühlt sich wohl.

schiedliche Erwartungen aufeinander, die sich nicht erfüllen lassen und zu Konflikten führen können. Bitte überlegen Sie sich schon in der Schwangerschaft, wie Sie für ausreichend Ruhephasen sorgen können. Wie viel Besuch wollen Sie haben? Besprechen Sie mit Ihrer Hebamme, wie sie Sie in der ersten Zeit im Umgang mit der neuen Situation und bei allen Fragen zur Pflege und Ernährung des Neugeborenen unterstützen kann.

Alle allgemeinen Untersuchungen des Kindes wie die Vorsorgeuntersuchung U2, das Hörscreening und das Erweiterte Neugeborenen-Screening sind ohne Nachteile für das Kind auch von zu Hause aus möglich. Dafür haben Sie bis zum zehnten Lebenstag Zeit. Lediglich die Blutabnahme für das Erweiterte Neugeborenen-Screening muss zwischen der 36. und 72. Lebensstunde des Kindes erfolgen. Das kann Ihre Hebamme übernehmen. Sie

entnimmt das Blut zumeist aus der Ferse des Kindes und schickt es an das für alle verbindliche zentrale Labor. Lassen Sie sich am besten noch von der Kinderärztin in der Klinik über die anstehenden Vorsorgeuntersuchungen und Screenings aufklären.

Weitere Untersuchungen des Babys

In den ersten Tagen stehen die U2, das Erweiterte Neugeborenen-Screening und das Hörscreening an. Wenn Sie wieder zu Hause sind, können Sie Ihre Kinderärztin um einen Hausbesuch bitten. Bietet sie diesen Service nicht an, sollten Sie für die Zeit ab dem fünften Lebenstag in der Praxis einen Termin frühmorgens vereinbaren. Bis dahin haben Sie die ersten Hürden im Umgang mit dem Baby gemeistert, so dass ein gemeinsamer Ausflug in die Kinderarztpraxis einfacher ist.

In der Klinik nutzen die Kinderärztinnen häufig den dritten Lebenstag des Kindes sowohl für die U2 als auch für die Entlassungsuntersuchung. Die niedergelassene Kinderärztin lernt Ihr Kind dann erst bei der U3 kennen, die zwischen der vierten und sechsten Lebenswoche ansteht.

Bei der U2 untersucht die Ärztin Ihr Kind erneut äußerlich. Sie hört Lunge und Herz ab und testet die Reflexe und die Körperspannung. Im Untersuchungsheft werden das aktuelle Gewicht und die Länge Ihres Kindes sowie Auffälligkeiten eingetragen. Versuchen Sie, bei der Untersuchung dabei zu sein. Dann können Sie schildern, was Ihnen bisher aufgefallen ist, und Fragen stellen.

Das Erweiterte Neugeborenen-Screening bei der U2

Beim Erweiterten Neugeborenen-Screening wird das Blut Ihres Kindes auf angeborene Stoffwechselerkrankungen und hormonelle Störungen hin untersucht.

Diese Erkrankungen müssen zuvor nicht bei Ihnen in der Familie vorgekommen sein. Sie sind angeboren und nicht heilbar. Durch eine frühzeitige Therapie in Form einer Diät oder der Einnahme bestimmter Medikamente lassen sich die Auswirkungen aber vermeiden oder deutlich vermindern.

Da es auch bei diesem Test falsch positive Ergebnisse geben kann, sagt ein positives Ergebnis zunächst nur, dass der Test wiederholt oder ein anderer Test durchgeführt werden sollte. Die oben genannten angeborenen Erkrankungen und Störungen kommen unterschiedlich häufig vor. Es muss aber nur 1 von 1.000 Elternpaaren mit einem richtigen positiven Ergebnis rechnen.

Der Test ist frühestens 36 Stunden nach der Geburt möglich, da erst dann sichere Laborergebnisse zu erwarten sind. Er sollte spätestens bis zur 72. Lebensstunde durchgeführt werden.

Die Untersuchung ist freiwillig. Die Ärztin muss die Eltern vorher beraten und ihre Zustimmung einholen. Für die Untersuchung bekommt das Kind Blut aus der Ferse oder aus einer Vene an der Hand entnommen. Nach wenigen Tagen erhalten Kinderärztin oder Hebamme das Ergebnis.

Hintergrund

Diese Störungen lassen sich entdecken:
Beim Erweiterten Neugeborenen-Screening wird im kindlichen Blut nach folgenden Erkrankungen und Störungen gesucht: Biotinidasemangel, Galaktosämie, Phenylketonurie (PKU), Hyperphenylalaninämie (HPA), Ahornsirupkrankheit (MSUD), Fettsäurestoffwechseldefekte (MCAD-Mangel, LCHAD-Mangel, VLCAD-Mangel), Carnitinzyklusdefekte, Glutaracidurie Typ I, Isovalerianacidämie, Hypothyreose und Adrenogenitales Syndrom (AGS).

Tipp

Der Gemeinsame Bundesausschuss hat eine Elterninformation zum Erweiterten Neugeborenen-Screening erstellt: Sie kann kostenlos im Internet heruntergeladen werden unter www.g-ba.de, Stichwort „Service" – „Publikationen/Merkblätter" – „Merkblätter und U-Hefte" – „Übersicht Merkblätter" – „Erweitertes Neugeborenenscreening". Dort finden Sie unter anderem auch ein Merkblatt zum Neugeborenen-Hörscreening und eines zum Ultraschallscreening in der Schwangerschaft.

Hörscreening: Hörprobleme früh erkennen

Etwa 3 von 1.000 Neugeborenen haben eine Neugeborenen-Hörstörung. Unbehandelt können diese Kinder nicht nur schlecht hören, sie werden auch die Sprache schlechter erlernen und in der Entwicklung ihrer Kommunikationsfähigkeit zurückbleiben. Das Hörscreening im Neugeborenenalter soll Kinder mit einer Hörstörung identifizieren, damit ihnen frühzeitig durch ein Hörgerät, eine Operation oder Frühförderung eine weitgehend normale Entwicklung ermöglicht werden kann.

Auch bei diesem Test ist ein positives Ergebnis – also eine Auffälligkeit beim Hören – lediglich ein Hinweis. Zunächst wird der Test wiederholt, dann folgen weitere Untersuchungen. Letztendlich hat nur 1 von 30 bis 40 Kindern mit einem auffälligen Screening-Ergebnis tatsächlich eine Hörstörung.

Für die Untersuchung stehen zwei Verfahren zur Verfügung, die bei Bedarf nacheinander eingesetzt werden. Bei der Messung der otoakustischen Emissionen (OAE) bekommt Ihr Kind einen weichen Stöpsel mit einer Sonde ins Ohr, über den unterschiedliche Klickgeräusche abgegeben und vom Innenohr kommende Echoschallwellen aufgefangen werden. Über dieses Verfahren werden zunächst alle Kinder bestimmt, die keine Auffälligkeit zeigen. Bei auffälligen Kindern wird der Test wiederholt. Bleiben die Ergebnisse auch danach auffällig, erhalten die Kinder eine Hirnstammaudiometrie (englisch: Brainstem electric response audiometry (BERA) oder auditory brainstem response, ABR). Bei der BERA bekommt Ihr Kind zunächst kleine Elektroden auf die Kopfhaut geklebt. Auch hierbei werden über Stöpsel unterschiedliche Klickgeräusche in das Ohr

gesendet. Die Elektroden nehmen wahr, ob sie an das Gehirn weitergeleitet werden.

Bei beiden Untersuchungen sollten die Kinder möglichst schlafen. Es bietet sich an, zu dieser Untersuchung mit einem satten, möglichst bald schlafenden Kind zu fahren. Liegt es in den ersten Tagen auf der Wochenstation, wird das Hörscreening (OAE) wahrscheinlich schon dort durchgeführt.

Auch das Hörscreening ist freiwillig. Die Ärztinnen müssen vor der Untersuchung die Einwilligung der Eltern einholen.

Der Hüftultraschall bei der U2

An dieser Stelle soll noch auf den Hüftultraschall hingewiesen werden, den viele Kliniken innerhalb der ersten drei Lebenstage des Kindes durchführen. Diese Untersuchung gehört entsprechend der Kinderrichtlinie des Gemeinsamen Bundesausschusses aber nicht zur U2, sondern erst zur U3. Per Ultraschall bewerten die Ärztinnen, wie gut die Hüftgelenkspfanne entwickelt ist und ob sie das Kugelgelenk des Oberschenkelknochens sicher aufnimmt. Bei Neugeborenen muss die Form der Hüftgelenkspfanne aber noch nicht vollständig entwickelt sein.

Kindern mit einem niedrigen Reifegrad der Hüfte wird eine Spreizhose verschrieben, die die Beine in einer Hockstellung fixiert, bis das Hüftgelenk einen höheren Reifegrad erreicht hat. Davon sind etwa 3 von 100 Kindern betroffen, Mädchen deutlich öfter als Jungen, Kinder, die in Beckenendlage geboren wurden, häufiger als Kinder aus Schädellage. Die Therapie sollte in den ersten sechs Lebenswochen beginnen, um eine möglichst vollständige Nachreifung der Hüfte zu erreichen.

Gut zu wissen

Um einer Beschädigung der Hüftgelenkspfanne vorzubeugen, dürfen Neugeborene und
Säuglinge nicht an den Füßen angehoben werden. Drehen Sie das Kind zur Seite, um eine
Windel unterzulegen. Zum Säubern umfasst
bei Rechtshändern die linke Hand unter dem
rechten Bein des Kindes hindurch den linken
Oberschenkel und beugt das Bein im Hüftgelenk. Lassen Sie sich den Griff am besten von
Ihrer Hebamme zeigen.

Neugeborenengelbsucht: Was ist das?

Die Neugeborenengelbsucht ist eine meist
harmlose Erscheinung, von der mehr als die
Hälfte aller Neugeborenen in den ersten Tagen
nach der Geburt betroffen sind. Dabei lagert
sich Bilirubin zunächst in der Haut am Rumpf
des Kindes ab und verbreitet sich von dort aus
über Arme und Beine bis zu den Händen und
Füßen. Schließlich führt das Bilirubin auch
zu einer gelblichen Verfärbung in den Augen.
Ursache hierfür ist, dass die noch unreife
Leber des Neugeborenen den Blutfarbstoff der
zerfallenden roten Blutkörperchen noch nicht
ausreichend verarbeiten und in Stuhl und Urin
abgeben kann.

Die Kinder werden durch die Neugeborenengelbsucht müde. Sie trinken schlecht, obwohl
ausreichende Nahrung den Stoffwechsel
anregen und die Ausscheidung des Bilirubins
begünstigen würde. Achten Sie bitte darauf,
dass Sie Ihr Kind in der ersten Lebenswoche
häufig stillen.

Wenn die Ärztin oder die Hebamme die Gelb-
färbung der Haut als zu intensiv einschätzen, können sie mit einem „Blitzgerät" den
Bilirubinwert an unterschiedlichen Stellen
der Haut messen. Liegt der geblitzte Wert zu
hoch, folgt eine Blutuntersuchung. Bei Überschreiten einer Toleranzgrenze leiten Ärztin
oder Hebamme eine Phototherapie ein. Dabei
wird das Neugeborene nur mit einer Windel
und einer Augenklappe bekleidet für mehrere
Stunden unter eine Lampe mit blau-grünem
Spektrum gelegt. So kann das Bilirubin über
die Haut abgebaut werden. Wird eine schwere
Neugeborenengelbsucht übersehen, kann sich
Bilirubin auch im Gehirn einlagern und dort zu
dauerhaften Schäden führen.

Nicht mehr schwanger: So ver- ändert sich der Körper der Mutter

Für alle Untersuchungen zwischen der Geburt,
beziehungsweise der Entlassung aus der Klinik, und dem Ende des Wochenbettes sind
Hebammen zuständig. Eine Abschlussunter-
suchung bei der Frauenärztin ist erst sechs bis
acht Wochen nach der Geburt zusammen mit
einer Vorsorgeuntersuchung vorgesehen. Die
Hebamme, die Sie idealerweise bereits in der
Schwangerschaft kennengelernt haben, kommt
zu Ihnen nach Hause. Sie unterstützt Sie in
den ersten Tagen mit dem Kind und erspart
Ihnen Wege in eine Kinderarztpraxis. Falls Sie
sich keine Hausbesuche vorstellen können,
sollten Sie schon in der Schwangerschaft mit
Hebammen einer Hebammenpraxis über die
Betreuung nach der Geburt sprechen.

In etwa den ersten zwei Wochen nach der
Geburt verkleinert sich die Gebärmutter so
weit, dass sie hinter dem Schambogen nicht
mehr zu ertasten ist. Die Reste der Eihaut und
Wundsekret der Gebärmutter bluten ab. Diese

Blutung nennt man Wochenfluss oder Lochien. Sie dauert etwa vier bis sechs Wochen und wechselt die Farbe von Rot nach Braun, bevor sie gelblich wird. Die Hebamme beobachtet diesen Prozess und unterstützt ihn gegebenenfalls. Sie hilft Ihnen auch bei der Versorgung einer Dammverletzung oder der Kaiserschnittnarbe. Falls erforderlich, löst sie die Fäden der Naht. Nach einem Kaiserschnitt ist es normal, wenn der Wochenfluss vorzeitig aufhört und sich die Gebärmutter langsamer verkleinert.

Wassereinlagerungen in Händen und Beinen gehen allmählich zurück, und auch das Volumen des Blutes verringert sich auf die Menge einer nicht schwangeren Frau. Das überschüssige Wasser wird abgeschwitzt und ausgeschwemmt. All diese Prozesse werden von Hormonen gesteuert. Sie kümmern sich auch um die Milchproduktion zur Ernährung des Kindes, verhindern bei regelmäßigem Stillen mit einer gewissen Sicherheit eine erneute Schwangerschaft und bilden die schwangerschaftsbedingten Veränderungen im Körper so weit zurück, dass auf Wunsch eine erneute Schwangerschaft möglich wird.

Neben allen körperlichen Veränderungen werden Sie auch seelisch aus dem Gleichgewicht gebracht. Die große hormonelle Umstellung zu Beginn des Wochenbettes ist mit seelischer Labilität verbunden. Neben Freude macht sich wahrscheinlich Sorge breit, und die neue Verantwortung kann schnell auch zu einer Überforderung führen. Durch die Geburt hat sich Ihr Leben verändert.

Bitte lassen Sie sich in dieser Zeit von einer Hebamme unterstützen. Sie kennt alle Phasen des Wochenbettes. Mit ihr können Sie später noch einmal die Schwangerschaft und die Geburt besprechen und so unverstandene Momente klären. Sie hilft Ihnen auch, Ihren Alltag neu zu gestalten. Das schützt sie davor, sich beim Anblick des Kindes selbst zu vergessen.

Gerade bei Kindern mit einem erhöhten Bedarf an Zuwendung (Frühgeborene, besondere oder kranke Kinder) fühlen sich Eltern schnell überfordert. Sie machen sich Sorgen, weil das Kind zu wenig oder zu viel zunimmt. Der Haushalt versinkt im Chaos. Das Geld reicht nicht für Windeln und Nahrung. Sie sind ständig übermüdet. All das kann sehr belasten. In solchen Fällen kann eine Familienhebamme zusätzlich unterstützen. Um die Betreuung kranker Neugeborener zu Hause kümmern sich zunehmend auch Familiengesundheits- und Kinderkrankenpflegerinnen in den Gemeinden und Städten. Ansprechpartner ist das Netzwerk „Frühe Hilfen" in Ihrem Landkreis.

Die Ernährung des Kindes

Als Mutter müssen Sie sich entscheiden, ob Sie Ihr Kind stillen wollen oder ihm lieber ein Fläschchen geben. Das Stillen hat viele Vorteile: Muttermilch ist die natürliche Nahrung für einen Säugling. Sie ist mit unterschiedlicher Nährstoffkonzentration immer dem jeweiligen Bedarf des Kindes angepasst. Gestillte Kinder haben während der Mahlzeit einen intensiven Hautkontakt zur Mutter. Sie leiden seltener unter Magen-Darm-Infekten. Die Antikörper der Mutter, die durch die Muttermilch weitergegeben werden, unterstützen die kindlichen Abwehrkräfte, so dass Erkältungen oder Infekte der Harnwege oder des Mittelohrs abgemildert verlaufen. Gestillte Kinder leiden

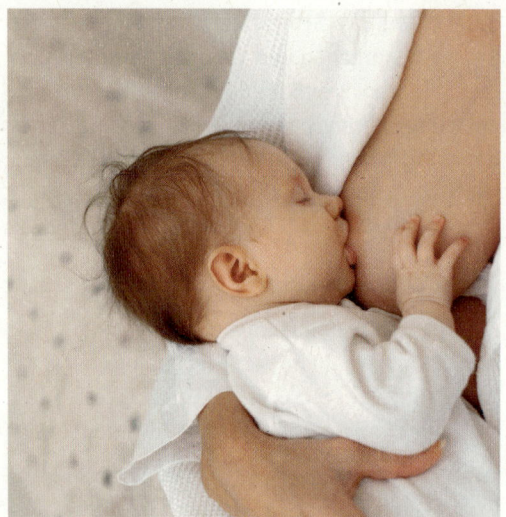
Stillen hat Vorteile für Mutter und Kind.

schaden können. Das gilt aber auch, wenn Sie sich eine Stillbeziehung für sich überhaupt nicht vorstellen können.

Die Milchbildung wird direkt nach der Geburt durch Hormone eingeleitet. Etwa am dritten Tag geht die Vormilch in die Muttermilch über. Eine Steigerung der Milchmenge wird durch die steigende Nachfrage des Kindes reguliert. Wird einer Brust weniger oder keine Muttermilch entnommen, verringert sie die Produktion und stellt sie nach einiger Zeit ganz ein. Wenn Sie sich zunächst entschieden haben, nicht stillen zu wollen, lässt sich diese Entscheidung kaum rückgängig machen. Andererseits ist eine Umstellung von Muttermilch auf Muttermilchersatznahrung jederzeit möglich.

Füttern mit Flaschennahrung

Muttermilchersatznahrung oder (kurz) Flaschennahrung ist dem Nährstoffbedarf des Kindes angepasst. Sie ist in ihrer Zusammensetzung immer gleich.

später seltener unter Diabetes oder Erkrankungen des Herz-Kreislauf-Systems infolge von Übergewicht. Und die Zusammensetzung der Muttermilch scheint sich auch positiv auf die sprachliche und kognitive Entwicklung des Kindes auszuwirken. Eine längere Stilldauer verstärkt all diese positiven Effekte.

Bei den Müttern unterdrückt das Stillen über längere Zeit die Regelblutung. Stillende Mütter sind emotional stabiler und entwickeln seltener psychische Erkrankungen. Sie nehmen nach der Geburt schneller wieder ab und erkranken im Alter seltener an Altersdiabetes. Auch das Risiko, an Brustkrebs zu erkranken oder Osteoporose zu entwickeln, sinkt.

Und doch kann es für Sie genau richtig sein, sich gegen das Stillen zu entscheiden. Das gilt zum Beispiel nach bestimmten Brustoperationen oder wenn Sie wegen einer Erkrankung Medikamente nehmen müssen, die Ihrem Kind

Es ist wichtig, dass Sie Flaschennahrung im richtigen Verhältnis mit heißem Wasser mischen. Bei einer zu wässrigen Nahrung erhält Ihr Kind zu wenig Nährstoffe. Ist der Wasseranteil zu gering, belastet das die Nieren des Kindes.

Flaschennahrung mit den Buchstaben „PRE" ähnelt der Muttermilch. Es wird empfohlen, bis zum Ende des ersten Lebensjahres PRE-Nahrung zu geben. Das verringert die Gefahr, das Kind zu überfüttern. Wenn Sie Ihr Kind nicht stillen, sollten Sie im fünften, sechsten oder siebten Lebensmonat anfangen, Beikost zu füttern.

Flaschennahrungen mit dem Zusatz 1, 2, 3 oder 4 sind der Muttermilch nur zum Teil angepasst (teiladaptiert). Sie enthalten zusätzliche Kohlenhydrate. Dadurch kann es leicht passieren, dass das Kind zu viele Nährstoffe bekommt. Diese Nahrungen dürfen nach dem vom Hersteller angegebenen Monat gefüttert werden. Ihr Kind braucht sie aber nicht. Eine Umstellung auf „1"-Nahrung kann in Einzelfällen nach dem vierten Lebensmonat sinnvoll sein, wenn die Gewichtszunahme des Kindes gesteigert werden soll. In allen anderen Fällen ist keine Nahrungsumstellung erforderlich.

Haben beide Elternteile oder ein Geschwisterkind eine Allergie, wird eine HA-Nahrung (Hypoallergene Nahrung) empfohlen. Bei dieser Nahrung wurden tierische Eiweiße so verändert, dass sie vom kindlichen Immunsystem nicht erkannt werden. Diese Nahrungen haben den Zusatz „HA". Pre-HA oder Start-HA werden wie PRE-Nahrung für das erste Lebensjahr des Kindes empfohlen.

Andere Spezialnahrungen für Ihr Kind (Diätetische Nahrung oder spezielle Nahrung für Frühgeborene) sollten Sie nur nach Absprache mit einer Kinderärztin füttern.

Gut zu wissen

Flaschennahrung kann die Muttermilch nicht ersetzen. Die aus Kuhmilch hergestellte Nahrung ist in ihrer Zusammensetzung und nach Spaltung langkettiger Eiweiße jedoch so weit verändert, dass sie auch vom Verdauungssystem des Säuglings gut vertragen wird.

Stillen: So klappt es

Stillen fördert die Gesundheit – Ihre eigene und die Ihres Kindes. Sie profitieren also beide, wenn Sie sich für das Stillen entscheiden. Legen Sie das Kind direkt nach der Geburt und auch in den ersten Tagen früh und häufig an. Das setzt die Milchproduktion in Gang. Die Muttermilch schließt sich dann übergangslos an die Vormilch an. Häufiges Anlegen fördert zudem die Ausschüttung eines Hormons, das die Rückbildung der Gebärmutter unterstützt.

Auch Ihr Kind profitiert von vielen kleinen Mahlzeiten. Magen und Darm können langsam mit der Aufnahme der Milch beginnen und den Stoffwechsel starten. Über Stuhl und Urin scheidet das Kind einen Teil des Bilirubins aus, das sich sonst in der Haut ansammelt und eine Neugeborenengelbsucht verursacht.

Achten Sie auf die feinen Anzeichen Ihres Kindes. Manchmal sind es in den ersten Tagen nur jeweils Minuten, in denen Ihr Kind bereit ist, gestillt zu werden. Ab dem zweiten Tag sollten Sie etwa acht bis zwölf Mal in 24 Stunden stillen. Ihr Kind wird dann schneller und sicherer von selbst längere Stillpausen einhalten.

Stillen funktioniert zu Beginn nicht immer so einfach, wie es Stillfotos in Zeitschriften suggerieren. Denn auch das Stillen braucht am Anfang Übung. Gelegentlich nehmen Kinder nur die Brustwarze in den Mund, nicht aber auch Teile des Warzenvorhofs. Manchmal ist der Kopf des Kindes nicht ausreichend weit nach hinten gestreckt, oder die Spitze der Brustwarze stößt an den Gaumen des Kindes. Oft sind es entscheidende Kleinigkeiten, die die richtige Stilltechnik ausmachen und unnötige Schmerzen verhindern. Die Brust ist kurz nach der Geburt noch weich. So können Sie und Ihr Kind die Stilltechnik gut erlernen. Stellen Sie sich aber darauf ein, dass Sie mindestens in den ersten zwei Wochen Geduld und Ruhe benötigen, bis das Stillen gut klappt.

Hintergrund

Die Brust: Die Brust reagiert schon zu Beginn der Schwangerschaft auf die veränderte Hormonlage. Für viele Frauen ist ein leichtes Ziehen oder ein Spannungsgefühl in der Brust das erste Schwangerschaftszeichen, das sie wahrnehmen. Die Brust wird ein wenig größer und bereitet sich schon früh auf die Milchproduktion vor. So kann auch ein extrem Frühgeborenes mit Muttermilch versorgt werden.

Im Brustgewebe sorgen feine Verästelungen dafür, dass die Milch in unzähligen Drüsen produziert wird und in Richtung Brustwarzen (Mamillen) fließen kann. Etwa neun bis zwölf Ausgänge sind in einer Brustwarze vorhanden.

Äußerlich ist die Brustwarze umgeben von dem Warzenvorhof. Dieser ist etwas dunkler gefärbt (pigmentiert) und wird im Laufe der Schwangerschaft noch dunkler. Kleinere Erhebungen am Warzenhof enthalten besondere Drüsen (Montgomerydrüsen), deren Absonderungen Brustwarzen und Warzenvorhof pflegen. Bewahren Sie diese Schutzschicht, indem Sie in der Schwangerschaft und in der Stillzeit beim Duschen darauf verzichten, die Brust mit Seife oder Duschgel zu waschen.

Schon in der Schwangerschaft ist Vormilch vorhanden, die in bestimmten Situationen, begleitet durch ein Kribbeln in den Brustwarzen, in geringen Mengen austreten kann. Die eigentliche Muttermilch wird erst nach der Geburt durch eine erneute Veränderung der Hormone gebildet.

Form und Größe der Brust sind für den Erfolg des Stillens unerheblich. Eine kleinere Brust produziert genauso wie eine größere Brust die Menge Milch, die ein Kind benötigt. Brustwarzen können aufgestellt, flach oder auch ein wenig eingesunken sein. Doch die Form ist unerheblich. Das Kind wird bei der richtigen Anlegetechnik mit seinen Lippen einen größeren Teil des Warzenvorhofs umschließen und durch die Zunge die Milchgänge in der Brustwarze dehnen. Es ist nicht notwendig, die Brust auf das Stillen vorzubereiten.

Haben Sie und Ihr Kind das Stillen einmal richtig erlernt, dann klappt es problemlos über Monate. Hebammen und Stillberaterinnen können Ihnen bei allen Fragen helfen.

Das Stillen in den ersten vier Wochen

In den ersten vier Wochen lernen Mutter und Kind das Stillen. Am Ende dieser Zeit sind die ersten Hürden überwunden: Die Milchproduktion hat sich reguliert, die Brustwarzen sind nicht mehr so empfindlich wie am Anfang, und Ihr Kind hat einen Rhythmus gefunden. Nuckeln am Schnuller oder Saugen an einer Flasche irritieren es nicht mehr unbedingt. Sie selbst haben ein Gefühl dafür entwickelt, ob das Schreien Ihres Kindes Hunger signalisiert und wann es satt ist. All das sind gute Voraussetzungen für eine intensive, beglückende Stillbeziehung über viele Monate.

■ **Vormilch (Kolostrum):** In der Schwangerschaft wird schon die Vormilch gebildet. Sie ist gelblich, cremig und reich an Nähr- und Immunstoffen. Die Vormilch unterstützt das Immunsystem des Kindes noch stärker als die Muttermilch und gewährt dadurch in den ersten Monaten Schutz vor den meisten Kinderkrankheiten (Nestschutz). Die Menge der Vormilch sagt nichts über den Nährstoffgehalt, den Ihr Kind bekommt. In der Regel reicht schon eine geringe Menge Vormilch zur Ernährung des Kindes aus. Die Vormilch wird nach wenigen Tagen vollständig durch die Muttermilch ersetzt, die dann täglich in größerer Menge zur Verfügung steht.

■ **Initiale Brustdrüsenschwellung (Milcheinschuss):** Aufgrund der Hormonumstellung nach der Geburt beginnt die Brust etwa am dritten Tag mit der Bildung der Muttermilch. Dies kündigt sich dadurch an, dass die Brust kribbelt und hart wird. Wenn die Brüste stark anschwellen, heiß und rot werden und jede Berührung schmerzhaft ist, wird das meist „Milcheinschuss" genannt. Tatsächlich werden diese Beschwerden aber nicht durch die Muttermilch, sondern durch die Schwellung der Brustdrüsen verursacht. Bitte lassen Sie sich helfen: Ihre Schmerzen müssen gelindert werden und Ihr Kind benötigt Hilfe, um Warzenvorhof und Brustwarze mit den Lippen fassen zu können. Sie können die Brustdrüsenschwellung weitgehend vermeiden, wenn Sie spätestens am zweiten Tag damit beginnen, Ihr Kind etwa alle zwei bis drei Stunden an beiden Brüsten anzulegen. Meist helfen die Kinder gut mit. Durch das häufige Anlegen geht die Vormilch direkt in die Muttermilch über, und die Schwellung ist nicht besonders belastend. Damit haben Sie die erste Hürde gemeistert!

■ **Muttermilch:** Die Muttermilch ist weißlich und flüssig, und sie stillt zugleich Hunger und Durst. Besonders in den ersten 14 Tagen steigert sich die Muttermilchmenge täglich, um sich dem Bedarf des Kindes anzupassen. Deshalb bleibt die Brust in dieser Zeit etwas härter. Eine weiche Brust bedeutet aber nicht, dass sie leer ist. Ein großer Teil der Muttermilch wird erst während des

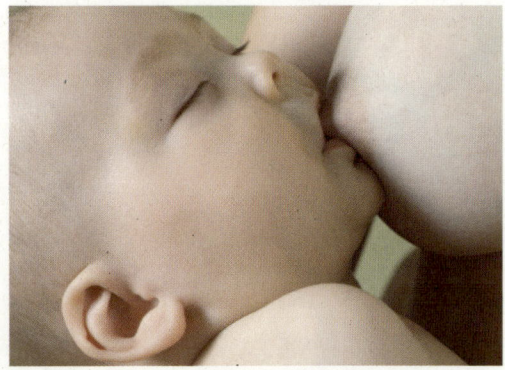

Ist das Kind satt, lässt es die Brustwarze los.

Stillens gebildet. Eine stillende Brust kann also nicht leer sein.

■ **Wie lange dauert eine Stillmahlzeit?** Da Sie die Bedürfnisse Ihres Kindes am Anfang noch nicht kennen und auch nicht wissen, wie intensiv es saugt, wird zunächst empfohlen, dass Kind an jeder Seite 10 bis 20 Minuten trinken zu lassen. Sie werden schnell merken, ob Ihr Kind eher gierig trinkt und dadurch schneller fertig ist. Oder ob es eher gemächlich genießend mit einigen kleinen Pausen trinkt. Dann kann eine Mahlzeit auch eine ganze Stunde dauern. Regen Sie Ihr Kind mit sanftem Streicheln an der Wange oder unter dem Fuß an, weiterzutrinken. Loben Sie es, wenn es trinkt, aber irritieren Sie es nicht. Wenn sich während des Saugens auch Ohren und Schläfen bewegen und Sie deutliche Schluckbewegungen hören, dann bekommt Ihr Kind Milch. Ist es satt, wird es die Brustwarze loslassen. In der zweiten Woche können Sie dazu übergehen, bei einer Stillmahlzeit jeweils nur eine Brust anzubieten. Wiederum sagt die Menge der Muttermilch nichts

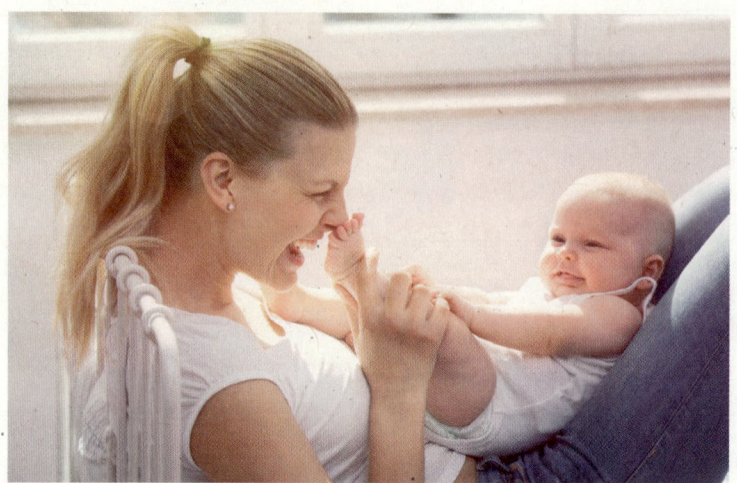

Satt und zufrieden: Jetzt ist das Kind bereit zum Spielen.

über die Nährstoffe aus, die das Kind erhält. Die Vordermilch ist wässriger und löscht zunächst den Durst des Kindes. Die fettigere Hintermilch sättigt hingegen stärker.

■ **Wie oft wird gestillt?** Sie wissen am Anfang nicht, ob Ihr Kind besser häufige, aber dafür kleine Mengen Milch verträgt oder seltene, große Mahlzeiten. In den ersten 24 Stunden reichen drei bis fünf Mahlzeiten aus. Am zweiten und dritten Tag sollten Sie häufig anlegen. Zunächst dürfen es gern mehr als 12 Mahlzeiten in 24 Stunden sein. Das regt einerseits die Milchproduktion an und verhindert eine initiale Brustdrüsenschwellung. Andererseits fördern die vielen Mahlzeiten die Verdauung des Kindes, wodurch Bilirubin schneller ausgeschieden werden kann (siehe Seite 188). Kinder mit erhöhten Bilirubinwerten sind oft schläfrig und benötigen Unterstützung durch häufiges Stillen. Warten Sie in den ersten Tagen nicht darauf, bis Ihr Kind vor Hunger schreit. Es zeigt auf andere

Weise, dass es bereit ist, gestillt zu werden: In einer leichteren Schlafphase beginnen sich bei geschlossenen Augenlidern die Augen zu bewegen, oder der Mund zeigt Saug- und Suchbewegungen. Nehmen Sie diese Zeichen wahr. Legen Sie ein Kind, das dazu neigt, beim Stillen einzuschlafen, nackt auf Ihre nackte Haut. Der direkte Hautkontakt hilft Ihrem Kind, aufmerksam zu sein.
In der zweiten Woche ist die Neugeborenengelbsucht überwunden und damit eine weitere Hürde gemeistert. Viele Kinder haben jetzt etwa acht Stillmahlzeiten pro Tag.
Im weiteren Verlauf werden Sie immer sicherer die Zeichen Ihres Kindes verstehen. Ihr Kind wird nach einer anfänglichen, normalen Gewichtsabnahme etwa ab dem dritten Tag kontinuierlich zunehmen. Die Hebamme kontrolliert in gelegentlichen Messungen das Gewicht. Am Ende der vierten Lebenswoche sind sechs bis acht Stillmahlzeiten üblich. Die Gewichtszunahme Ihres Kindes hängt nicht ausschließlich mit dem Stillen zusam-

men. Es gibt viele Gründe dafür, dass manche Kinder weniger schnell zunehmen als andere. Soll das Kind an Gewicht zulegen, können Sie es einmal häufiger stillen. Oder Sie lassen es länger an nur einer Brust trinken. So nimmt es mehr von der gehaltvollen Hintermilch auf. Tägliche Gewichtsmessungen sind jedoch unnötig. Stillproben, bei denen Ihr Kind vor und nach einer Stillmahlzeit gewogen wird, sollten ganz unterbleiben.

■ **Saugverwirrung:** In den ersten vier Wochen muss sich das Kind daran gewöhnen, korrekt an der Brust zu saugen. Schon in der Gebärmutter schluckt es Fruchtwasser und nuckelt am Daumen oder an anderen Fingern. Vielleicht hat es dort Saugbewegungen erlernt, die an der Brust zunächst nicht richtig funktionieren. Gelegentlich wird ein Kind durch die zusätzliche Gabe von Flaschennahrung oder durch Beruhigungssauger verwirrt, denn dort saugt es anders als beim Stillen. Nicht jedes Kind kann von Anfang an beides auseinanderhalten. Das Bundesinstitut für Risikobewertung (www.bfr.bund.de) empfiehlt, in den ersten Wochen keine Brusthütchen, Flaschensauger und Beruhigungssauger (Schnuller) zu benutzen. Sie könnten Ihr Kind verwirren, frustrieren oder auch notwendige Mahlzeiten verschlafen lassen. Kinder, die abgepumpte Milch erhalten, sollten vorübergehend mit dem Löffel, mit einer Pipette oder mit einem Becher gefüttert werden. Eine falsche Stilltechnik führt oft dazu, dass die Brustwarze am harten Gaumen des Kindes scheuert und wund wird. Das ist die häufigste Ursache für wunde Brustwarzen. Wenn ein Kind an der weichen Brust in den beiden ersten Tagen nicht gelernt hat, korrekt zu saugen, wird es bei einer prallen und harten Brust ab dem dritten Tag eventuell weiter Schwierigkeiten haben. Seien Sie geduldig und lassen Sie sich helfen. Hebammen und Stillberaterinnen sind die richtigen Ansprechpartnerinnen. Doch fragen Sie nicht zu viele Leute. Sonst kann es sein, dass Sie unterschiedliche Empfehlungen bekommen, die nur zusätzlich verwirren.

■ **Stillpausen:** Viele Kinder ruhen nach dem anstrengenden Stillen ein wenig. Dann werden sie wach und sind bereit, mit Ihnen zu kommunizieren. Schließlich fallen ihnen immer öfter die Augen zu, und sie schlafen ein, bis der Hunger sie erneut weckt. Saugbewegungen sind anstrengend für ein Kind, weil viele Muskeln daran beteiligt sind. Sie können die Bewegungen bis zu den Schläfen und den Ohren sehen. Beim Stillen sind viele solcher Saugbewegungen nötig, um Muttermilch zu erhalten. Im Gegensatz dazu wird beim Nuckeln lediglich die Mund- und Wangenpartie bewegt. Durch Nuckeln löst das Kind den Milchspendereflex der Mutter aus. Fließt die Milch, geht das Nuckeln in Saugbewegungen über. Erst zum Ende der Stillmahlzeit nuckelt das Kind noch ein wenig, bevor es den Unterdruck im Mund löst und Warzenvorhof und Brustwarze aus dem Mund rutschen. Stillpausen ergeben sich so ganz von selbst.

■ **Was kann ich tun, wenn sehr viel Milch fließt?** Ein starker Milchspendereflex kann dazu führen, dass sich ein Kind nicht sehr anstrengen muss, um Muttermilch zu erhalten. Es ist eventuell mehr damit beschäftigt, die Milchflut zu schlucken. Bei kräftigeren Saugbewegungen wird es durch eine erneute Milchflut bestraft. In diesen Fällen kann es sinnvoll sein, das Kind bei jeder Stillmahlzeit nur an einer Seite anzulegen. Lehnen Sie sich beim Stillen etwas zurück. So muss Ihr Kind zumindest gegen die Schwerkraft saugen.

■ **Stillprobleme:** Beim ersten Kind müssen auch Sie sich an das Stillen gewöhnen. Die intensive Beziehung zum Kind kann sehr schön sein. Sie kann aber auch Beklemmungen und Angst vor zu viel Nähe auslösen. Beides kommt vor. Ein Umstieg auf Flaschenfütterung ist jederzeit möglich. Wünschen Sie sich nur vorübergehend eine Pause, sollten Sie sich eine Milchpumpe, vorzugsweise mit einem Doppelpumpset, verschreiben lassen. So verschaffen Sie sich etwas Freiraum. Um eine Saugverwirrung zu vermeiden, ist es ratsam, das Kind in den ersten Lebenswochen noch nicht aus einem Flaschensauger trinken zu lassen, sondern die Milch mit einem Löffel, einer Pipette oder einem Becher zu füttern. Später kann zwischendurch immer wieder einmal die Flasche gegeben werden.

Das häufigste Stillproblem in den ersten zwei bis vier Wochen sind schmerzende Brustwarzen. Liegt keine Pilz- oder Bakterieninfektion vor, ist in den meisten Fällen eine falsche Anlegetechnik dafür verantwortlich, dass die Spitze der Brustwarze beim Saugen im Mund des Kindes reibt. Verändern Sie die Stillposition, sobald Sie einen Schmerz verspüren. Nicht die Dauer des Saugens ist für wunde Brustwarzen verantwortlich, sondern eine unkorrekte Stilltechnik.

Es gibt einige wenige Regeln, die aber nicht die Unterstützung durch eine Hebamme oder Stillberaterin ersetzen können:

1. Das Kind soll mit seinem Bauch zu Ihrem Bauch liegen, damit der Kopf gerade zur Brust zeigt.
2. Das Kind soll mit der Nasenspitze in Höhe der Brustwarze liegen, bevor es den Mund zum Stillen öffnet.
3. Wenn das Kind seinen Mund öffnet, soll die Brustwarze gerade in den Mund hineinzeigen.
4. Stützen Sie das Kind beim Saugen gegebenenfalls an den Schulterblättern, damit es den Kopf etwas nach hinten streckt.
5. Die Lippen sollten einen großen Teil des Warzenvorhofs im Bereich des Unterkiefers umschließen.
6. Die Wangen des Kindes berühren beim Saugen (fast) die Brust.
7. Saugbewegungen sind bis zur Schläfe und den Ohren sichtbar.
8. Solange das Saugen schmerzhaft ist, sollten Sie versuchen, die Stillhaltung zu optimieren.

Wollwachs verhindert, dass sich auf der Brustwarze Schorf bildet. Und es unterstützt die Heilung. Beides hilft aber wenig, wenn die Stilltechnik nicht verändert wird.

■ **Stillhütchen:** Stillhütchen sind ein Hilfsmittel und sollten nur vorübergehend angewendet werden. Nichts ist effektiver zur Brustentleerung und schonender für die Brustwarzen als direktes Stillen ohne Hilfsmittel. Mit Stillhütchen umschließen die Lippen des Kindes einen zu geringen Anteil des Warzenvorhofs. Die Brust wird unzureichend entleert. Wenn die Mutter die Schmerzen nicht aushalten kann oder wenn das Kind die Brustwarze mit der Zunge aus dem Mund drückt, kann ein kurzzeitiger Einsatz von Stillhütchen aber sinnvoll sein.

Frage 10

Mir geht es nach der Geburt super. Kann ich meine Freunde und Verwandten zum Babygucken einladen?

Neugeborene sind faszinierend. Es ist schön zu sehen, wenn sie ihr Gesicht verziehen, und zu hören, wenn sie Geräusche von sich geben. Und man genießt es, wenn sie sich ganz friedlich und zufrieden an einen schmiegen. Als Mutter werden Sie Ihr Kind alle zwei Stunden stillen, mit ihm spielen und es wickeln. Sie selbst werden etwas essen wollen, können nur in Etappen schlafen und müssen das eine oder andere erledigen. In der ersten Zeit mit dem Baby geraten Wochentage und Tageszeiten durcheinander und werden unwichtig.

Es passt vor allem in den beiden ersten Wochen und bis zu vier Wochen nach der Geburt eher nicht, wenn Sie sich an Termine halten müssen. Und schon gar nicht, dass Sie dafür eventuell auch noch Vorbereitungen treffen müssen. Lassen Sie sich Ihr Wochenbett nicht entgehen und geben Sie sich Zeit. Laden Sie zu Beginn nur die Personen ein, die Ihnen wichtig sind, die zu Ihrem Wohlbefinden beitragen und Ihnen keine Arbeit machen. Die Aufmerksamkeit sollte nicht nur Ihrem Kind, sondern auch Ihnen gelten. Es rächt sich schnell durch körperliche Beschwerden, wenn Sie zu viele Aktivitäten planen, Besuche vorbereiten und für andere da sein wollen. Untersuchungen zeigen, dass viele Wöchnerinnen nach acht Wochen unter Rückenschmerzen, Kopfschmerzen und/oder extremer Müdigkeit leiden.

Vielleicht wollen nicht nur Freunde und Bekannte, sondern auch Nachbarn vorbeikommen und Ihnen zeigen, dass sie sich mit Ihnen freuen. Das ist bei wenigen und kurzen Besuchen auch gar kein Problem. Aber gönnen Sie sich gelegentlich ein Schild an der Haustür, das den Besuchern offen zeigt, dass Sie gerade Still- oder Schlafpause haben. Besuche sind nach ein paar Wochen noch genauso herzlich gemeint und für Sie viel besser zu verkraften.

■ **Milchstau und Brustentzündung:** In beiden Fällen fühlen Sie sich in kürzester Zeit kraftlos und krank. Eine gerötete Brust, Verhärtungen, Schüttelfrost und hohes Fieber kommen schnell hinzu. Bitte rufen Sie sofort Ihre Hebamme an. Bei einem Milchstau handelt es sich um einen verstopften oder abgeklemmten Milchgang einer Brust. Vielleicht haben Sie auf der Brust gelegen, vielleicht engt der Still-BH den Milchgang ein. Häufig sind es auch aufgestauter Ärger oder seelische Belastungen, die zu einem Milchstau führen. An der gestauten Stelle kann es zu einer Entzündung kommen. Gelegentlich lösen aber auch Bakterien eine Entzündung aus. Es ist wichtig, dass Sie sich jetzt mit Ihrem Kind ins Bett legen und so oft wie möglich die Brust durch effektives Stillen gut entleeren. Wählen Sie eine Stillposition, bei der der Unterkiefer des Kindes in Richtung der geröteten Stelle zeigt. Auflagen mit Quark oder Kohlblättern sorgen in den Stillpausen für Kühlung und Linderung der Beschwerden.
Je eher Sie den Milchstau als ernstzunehmende Erkrankung annehmen, desto schneller kann er geheilt werden. In manchen Fällen ist die Einnahme eines Antibiotikums nötig. Die Ärztin wählt dann ein Medikament, bei dem Sie weiter stillen können.

Das spätere Wochenbett

In vielen Kulturen dauert das Wochenbett
40 Tage. Bei uns sprechen wir von sechs bis
acht Wochen. In dieser Zeit soll die Mutter
möglichst von anderen versorgt und verwöhnt
werden. Es ist nicht nötig, diese Zeit im Bett zu
verbringen, aber das Bett steht stellvertretend
für einen gemütlichen, warmen und kusche-
ligen Raum, in dem sich die neue Familie in
Ruhe kennenlernen kann. Wenn es der Mutter
gut geht, geht es dem Kind am besten.

Der Klinikaufenthalt nach einer Geburt endet
nicht deswegen so früh, weil Sie dann wieder
fit sind, den Haushalt zu führen. Früher blieben
Wöchnerinnen nach der Geburt etwa zehn Tage
in der Klinik. Am Verlauf des Wochenbettes hat
sich seitdem nichts verändert. Eigentlich sind
Sie dem Mutterschutz entsprechend mindestens acht Wochen „krank"geschrieben.

Machen Sie nur das, was Ihnen guttut. Ein
„Zuviel" rächt sich schnell durch Schmerzen in
der Brust, in einer Naht oder bei der Verkleinerung der Gebärmutter. Hängen Sie ein Schild
an die Haustür, wenn Sie nicht gestört werden
wollen. Oder stellen Sie einfach die Klingel
aus. Besucher, die Mittagessen oder Kuchen
mitbringen, sind eher willkommen. Eltern und
Schwiegereltern, die für Sie einkaufen gehen
oder gelegentlich die Wohnung putzen, sind
eine gute Unterstützung. Nutzen Sie als Paar
immer wieder die Zeit, um über die Geburt und
alle Veränderungen zu sprechen. Ihr Partner
ist zum Vater geworden, und Ihre Eltern und
Schwiegereltern sind nun Großeltern. Ältere
Geschwister werden quasi über Nacht größer.

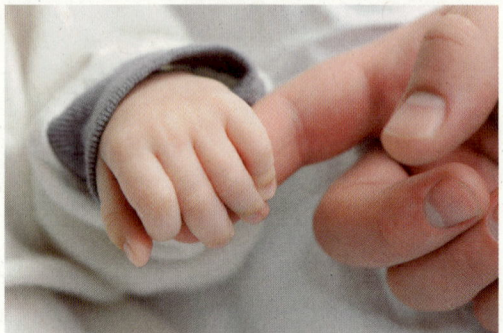

Immer zusammen: Im Wochenbett ist dafür Zeit.

So ein Neugeborenes bringt einiges an Veränderungen in die Familie.

Warum das Wochenbett für Mutter und Kind so wichtig ist

Um das Wochenbett kommen Sie nicht herum.
Die Zeit, die Sie und Ihr Körper für die Umstellung von Frau zu Mutter und von schwanger
zu nichtschwanger benötigen, müssen Sie
einplanen. Sie können sich nicht für oder
gegen das Wochenbett entscheiden. Es ist
wichtig, dass Sie sich nicht selbst unter Druck
setzen (lassen) und so tun, als bräuchten Sie
das Wochenbett nicht. Das gilt auch, wenn bei
Ihnen weder eine Kaiserschnittnaht noch eine
Dammverletzung heilen muss.

Auswertungen zeigen, dass bei etwa 23 von
100 Wöchnerinnen schon während des Klinik-
aufenthaltes körperliche Komplikationen auftreten. Dabei sind etwa 67 von 100 Frauen mit

einer regulär verheilenden Schnittverletzung durch einen Kaiserschnitt und Dammverletzungen noch nicht berücksichtigt. Und überhaupt nicht berücksichtigt sind Frauen, die durch die Geburt oder Belastungen in ihrer Lebenssituation psychisch beeinträchtigt sind.

Noch acht Wochen nach der Geburt muss jede zweite Wöchnerin mit Rückenschmerzen rechnen. Jede vierte Wöchnerin leidet unter Kopfschmerzen oder erweiterten Hämorrhoiden. Auch extreme Müdigkeit, Verstopfung und Probleme, nach der langen Schwangerschaft den Schließmuskel der Harnröhre zu kontrollieren, kommen vor.

Lassen Sie sich das Wochenbett nicht entgehen. Es gibt kaum eine andere Zeit, in der Sie so viel Aufmerksamkeit und Unterstützung bekommen, kaum eine andere Zeit, in der Ruhe und Geduld so viele positive Auswirkungen auf die Zukunft haben. Lassen Sie in einem geschützten Raum neue Bindungen und eine Neuorientierung der ganzen Familie zu.

Das Recht auf Hebammenbetreuung

Die Hebamme übernimmt im Wochenbett die Betreuung von beiden: Mutter und Kind. Das macht keine andere Berufsgruppe im Gesundheitswesen. Die Krankenkasse bezahlt diese Leistungen (siehe Seite 13). Treten körperliche Beschwerden auf, die behandelt werden müssen, wird die Hebamme Sie an die dafür zuständige Ärztin verweisen.

Eine entzündete Kaiserschnittnaht oder eine sich öffnende Dammnaht zum Beispiel sollte in der Klinik, in der Sie entbunden haben, versorgt werden. Gynäkologische Beschwerden an der Brust oder der Gebärmutter sowie Fragen zur Schwangerschaftsverhütung klärt Ihre Frauenärztin. Die Hausärztin ist zuständig für Begleiterkrankungen wie Bluthochdruck oder Diabetes, soweit Sie nicht bei einer entsprechenden Fachärztin in Behandlung sind. Und um die Gesundheit des Kindes kümmert sich nun eine niedergelassene Kinder- und Jugendärztin.

Viele Beschwerden hängen damit zusammen, dass sich der Körper wieder auf den nicht-schwangeren Zustand umstellen muss. Oder sie sind mit den Veränderungen in der Familie verbunden. Schmerzen in der Naht weisen eventuell darauf hin, dass Sie bereits zu viel tun, anstatt das Wochenbett zu genießen. Diese Unruhe überträgt sich leicht auf das Kind und lässt es weinerlich erscheinen. Ein ungewöhnlich ruhiges Kind dagegen ist vielleicht die Ursache dafür, dass sich die Gebärmutter nicht ausreichend zurückbildet. Es ist wichtig, diese und andere Zusammenhänge zu kennen. Durch Gespräche und leichte Korrekturen an der einen oder anderen Stelle lassen sich Beschwerden vorbeugen oder lindern. Auch das ist Hebammen-Handwerk.

Stillen nach den ersten vier Wochen

Wenn Sie den ersten Monat mit all seinen Veränderungen gemeistert haben, können Sie fast unbegrenzt weiter stillen. Die Weltgesundheitsorganisation rät, Kinder in den ersten sechs Lebensmonaten ausschließlich zu stillen.

Sie müssen Ihrem Kind selbst an heißen Sommertagen oder bei einer fiebrigen Erkrankung keine zusätzliche Flüssigkeit, etwa Tee oder

Wasser, geben. Ihr Körper wird in solchen Situationen mehr flüssige Vordermilch zur Verfügung stellen, die Ihr Kind eventuell öfter als gewöhnlich einfordert.

Ist Ihr Kind im siebten Lebensmonat an anderer Nahrung interessiert, wird zunächst eine Stillmahlzeit durch Beikost ersetzt. Viele Kinder bekommen am Ende des ersten Lebensjahres zu allen fünf Mahlzeiten Beikost, und das Stillen beschränkt sich auf den frühen Morgen oder den Abend. Diese Stillbeziehung können Sie gerne auch noch Jahre fortsetzen.

Ernährung der Mutter: In der Stillzeit ist Ihr Energiebedarf geringfügig erhöht. Stille Reserven aus der Schwangerschaft und weniger Bewegung gleichen den zusätzlichen Bedarf manchmal direkt aus. Vertrauen Sie auf Ihr Hunger- und Durstgefühl. Eine Diät zum Abnehmen sollten Sie erst einmal verschieben. Vegetarier können sich weiterhin vegetarisch ernähren, wenn sie auch tierische Eiweiße zu sich nehmen. Bei Veganern kann es zu einem Vitamin-B12-Mangel kommen. In diesem Fall sollten Sie Vitamin B12 als Präparat zu sich nehmen oder gegebenenfalls dem Kind geben.

Speisen, die bei Ihnen zu Blähungen führen, können auch Ihr Kind quälen. Es gibt aber kein Lebensmittel, auf das Sie generell verzichten müssen. Alles, was Ihnen guttut, ist erlaubt. Stellen Sie fest, dass Ihr Kind Blähungen oder einen wunden Po bekommt, wenn Sie bestimmte Lebensmittel verzehren, können Sie ein paar Wochen auf diese Speisen oder Getränke verzichten und sie danach wieder probieren.

Beim Stillen werden Sie vermehrt Durst verspüren. Deshalb stellen Sie sich zur Vorbereitung auf das Stillen am besten immer ein Glas Wasser bereit. Eine deutliche Erhöhung der Trinkmenge ist nicht erforderlich. Vertrauen Sie Ihrem Durstgefühl. Alkohol ist weiterhin tabu. Er geht durch die Muttermilch direkt auf Ihr Kind über. Auch Koffein gelangt in die Muttermilch. Ist Ihr Kind überreizt, hat es große Pupillen, und schläft es wenig, dann kann das an einem zu hohen Kaffee- oder Colakonsum liegen. Auch in Eistee, schwarzem und grünem Tee ist ein ähnlich aufputschender Stoff enthalten. Die Empfehlung lautet: Maximal zwei bis drei Tassen Kaffee pro Tag in der Stillzeit. Trinken Sie koffeinhaltige Getränke direkt nach einer Stillmahlzeit, damit bis zum nächsten Stillen möglichst viel Koffein abgebaut ist.

Wachstumsschub: Nach den ersten 10 bis 14 Tagen wird sich die Milchmenge pro Mahlzeit und Tag auf einem ungefähr gleichbleibenden Niveau einpendeln. Die Nachfrage regelt das Angebot. Wird Ihr Kind häufiger oder länger gestillt, dann erhöht sich die am Tag zur Verfügung stehende Muttermilchmenge. Wenn Sie kürzer oder seltener stillen, weil Ihr Kind zum Beispiel auch Flaschennahrung erhält, dann sinkt die Tagesmenge der Muttermilch.

Doch obwohl Ihr Körper die Nachfrage direkt ausgleicht, werden Sie nach etwa sechs Wochen und dann wieder nach drei und sechs Monaten das Gefühl haben, Ihr Kind nicht mehr satt zu bekommen. Denn zu diesen Zeitpunkten macht Ihr Kind einen Wachstumsschub. Sein Nährstoffbedarf steigt sprunghaft an. Ihre Brüste fühlen sich dann völlig entleert an, und Ihr Kind hat Hunger. Aber auch jetzt wird die Milchmenge durch die Nachfrage geregelt, es braucht nur ein klein wenig Zeit. Legen Sie Ihr Kind bei Bedarf stündlich an. So erhält die Brust das Signal, mehr Muttermilch bereitzustellen. Meistens dauert es etwa 72 Stunden, bis wieder ausreichend Muttermilch zur Verfügung steht und die vorherige Anzahl an Stillmahlzeiten erreicht ist.

Geben Sie Ihrem Kind in dieser Zeit keine zusätzliche Flaschennahrung. Das könnte der erste Schritt zum ungewollten Abstillen sein.

Abgepumpte Milch: Nach vier bis sechs Wochen können Sie problemlos einzelne Mahlzeiten durch abgepumpte Muttermilch, die Sie mit der Flasche, einem Becher oder einem Löffel füttern, ersetzen. So schaffen Sie sich Freiräume für Termine, zu denen Sie Ihr Kind nicht mitnehmen können. Kommt das nur gelegentlich vor, können Sie die Muttermilch per Hand ausstreichen oder mit einer guten Handmilchpumpe gewinnen. Wollen Sie zum Beispiel am Arbeitsplatz regelmäßig abpumpen, lohnt sich eine elektrische Pumpe.

Fällt eine Stillmahlzeit aus, kann Ihre Brust derart voll sein, dass Sie abpumpen müssen. Entsorgen Sie diese Milch, wenn sie längere Zeit bei Temperaturen über 15 Grad Celsius aufbewahrt wurde.

Wollen Sie im Voraus Muttermilch sammeln, dann können Sie über einen längeren Zeitraum jeweils in Verbindung mit den Stillmahlzeiten Muttermilch abpumpen oder eine zusätzliche Mahlzeit einführen, bei der Sie ausschließlich pumpen. Ihre Brust wird sich schnell auf den erhöhten Bedarf einstellen. Arbeiten Sie hygienisch und verwenden Sie immer saubere, verschließbare Gefäße. Auch die Milchflasche sollte nicht nur mit einem Sauger, sondern mit einem Deckel verschlossen werden.

Abgepumpte Muttermilch kann im Kühlschrank bei 5 Grad Celsius bis zu 72 Stunden lang aufbewahrt werden. Stellen Sie sie besser nicht in die Tür, sondern an die Rückwand des Kühlschranks. Zwei verschiedene Muttermilchportionen sollten erst zusammengeschüttet werden, wenn sie die gleiche Temperatur haben. Im Gefrierfach des Kühlschranks können Sie Muttermilch zwei Wochen lang aufheben, in einem Tiefkühlgerät bei minus 20 Grad Celsius mindestens sechs Monate lang.

Beschriften Sie Ihre Milchbehälter oder -tüten mit Datum. Haben Sie mehrere Milchportionen zusammengeschüttet, dann gilt das Datum der ersten Milch. Die jeweils älteste Milchmenge sollte zuerst verwendet werden. Zum Auftauen und Erwärmen gekühlter Milch eignet sich am besten ein warmes oder heißes Wasserbad, in das Sie den gekühlten Behälter stellen. Erwärmte Milch, die nicht getrunken wird, muss weggeworfen werden.

> **Tipp**
>
> Das Bundesinstitut für Risikobewertung hat eine kostenlose Broschüre mit Informationen zur Gewinnung, Lagerung und zum Erwärmen von Muttermilch erstellt. Internet: www.bfr.bund.de, Stichwort „Publikationen" – „Merkblätter" – „Merkblätter für Verbraucher" – „Meine Muttermilch für mein Kind in der Kita oder Tagespflege".

Erkrankung der Mutter: Sollten Sie selbst einmal krank werden, können Sie in den meisten Fällen ganz normal weiterstillen. Erkältungen, Fieber oder Magen-Darm-Infekte werden nur in gemäßigter Form auf Ihr Kind übertragen. Die von Ihnen gebildeten Antikörper gehen durch die Muttermilch auf Ihr Kind über und schützen es. Dadurch ist es möglich, dass Sie bei Ihrem Kind keine oder nur geringe Symptome Ihrer Erkrankung feststellen. Stimmen Sie die Einnahme von Medikamenten mit Ihrer Ärztin ab. Ob ein Medikament für Stillende geeignet ist, können Sie mit Ihrer Ärztin oder Ihrer Hebamme oder über die Internetseite der Beratungsstelle für Embryotoxologie klären (siehe Seite 25).

Anspruch auf eine Haushaltshilfe

Sie haben einen Anspruch auf eine Haushaltshilfe, wenn Sie sich nach der Geburt nicht um Ihren Haushalt kümmern können und die Arbeit auch nicht von einem anderen Haushaltsmitglied übernommen werden kann. Das ist zum Beispiel der Fall, wenn Sie sich allein um Ihr Kind kümmern müssen und mit dem Haushalt überfordert sind. Oder wenn im Wochenbett Probleme auftauchen und Ihr Partner arbeiten muss.

Fordern Sie bei Bedarf einen Antrag bei Ihrer Krankenkasse an. Sie erhalten ihn sofort per Fax. Vielleicht können Sie ihn sogar im Internet herunterladen. Ihre Frauen- oder Hausärztin muss den Bedarf bestätigen und die tägliche Stundenzahl eintragen: im Normalfall vier Stunden, aber auch bis zu acht Stunden, wenn nur dadurch die Abwesenheit des Partners überbrückt werden kann. Die Krankenkasse sollte Ihnen den Antrag sofort nach Eingang bestätigen. Es kann sein, dass die Krankenkasse einen Anbieter empfiehlt, andernfalls müssen Sie sich selbst um eine Haushaltshilfe kümmern. In der Regel kennt Ihre Hebamme das Prozedere und kann Ihnen helfen. Die Haushaltshilfe rechnet direkt mit der Krankenkasse ab. Da sie im Rahmen von Schwanger-

schaft und Geburt verordnet wurde, fallen auch die sonst üblichen Zuzahlungen von fünf bis zehn Euro pro Tag weg.

Eine Haushaltshilfe übernimmt alle Arbeiten, die im Haushalt üblicherweise anfallen. Dazu gehören Wäsche waschen, Putzen, Kochen und gegebenenfalls der Einkauf. Sie betreut auch ältere Geschwisterkinder und holt sie vom Kindergarten ab. Übernehmen Angehörige diese Aufgaben, ersetzt die Krankenkasse höchstens die Fahrtkosten und einen Verdienstausfall. Oder sie gewährt einen Zuschuss.

Vielen Frauen fällt es nicht leicht, eine Haushaltshilfe zu akzeptieren. Sie sind es nicht gewohnt, sich helfen zu lassen oder haben fremden Personen gegenüber Vorbehalte. Manchmal ist es aber einfach besser, wenn Sie Zeit für sich und Ihr Neugeborenes haben, Ihr älteres Kind in den Kindergarten gehen kann und sich nicht Berge nasser und dreckiger Wäsche um Sie herum türmen.

Kein Glücksgefühl: Babyblues und Postpartale Depression

Nicht immer stellt sich nach der Geburt Liebe auf den ersten Blick ein. Vielleicht müssen Sie sich erst daran gewöhnen, dass jetzt immer jemand da ist, für den Sie Verantwortung tragen. Zusätzlich sind Ihre Hormone aktiv: Große Freude schlägt plötzlich in Trauer oder Sorge um. Und immer, wenn Sie sich an die Geburt erinnern, kommen Ihnen vielleicht die Tränen. Körperliche Beschwerden und alltägliche Probleme können zusätzlich belasten. In einem gewissen Rahmen ist es ganz normal, wenn Sie sich nicht immer freuen können, auch wenn

alle genau das von Ihnen zu erwarten scheinen. Besonders zwischen dem dritten und
fünften Tag nach der Geburt überraschen diese
Stimmungsschwankungen etwa 50 bis 80 von
100 Wöchnerinnen. Dieses Stimmungstief,
oft Babyblues genannt, darf wenige Stunden
bis wenige Tage anhalten. Suchen Sie sich in
dieser Zeit jemanden, mit dem Sie offen über
Ihre Gefühle reden können. Vielleicht ist Ihre
Hebamme, die nur vorübergehend Ihr Leben
begleitet, die richtige Person.

Bleibt das Stimmungstief bis in die dritte Woche
hinein bestehen, fühlen Sie sich müde und leer
oder plagen Sie Schuldgefühle und Panikatta-
cken, dann ist das nicht mehr normal. Vielleicht
leiden Sie an einer posttraumatischen Belas-
tungsstörung oder an einer Postpartalen Depression (PPD). Suchen Sie sich jemanden, mit
dem Sie offen über Ihre Gefühle reden können.
Schaffen Sie sich Freiraum, indem Sie Ihr Kind
stundenweise Ihrem Partner oder einer anderen
vertrauten Person geben. Versuchen Sie, durch
gesunde Ernährung, Bewegung und frische Luft
wieder Energie zu bekommen. Eine PPD kann
bereits in der Schwangerschaft, wenige Wochen
nach der Geburt, aber auch bis zu zwei Jahre
später auftreten.

Wenn Sie Ihren Zustand selbst einschätzen
wollen, empfiehlt sich die Edinburgh-Postna-
tal-Depression-Scale (EPDS). Dies ist ein oft
verwendeter Fragebogen, der bei Verdacht auf
eine Postpartale Depression eingesetzt wird.
Sie können den Fragebogen auch mehrfach zu
verschiedenen Zeitpunkten ausfüllen. Er steht
auf der Internetseite www.schatten-und-licht.
de, Stichwort „EPDS – Test zur Selbsteinschät-
zung". Dort bekommen Sie außerdem viele
weitere hilfreiche Informationen.

Umgang mit traumatischen Geburtserlebnissen

Nicht immer verläuft eine Geburt so, wie es
Schwangere erwarten. Vielleicht waren Sie zum
ersten Mal in einer Klinik und sind überrascht
über den Alltag dort. Vielleicht hatten Sie nicht
ausreichend Zeit, um sich mit den Wehen zu
arrangieren. Oder eine plötzliche Wendung im
Geburtsprozess hat Sie aus der Bahn gewor-
fen. Auch ein für Sie unsensibler Umgang mit
besonderen Ereignissen kann eine traumatische Erinnerung an die Geburt hinterlassen.

Es ist ratsam, dass Sie sich mit dieser Situation erneut beschäftigen, um sie irgendwann
hinter sich zu lassen. Nehmen Sie Ihre Gefühle
wichtig. Andernfalls kann es passieren, dass
Sie später sehr viel Kraft aufwenden müssen,
um nicht immer wieder an das traumatische
Ereignis erinnert zu werden.

Sprechen Sie mit Ihrer Hebamme und gehen
Sie die einschneidende Situation mit ihr und
Ihrem Partner noch einmal durch. Vielleicht be-
kommen Sie dadurch einen anderen Blick auf
das Geschehene. Auch eine psychologische
Beratung und Gesprächsgruppen mit anderen
Betroffenen sind heilsam. Vielleicht hilft Ihnen
auch das Buch „Es war eine schwere Geburt"
von Viresha J. Bloemke, um die traumatische
Erfahrung zu verarbeiten.

Versuchen Sie einen Weg zu finden, eine für
Sie schwierige Geburt innerlich abzuschließen.
Wenn Sie vorübergehend von Ihrem Kind ge-
trennt waren und dies als Versagen oder tiefe
Trauer empfinden, dann holen Sie das Bonding
zu Hause nach. Vielleicht können Sie sich
dann irgendwann später auch eine erneute
Schwangerschaft vorstellen.

Organisatorisches nach der Geburt

Ihr Kind ist auf der Welt. Damit dieses Ereignis amtlich wird, müssen Sie beim Standesamt eine Geburtsurkunde beantragen. Außerdem sollten Sie Ihrer Krankenkasse die Geburt mitteilen, um das Kind mitzuversichern. Wenn Sie Elternzeit und Elterngeld beanspruchen möchten, wird es Zeit, die Anträge zu stellen. Wer finanziell oder rechtlich Hilfe braucht, kann sich an das Jugendamt wenden.

Die Geburtsurkunde

Jede Geburt muss den Behörden mitgeteilt werden. Erst mit der Eintragung ins Geburtenregister und der Ausstellung der Geburtsurkunde wird die Geburt eines Kindes amtlich. Die Geburtsurkunde benötigen Sie bei verschiedenen Gelegenheiten: etwa zur Ausstellung des Personalausweises, zur Beantragung von Kindergeld und Elterngeld oder zur Anmeldung in der Schule.

Sie müssen Ihr Kind innerhalb von sieben Tagen nach der Geburt beim Standesamt am Geburtsort anmelden. Viele Geburtskliniken bieten Eltern die Möglichkeit, die notwendigen Unterlagen im Krankenhaus abzugeben. Sie werden zusammen mit der Geburtsanzeige der Klinik an das Standesamt weitergeleitet. Die Geburtsurkunde bekommen Sie nach der Ausstellung zugeschickt. Bei einer Hausgeburt oder einer Geburt im Geburtshaus müssen Sie die Geburt des Kindes innerhalb einer Woche mit der Geburtsbescheinigung der anwesenden Hebamme persönlich beim zuständigen Standesamt anmelden.

Zur Anmeldung der Geburt sind folgende Unterlagen wichtig:

Verheiratete Paare benötigen

- die Geburtsbescheinigung der Klinik oder der anwesenden Hebamme/der anwesenden Ärztin.
- einen Nachweis über die Eheschließung im Original. Das kann die Heiratsurkunde sein oder eine beglaubigte Abschrift des Eheregisters oder des Familienbuchs.
- einen Nachweis der Geburtsregistrierung, etwa eine Kopie der Geburtsurkunde beider Elternteile.
- eine formlose Erklärung der Eltern zum Vor- und Familiennamen des Kindes.
- eine Kopie des gültigen Personalausweises oder Reisepasses beider Elternteile.
- evtl. einen Aufenthaltstitel.

Unverheiratete Paare benötigen

- eine formlose Erklärung der Eltern zum Vor- und Familiennamen des Kindes.
- eine Kopie des gültigen Personalausweises oder Reisepasses beider Elternteile.
- Vaterschaftsanerkennung und Zustimmungserklärung der Mutter im Original.
- Soll das Kind den Familiennamen des Vaters erhalten, muss der Name beim Standesamt oder im Zuge der Sorgerechtserklärung beim Jugendamt angegeben werden.
- Nachweis über die Geburt im Original (Abstammungsurkunde oder Geburtsurkunde beider Elternteile).
- evtl. Aufenthaltstitel.

Schwierige Verhältnisse – So hilft das Jugendamt

Das Standesamt informiert das Jugendamt, wenn ein Kind nichtehelich geboren wird. Das Jugendamt bietet Rat und Unterstützung unter anderem zu folgenden Themen:

- **Vaterschaftsfeststellung:** Ist die Vaterschaft unklar, nimmt das Jugendamt Kontakt zu dem Mann auf, den die Mutter als Vater benannt hat. Ist sein Aufenthaltsort unbekannt, hilft das Jugendamt, diesen zu ermitteln. Erkennt der Mann die Vaterschaft nicht freiwillig an, können die Eltern ein privates Gutachten einholen. Es kann passieren, dass sich ein Elternteil nicht darauf einlässt. Dann wird die Vaterschaft gerichtlich festgestellt. Möchte die Mutter nicht, dass der Vater bekannt wird, kann sie den Namen für sich behalten.
- **Beistandschaft:** Nach der Geburt kann der Elternteil, der die alleinige Sorge hat oder bei dem das Kind überwiegend lebt, eine Beistandschaft beantragen (siehe Seite 125). Das Jugendamt kümmert sich dann zum Beispiel um die Vaterschaftsfeststellung oder Unterhaltszahlungen.
- **Unterhaltsfeststellung und -pflicht:** Eltern müssen für den Unterhalt ihres Kindes sorgen. Leben sie getrennt, erfüllt der Elternteil, bei dem das Kind lebt, seine Unterhaltspflicht in der Regel durch die Pflege und Erziehung. Der andere Elternteil ist zu Geldzahlungen verpflichtet. Die Höhe des Unterhalts hängt vom Alter des Kindes und dem Einkommen des unterhaltspflichtigen Elternteils ab. In der Regel wird der Unterhalt anhand der Düsseldorfer Tabelle (www. olg-duesseldorf.nrw.de/infos/Duesseldorfer_tabelle/) berechnet. Das Jugendamt hilft dabei, Unterhaltsansprüche beim anderen Elternteil geltend zu machen.
- **Unterhaltsvorschuss:** Zahlt der unterhaltspflichtige Elternteil nicht oder nicht regelmäßig oder liegen die Zahlungen unter dem gesetzlichen Mindestunterhalt minus Kindergeld, erhält das Kind einen Unterhaltsvorschuss vom Jugendamt. Das gilt auch, wenn der unterhaltspflichtige Elternteil unbekannt ist. Der Unterhaltsvorschuss wird bis zum zwölften Geburtstag gezahlt – höchstens aber 72 Monate lang.

Elternzeit und Elterngeld beantragen

Soll sich die Elternzeit direkt an den Mutterschutz anschließen, muss die Mitteilung sieben Wochen vor Ablauf der Mutterschutzfrist beim Arbeitgeber eingehen. Bekommt der Arbeitgeber die Mitteilung später, verschiebt sich der Beginn um diese Tage oder Wochen. Sprechen Sie mit dem Arbeitgeber, falls Sie mit der Anmeldung spät dran sind. Vielleicht verzichtet er auf die sieben Wochen Frist und kommt Ihnen entgegen.

Der Antrag auf Elterngeld hat etwas mehr Zeit. Denn Elterngeld wird rückwirkend für die letzten drei Lebensmonate vor Beginn des Monats gezahlt, in dem der Antrag bei der Elterngeldstelle eingeht. Das heißt: Liegt der Antrag spätestens am letzten Tag des 4. Lebensmonats des Kindes bei der Elterngeldstelle vor, bekommen Sie rückwirkend ab der Geburt Elterngeld gezahlt. Trotzdem lohnt es sich, den Antrag schnell abzuschicken. Je früher Sie ihn ausfüllen, desto früher bekommen Sie Geld aufs Konto gezahlt (siehe Seite 98 f.).

ALG-II-Empfänger sollten sich mit dem Antrag besonders beeilen. Denn das Elterngeld wird bereits vom ALG II-Satz abgezogen, wenn es noch gar nicht bewilligt ist. Die ARGE kann in diesen Fällen ein Überbrückungsgeld zahlen. ALG-II-Empfänger müssen darauf aber nachdrücklich hinweisen. Sonst kann es passieren, dass sie mehrere Wochen oder Monate lang ohne die 300 Euro dastehen.

Gut zu wissen

Einige Bundesländer zahlen im Anschluss an das Elterngeld ein sogenanntes Landeserziehungsgeld. Bisher gibt es die freiwillige Leistung in Bayern, Sachsen und Thüringen. Sie ist an bestimmte Voraussetzungen geknüpft, beispielsweise darf das Kind nicht oder nur in begrenztem Umfang in einer staatlich geförderten Kindertageseinrichtung betreut werden.

Das Kindergeld

Kindergeld wird für alle Kinder unabhängig von der Staatsangehörigkeit bezahlt, wenn sie mehr als 180 Tage im Jahr in Deutschland leben. Der Anspruch besteht bis zum 18. Lebensjahr des Kindes. Er verlängert sich unter bestimmten Voraussetzungen bis zum 25. Lebensjahr. Für das erste und zweite Kind soll es rückwirkend ab 1. Januar 2015 jeweils 188 Euro im Monat geben, für das dritte Kind 194 Euro und für alle weiteren Kinder jeweils 219 Euro. So sieht es ein Regierungsentwurf vor (Stand Mai 2015). Ab Januar 2016 soll das Kindergeld noch einmal um jeweils zwei Euro pro Monat steigen.

Kindergeld müssen Sie schriftlich bei der zuständigen Familienkasse der Bundesagentur für Arbeit beantragen. Im Antrag wird die steuerliche Identifikationsnummer des Kindes abgefragt, die Sie automatisch vom Bundeszentralamt für Steuern erhalten. Mit dem Antrag müssen Sie außerdem eine Geburtsbescheinigung einreichen. Da das Kindergeld rückwirkend gezahlt wird, können Sie sich mit der Antragstellung etwas mehr Zeit lassen. Nach Prüfung des Antrags erhalten Sie von der Familienkasse einen Bescheid.

Tipp

Informationen zum Kindergeld stehen auf der Internetseite der Familienkasse: www.familienkasse.de, Stichwort „Familie und Kinder" – „Kindergeld/Kinderzuschlag" – „Merkblatt Kindergeld". Dort können Sie auch das Antragsformular herunterladen: Stichwort „Zu den Kindergeldformularen".

Wenn Geld knapp ist

■ **Kinderzuschlag:** Neben dem Kindergeld zahlt der Staat einen Kinderzuschlag, wenn die Eltern zwar ihren eigenen Bedarf bestreiten können, nicht aber genug Geld haben, um die Bedarfe ihrer Kinder zu decken. Anspruch auf Kinderzuschlag besteht, wenn für die Kinder Kindergeld bezogen wird, die Einnahmen die Mindesteinkommensgrenzen übersteigen, aber die Höchsteinkommensgrenzen nicht erreichen. Außerdem muss der Bedarf der Familie durch den Kinderzuschlag gedeckt sein, sodass kein Anspruch auf ALG II besteht. Der Kinderzuschlag muss bei der Familienkasse beantragt werden. (Internet: www.familienkasse.de, Stichwort „Familie und Kinder" – „Kindergeld/Kinderzuschlag" – „Kinderzuschlag").

■ **Hilfe zum Lebensunterhalt:** Nichterwerbsfähige Menschen können Sozialhilfe erhalten, wenn sie ihren Lebensunterhalt nicht anderweitig bestreiten dürfen oder können. Außerdem können sie Leistungen für Bildung und Teilhabe am sozialen und kulturellen Leben beanspruchen. Zuständig ist das Sozialamt. Auch im gemeinsamen Haushalt lebende Kinder unter 15 Jahren haben Anspruch auf Hilfe zum Lebensunterhalt.

■ **Wohngeld:** Wohngeld ist ein staatlicher Zuschuss zu den Wohnkosten. Er soll einkommensschwachen Familien helfen, hohe Wohnkosten abzufedern. Der Anspruch hängt von drei Faktoren ab: der Anzahl der Haushaltsmitglieder, der Höhe des Gesamteinkommens und der Höhe der Miete oder der Belastung durch ein Eigenheim. Durch die Geburt eines Kindes könnten Sie erstmals Anspruch auf Wohngeld haben. Fragen beantworten die örtlichen Wohngeldbehörden (Internet: www.bmub.bund.de, Stichwort „Stadt Wohnen" – „Wohnraumförderung" – „Wohngeld").

> **Tipp**
>
> Sie können sich auch nach der Geburt mit Ihren Fragen an die Schwangerschaftsberatungsstellen wenden (siehe Seite 34 f.). Die Mitarbeiter informieren über finanzielle Hilfen und vermitteln Kontakte zu anderen Beratungsangeboten, etwa einer Stillberatung.

Die Krankenversicherung

Sind beide Elternteile über die gesetzliche Krankenkasse versichert, kann das Kind beitragsfrei in der Kranken- und Pflegeversicherung mitversichert werden. Kompliziert wird es, wenn ein Elternteil privat krankenversichert ist. Sind die Eltern nicht verheiratet, wird das Kind automatisch bei dem Elternteil mit der gesetzlichen Versicherung familienversichert. Ist das der Vater, muss er die Vaterschaftsanerkennung vorlegen.

Bei verheirateten Paaren entscheidet das Einkommen des privat versicherten Elternteils. Verdient er mehr als der gesetzlich versicherte Elternteil und liegt das Einkommen über der sogenannten Pflichtversicherungsgrenze von 4.575 Euro im Monat (54.900 Euro im Jahr, Stand 2015), kann das Kind nicht beitragsfrei in der gesetzlichen Krankenversicherung familienversichert werden. Dann haben Eltern zwei Möglichkeiten: Sie versichern ihr Kind freiwillig in der gesetzlichen Krankenversicherung. Dafür haben sie nach der Geburt zwei Monate Zeit. Oder sie schließen einen Vertrag mit einer privaten Krankenversicherung ab.

Die beitragsfreie Familienversicherung muss bei der gesetzlichen Krankenkasse angemeldet werden. Entsprechende Formulare stehen in der Regel im Internet. Oder Sie rufen bei Ihrer Krankenkasse an und lassen sich den Antrag zuschicken. Fragen Sie bei dieser Gelegenheit gleich nach, ob Bonusprogramme für Kinder angeboten werden. Viele Krankenkassen belohnen die Teilnahme an den Kindervorsorgeuntersuchungen.

> **Tipp**
>
> Weitere Informationen zur Krankenversicherung für das Kind hat die Stiftung Warentest in einem Special zusammengefasst. Es kann zum Preis von 0,75 Euro im Internet heruntergeladen werden: www.test.de, Stichwort „Krankenversicherung".

Früherkennung bei Kindern: Die U1 bis U9

Für Kinder wurde ein einheitliches Früherkennungsprogramm entwickelt: die sogenannten U1 bis U9. Die U1 steht direkt nach der Geburt an. Die Ärztin oder die Hebamme untersuchen das Kind auf körperliche Auffälligkeiten (siehe Seite 180). Die U2 findet zwischen dem dritten und zehnten Lebenstag des Kindes statt. Falls Sie stationär geboren haben, übernimmt häufig die Kinderärztin in der Klinik diese Untersuchung. Sind Sie mit dem Neugeborenen schon zu Hause, kümmert sich die niedergelassene Kinderärztin um die U2. Vereinbaren Sie rechtzeitig einen Termin und fragen Sie, ob die Ärztin zu Ihnen nach Hause kommen kann. Die U3 erfolgt dann in der vierten bis fünften Lebenswoche. Bis zur Einschulung gibt es insgesamt zehn Vorsorgeuntersuchungen.

Tipp

Es kann passieren, dass Ihr Kind bis zum Zeitpunkt der U3 noch keine Krankenversicherungskarte hat. Normalerweise ist das kein Problem. In der Regel rufen die Praxen bei der Krankenkasse an und lassen sich die Versicherung bestätigen. Wenn Sie sichergehen wollen, können Sie sich aber auch selbst an die Krankenkasse wenden.

Fast alle Bundesländer verschicken Erinnerungen an die Eltern. Nehmen Sie die Untersuchungen wahr, damit Entwicklungsstörungen oder Krankheiten bei Ihrem Kind früh erkannt und behandelt werden können.

Wenn Sie die Us gegenüber Ämtern belegen müssen, können Sie sich bei Ihrer Kinderärztin eine Bestätigung ausstellen lassen, dass Ihr Kind untersucht wurde. Sie sind nicht verpflichtet, das Gelbe Untersuchungsheft Ihres Kindes vorzuzeigen.

Tipp

Die Bundeszentrale für gesundheitliche Aufklärung (BZgA) hat im Internet ausführliche Informationen zu den Untersuchungen zusammengestellt: www.kindergesundheit-info.de, Stichwort „Früherkennung".

Weitere Versicherungen für das Kind

Eine **Kinderinvaliditätsversicherung** tritt ein, wenn Sohn oder Tochter aufgrund einer Krankheit dauerhaft körperlich oder geistig beeinträchtigt sind. Wichtig ist, dass die Versicherung bei allen, nicht nur bei bestimmten, Krankheiten zahlt und keinen bestimmten Grad der Invalidität voraussetzt. Kinderinvaliditätsversicherungen werden in der Regel erst ab dem ersten Geburtstag des Kindes angeboten. Für zu diesem Zeitpunkt bereits bekannte Krankheiten kommen die Versicherungen nicht auf.

Eine **Unfallversicherung** kann dagegen direkt nach der Geburt abgeschlossen werden. Sie tritt ein, wenn das Kind zum Beispiel vom Wickeltisch fällt, sich verletzt und dauerhafte Schäden behält. Achten Sie beim Vertragsabschluss auf einen ausreichend hohen Versicherungsschutz. Nach einem Jahr empfiehlt es sich, zu einer Kinderinvaliditätsversicherung zu wechseln oder ein entsprechendes Zusatzmodul zur bestehenden Unfallversicherung abzuschließen. Beides wird angeboten.

Als Vater oder Mutter sollten Sie für sich selbst über den Abschluss einer **Risiko-Lebensversicherung** nachdenken. Denn Familien mit

Kindern stehen oft vor dem finanziellen Chaos, wenn ein Familienmitglied verstirbt. Die Risiko-Lebensversicherung versichert das Risiko des Todes. Eine solche Versicherung ist immer dann wichtig, wenn der Tod eines Elternteils eine finanzielle Lücke reißt, die weder durch Renten noch Vermögen geschlossen werden kann.

Besitzen Sie bereits eine Risiko-Lebensversicherung? Dann sollten Sie darüber nachdenken, neben dem anderen Elternteil auch das Kind als bezugsberechtigte Person eintragen zu lassen, damit es ebenfalls abgesichert ist, falls Ihnen etwas passiert.

Gut zu wissen

Viele Versicherungsvertreter bieten statt der Risiko-Lebensversicherung eine Kapitallebensversicherung an, bei der Sie zusätzlich für die Altersvorsorge sparen. Lassen Sie sich nicht beirren. Für die Altersvorsorge gibt es rentablere Möglichkeiten.

Jeder Mensch braucht eine **Private Haftpflichtversicherung.** Sie tritt immer dann ein, wenn durch Leichtsinn oder Unvorsichtigkeit ein Schaden bei anderen entsteht. Wer keine Versicherung hat, haftet mit seinem gesamten Einkommen und Vermögen – ein Leben lang. Kinder sind normalerweise automatisch über die Privathaftpflichtversicherung der Eltern mitversichert. Allerdings bieten die Versicherungsunternehmen auch sogenannte Single-Tarife an, bei denen nur der Versicherungsnehmer selbst abgesichert ist. Prüfen Sie deshalb besser Ihren Vertrag. Falls Sie einen Single-Tarif haben, sollten Sie zu einem Familientarif wechseln. Achten Sie darauf, dass die Versicherungssumme mindestens 3 Millionen Euro umfasst und auch Schäden

von Kindern unter sieben Jahren beglichen werden (sogenannte Deliktunfähigkeit bei Kindern).

Tipp

Informationen zu Versicherungen für Kinder stehen auf der Internetseite der Verbraucherzentrale: www.vz-nrw.de – Stichwort „Themen" – „Versicherung" oder beim Bund der Versicherten: www.bundderversicherten.de – Stichwort „Merkblätter" – „Sonstiges" – „Geburt eines Kindes".

Kindererziehung zählt für die Rente

In den ersten drei Lebensjahren des Kindes werden Eltern Zeiten, in denen sie sich um die Betreuung des Nachwuchses gekümmert haben, auf die Altersrente angerechnet. Werden mehrere Kinder gleichzeitig versorgt, erhöhen sich die Rentenansprüche. Die sogenannte **Kindererziehungszeit** wird für alle Kinder, die ab dem 1.01.1992 geboren wurden, berücksichtigt. Zusätzlich gibt es die sogenannte **Kinderberücksichtigungszeit**. Bis zum zehnten Lebensjahr des jüngsten Kindes werden beitragsfreie und betragsgeminderte Zeiten, etwa während einer Teilzeitbeschäftigung, bei der Berechnung der Rente günstiger bewertet und als Wartezeit anerkannt.

Sie müssen diese Anrechnungen bei der Rentenversicherung beantragen, allerdings erst, wenn die Kinder das entsprechende Alter erreicht haben – also nach drei beziehungsweise zehn Jahren. Entweder stellen Eltern dann selbst einen Antrag auf Berücksichtigung der Kindererziehungszeiten. Oder sie tragen diese Zeiten im Zuge einer Kontenklärung ein. Auf die Möglichkeit der Kontenklärung weist die Rentenversicherung aktiv hin.

(Bei Fragen können Sie sich an das Servicetelefon der Rentenversicherung Bund wenden: 0800/1000 480 55.)

Für die gesetzliche Rente müssen Sie also zunächst nichts tun. Anders sieht es aus, wenn Sie eine private kapitalgedeckte Altersvorsorge (sogenannte **Riester-Rente**) abgeschlossen haben. Der Staat fördert diese Art der Altersvorsorge mit einer Zulage, wenn jährlich ein Mindestbeitrag eingezahlt wird. Für jedes Kind gibt es eine extra Zulage in Höhe von 300 Euro pro Jahr. Diese Zulage müssen Sie beantragen. Formulare erhalten Sie bei Ihrem Riester-Vertragspartner. Für den Antrag auf Kinderzulage benötigen Sie die Kindergeldnummer. Sie müssen also erst Kindergeld beantragen, um an die Riester-Zulage zu kommen.

Jetzt schon: Die Kinderbetreuung organisieren

Kinder ab dem ersten Lebensjahr haben einen Rechtsanspruch auf einen Kitaplatz oder die Betreuung bei einer Tagesmutter. Das heißt aber nicht, dass Sie automatisch einen Platz

Fahrplan: Wann muss ich mich um was kümmern? Wann sollte ich was erledigen?

Wann	1. Woche	2. Woche	3. Woche	4. Woche	
Was	Anmeldung des Kindes beim Standesamt	Kind in der gesetzlichen Krankenversicherung familienversichern			
				evtl. Kinderzuschlag, Wohngeld, Hilfe zum Lebensunterhalt beantragen	
	U2-Untersuchung bei der Kinderärztin			U3-Untersuchung bei der Kinderärztin	
	als Mutter: Elternzeit anmelden			Bis Ende des ersten Monats: Nachnamen festlegen	
				Als ALG-II-Empfänger spätestens Elterngeld beantragen	

bekommen. Häufig ist die Nachfrage höher als das Angebot, lange Wartelisten sind die Folge. Besonders schwer haben es Eltern, die ihr Kind schon vor dem ersten Lebensjahr betreuen lassen möchten.

Auch wenn Sie es sich kurz nach der Geburt kaum vorstellen können, Ihr Kind in fremde Hände zu geben, sollten Sie sich schon bald um einen Betreuungsplatz kümmern. Möchten Sie Ihr Kind lieber zu einer Tagesmutter geben, die maximal fünf Kinder betreut? Oder suchen Sie einen Kitaplatz? In vielen Städten gibt es eine Tagesmuttervermittlung. Bei den Kitas haben Sie die Wahl zwischen privaten und

öffentlichen Einrichtungen. In von Eltern getragenen Krabbelstuben müssen Sie unter Umständen Elterndienste leisten, sind dafür aber meistens auch stärker eingebunden. Manche Kitas betreuen nur Kinder unter drei Jahren. Andere sind an einen regulären Kindergarten für Kinder bis sechs Jahre angeschlossen. Benötigen Sie einen Ganztagsplatz oder reicht es, wenn Ihr Kind bis mittags betreut wird? Schauen Sie sich am besten verschiedene Kitas an. Passen die Öffnungszeiten zu Ihren Arbeitszeiten? Gefällt Ihnen das Konzept? Je früher Sie sich um die Betreuung kümmern, desto höher ist die Chance auf einen Platz in einer Einrichtung, die Ihnen gut gefällt.

2. Monat	3. Monat	4. Monat
5. bis 8 Woche	9. bis 12. Woche	13. bis 16. Woche
Privathaftpflichtversicherung prüfen		Bis Ende des 4. Monats: Elterngeld beantragen
	Betreuungsplatz suchen	
Bis Ende des 2. Monats: Kind freiwillig in der gesetzlichen Krankenkasse versichern		Nach Bewilligung des Kindergeldes Riester-Zuschlag für das Kind beantragen
	Bis Ende des dritten Monats: Geburtsnamen neu bestimmen	
Kindergeld beantragen		

Wenn das Leben mit Kind schwierig ist

Ein Baby bringt das Familienleben durcheinander. In den ersten Wochen und Monaten nach der Geburt wissen viele Eltern, insbesondere Mütter, nicht, wo ihnen der Kopf steht. Zwischen Füttern, Wickeln, Herumtragen und Trösten bleibt wenig Raum für anderes. Die Wohnung versinkt im Chaos – das ist normal. Doch in manchen Familien sind die ersten Monate mit dem Baby besonders schwierig, weil sich die Mutter nicht gut fühlt, Spannungen die Partnerschaft belasten, das Kind sehr viel schreit oder das Stillen schwierig ist. Es gibt viele Anlaufstellen, die in solchen Situationen helfen. Bitte nutzen Sie diese Möglichkeiten. Denn je besser es Ihnen geht, desto besser können Sie sich um Ihr Baby kümmern.

Das Projekt Wellcome: „Wellcome – Praktische Hilfe nach der Geburt" versteht sich als eine Form der Nachbarschaftshilfe. Ehrenamtliche Wellcome-Mitarbeiter kommen an zwei Tagen in der Woche vorbei, um Mütter im Alltag zu unterstützen: Sie betreuen den Säugling, spielen mit größeren Geschwisterkindern oder begleiten zu einem Arztbesuch. Das soll Frauen entlasten, die keine Unterstützung von Freunden oder Verwandten bekommen können. Die Helfer erhalten eine Aufwandsentschädigung von bis zu fünf Euro pro Stunde. Wellcome ist ein bundesweites Projekt. Es wird mittlerweile an rund 250 Standorten angeboten (Internet: www.wellcome-online.de).

Familienhebammen: Dort, wo Hebammen an die Grenzen ihres Tätigkeitsbereiches kommen, können Mütter die Unterstützung einer Familienhebamme beantragen. Sie hilft zum Beispiel dabei, finanzielle Unterstützungsmöglichkeiten einzufordern. Oder sie kümmert sich zusammen mit der Mutter um die Behördengänge. Hat die Mutter Sorge, mit Ihrem Kind rauszugehen, dann kann die Familienhebamme sie begleiten. Nach dem Wochenbett hilft die Familienhebamme bei der Organisation des Alltags. Auf Wunsch kann sie auch Kontakte zu anderen Müttern herstellen.

Eltern können die Unterstützung einer Familienhebamme bei Bedarf von der Schwangerschaft bis zum ersten Geburtstag ihres Kindes in Anspruch nehmen. Familienhebammen sind Teil des Netzwerkes Frühe Hilfen, das mittlerweile in jeder Stadt und jedem Landkreis etabliert ist. Immer öfter arbeiten dort auch Familienkinderkrankenschwestern (FGKiKP), die vorrangig Familien mit kranken Säuglingen unterstützen und sie oftmals bis zum dritten Geburtstag des Kindes begleiten können. Familienhebammen werden aus öffentlichen Mitteln bezahlt. Für die Eltern fallen keine Kosten an. Je nach Region stehen sie mit dem Gesundheitsamt, den Wohlfahrtsverbänden oder der Kinder- und Jugendhilfe in Verbindung.

Schreibaby-Ambulanzen. Die meisten Babys schreien, wenn sie Hunger haben, müde sind oder eine neue Windel brauchen. Sie lassen sich in aller Regel gut beruhigen. Doch manche Kinder quengeln und schreien fast den ganzen Tag. Das kann Eltern zum Verzweifeln bringen und einen Teufelskreis in Gang setzen: Schreit das Kind ständig, sind die Eltern irgendwann so erschöpft, dass sie nicht mehr sensibel auf seine Bedürfnisse eingehen können, woraufhin das Kind noch mehr weint. Um das zu verhindern, gibt es sogenannte Schreibaby-Ambulanzen. Die Berater versuchen, mit den Eltern Wege zu finden, wie sie das Kind besser beruhigen können. Schreibaby-Ambulanzen oder Schreibaby-Sprechstunden werden unter anderem von Kinderkliniken und Familienzentren angeboten.

Stillberatung und Stillgruppen: Stillberaterinnen helfen Frauen, die Fragen zum Stillen haben oder bei denen das Stillen noch nicht optimal funktioniert. Die Beraterinnen geben praktische Tipps, etwa zum Anlegen oder zu verschiedenen Stillpositionen. In Stillgruppen können sich Frauen über das Stillen austauschen. Häufig, aber nicht immer, nimmt eine Stillberaterin teil. Stillberatung und Stillgruppen werden von Geburtskliniken, Hebammen, Geburtshäusern oder Beratungs- und Familienzentren angeboten. Neben Hebammen setzen sich auch die La Leche Liga Deutschland und die Arbeitsgemeinschaft Freier Stillgruppen für die Förderung des Stillens ein. Im Internet unter www.lalecheliga.de und www.afs-stillen.de können Sie nach Stillgruppen und Stillberaterinnen in der Nähe suchen.

Schlafberatung: Babys haben noch keinen Tag-Nacht-Rhythmus. Es ist völlig normal, wenn sie mehrmals pro Nacht aufwachen, Hunger haben oder weinen. Für Eltern kann es sehr anstrengend sein, wenn das Baby nachts wenig schläft, lange weint oder nur mit Körperkontakt zur Ruhe kommt. Schlafberater informieren über den Schlafrhythmus von Kindern und geben Tipps, wie Eltern das Schlafverhalten ihrer Kinder positiv beeinflussen können. Schlafberatung findet häufig im Rahmen einer allgemeinen Elternberatung statt. Beratungs- und Familienzentren, aber auch freie Berater bieten Schlafberatung an.

Weitere Beratungsangebote: Es gibt eine Vielzahl an Angeboten für Eltern mit kleinen Kindern. Manche richten sich an Mütter, andere an Eltern als Paar. Es gibt Kurse zum Umgang mit einem Kaiserschnitt oder zur Verarbeitung einer schwierigen Geburt. Sie können sich als Alleinerziehende beraten lassen oder als Mehrlingseltern mit anderen Eltern austauschen. Es gibt Beratungsangebote für sehr junge Mütter und Eltern von Frühgeborenen. Schauen Sie sich am besten das Programm von Familienzentren an oder fragen Sie bei Ihrer Kinderärztin oder Ihrer Hebamme nach Beratungsangeboten oder Kursen.

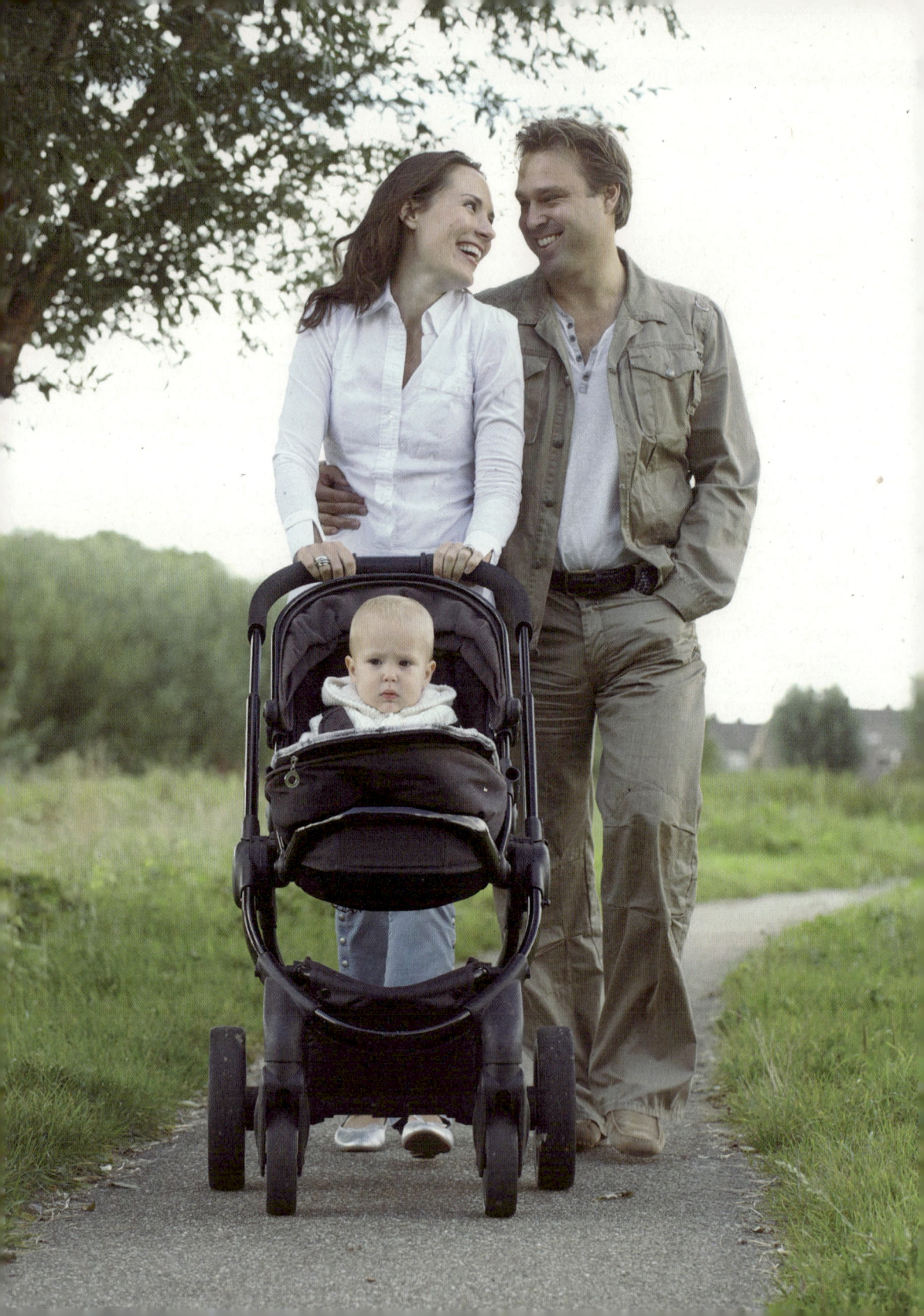

Anhang

Wichtige Adressen

Schwangerschaftsberatungsstellen

Bundesverbände, bei denen Adressen von
Beratungsstellen erhältlich sind.

Arbeiterwohlfahrt Bundesverband e. V.
www.awo-schwanger.de
Telefon: 0 30/263 09-0

Deutscher Caritasverband e. V.
www.caritas.de
Telefon: 07 61/200-0

Deutsches Rotes Kreuz
www.drk.de
Telefon: 0 30/854 04-0

**Diakonisches Werk der Evangelischen Kirche in
Deutschland**
www.diakonie.de
Telefon: 0 30/652 11-0

**Paritätischer Wohlfahrtsverband –
Gesamtverband**
www.paritaet.org
Telefon: 0 30/246 36-0

**Pro familia Deutsche Gesellschaft für Fami-
lienplanung, Sexualpädagogik und Sexual-
beratung e. V.**
www.profamilia.de
Telefon: 0 69/26 95 77 90

**Donum vitae zur Förderung des Schutzes des
menschlichen Lebens e. V.**
www.donumvitae.org
Telefon: 02 28/386 73 43

**Evangelische Konferenz für Familien- und
Lebensberatung e. V.**
www.ekful.de
Telefon: 0 30/521 35 59-39

**Sozialdienst Katholischer Frauen –
Gesamtverein e. V.**
www.skf-zentrale.de
Telefon: 02 31/55 70 26-27

Regionale Beratungsstellen

**CARA – Beratungsstelle zur vorgeburtlichen
Diagnostik, Bremen**
www.cara-beratungsstelle.de
Telefon: 04 21/59 11 54

**Schwangerenberatungsstellen
in Baden-Württemberg**
www.pnd-beratung.de

Humangenetische Beratungsstellen

Deutsche Gesellschaft für Humangenetik
www.gfhev.de
Telefon: 0 89/61 45 69 59

Verein Psychosoziale Aspekte der Humangenetik
www.vpah.de

Weitere wichtige Adressen

Aktion Mensch e. V.
www.aktion-mensch.de
Telefon: 02 28/209 22 00

Arbeitskreis Down-Syndrom e. V.
www.down-syndrom.de
Telefon: 0 42 36/9 41 01

Arbeitsgemeinschaft Freier Stillgruppen – Bundesverband e. V.
www.afs-stillen.de
Telefon: 02 28/92 95 99 99

Beratung & Geburt vertraulich
www.geburt-vertraulich.de
Telefon: 08 00/40 40 020

Beratungsstelle für Embryonaltoxikologie
www.embryotox.de
Telefon: 0 30/450-52 57 00

Bund freiberuflicher Hebammen Deutschlands
www.bfhd.de

Bundesstiftung Mutter und Kind – Schutz des ungeborenen Lebens
www.bundesstiftung-mutter-und-kind.de
Telefon: 0 30/20 17 91 30

Bundesverband für körper- und mehrfachbehinderte Menschen e. V.
www.bvkm.de
Telefon: 02 11/640 04-0

Bundesverband Lebenshilfe e. V.
www.lebenshilfe.de
Telefon: 0 64 21/491-0

Bundesversicherungsamt
www.bundesversicherungsamt.de
Telefon: 02 28/619 0

Bundeszentrale für gesundheitliche Aufklärung
www.bzga.de
Telefon: 02 21/89 92 0

Deutscher Hebammenverband e. V.
www.hebammenverband.de
Telefon: 07 21/98 18 90

Down-Syndrom Netzwerk Deutschland e. V.
www.down-syndrom-netzwerk.de
Telefon: 02 21/16 83 19 88

Familienkasse der Bundesagentur für Arbeit
www.familienkasse.de
Telefon: 08 00/455 55 30

Gesellschaft für Deutsche Sprache
www.gfds.de/vornamen
Telefon: 09 00/188 81 28 (gebührenpflichtig)

Gesellschaft für Geburtsvorbereitung – Familienbildung und Frauengesundheit
www.gfg-bv.de
Telefon: 0 30/45 02 69 20

Initiative Regenbogen Glücklose Schwangerschaft e. V.
www.initiative-regenbogen.de
Telefon: 0 50 51/509 32 68

Kindernetzwerk e. V. – Netzwerk für Eltern von Kindern mit chronischen Erkrankungen und Behinderungen
www.kindernetzwerk.de
Telefon: 0 60 21/1 20 30

La Leche Liga Deutschland e. V.
www.lalecheliga.de

LEONA e. V. Verein für Eltern chromosomal geschädigter Kinder
www.leona-ev.de
Telefon: 0 51 30/37 49 92

Namensberatungsstelle der Universität Leipzig
www.namenberatung.eu
Telefon: 09 00/188 77 35 (gebührenpflichtig)

Netzwerk der Geburtshäuser e. V.
www.netzwerk-geburtshaeuser.de

Schatten & Licht e. V., Krise rund um die Geburt
www.schatten-und-licht.de
Telefon: 0 82 93/96 58 64

Wellcome – für das Abenteuer Familie
www.wellcome-online.de
Telefon: 0 40/226 22 97 20

Adressen der Verbraucherzentralen

Verbraucherzentrale Baden-Württemberg e. V.
www.verbraucherzentrale-bawue.de
Telefon: 07 11/66 91 10

Verbraucherzentrale Bayern e. V.
www.verbraucherzentrale-bayern.de
Telefon: 0 89/53 98-70

Verbraucherzentrale Berlin e. V.
www.verbraucherzentrale-berlin.de
Telefon: 0 30/2 14 85-0

Verbraucherzentrale Brandenburg e. V.
www.vzb.de
Telefon: 03 31/2 98 71-0

Verbraucherzentrale des Landes Bremen e. V.
www.verbraucherzentrale-bremen.de
Telefon: 04 21/16 07 77

Verbraucherzentrale Hamburg e. V.
www.vzhh.de
Telefon: 0 40/2 48 32-0

Verbraucherzentrale Hessen e. V.
www.verbraucher.de
Telefon: 0 69/97 20 10-900

Verbraucherzentrale Mecklenburg-Vorpommern e. V.
www.nvzmv.de
Telefon: 03 81/2 08 70 50

Verbraucherzentrale Niedersachsen e. V.
www.vzniedersachsen.de
Telefon: 05 11/9 11 96-0

Verbraucherzentrale Nordrhein-Westfalen e. V.
www.vz-nrw.de
Telefon: 02 11/38 09-0

Verbraucherzentrale Rheinland-Pfalz e. V.
www.verbraucherzentrale-rlp.de
Telefon: 0 61 31/28 48-0

Verbraucherzentrale des Saarlandes e. V.
www.vz-saar.de
Telefon: 06 81/5 88 89-0

Verbraucherzentrale Sachsen e. V.
www.vzs.de
Telefon: 03 41/6 88 80 80

Verbraucherzentrale Sachsen-Anhalt e. V.
www.vzsa.de
Telefon: 03 45/2 98 03-29

Verbraucherzentrale Schleswig-Holstein e. V.
www.verbraucherzentrale-sh.de
Telefon: 04 31/5 90 99-10

Verbraucherzentrale Thüringen e. V.
www.vzth.de
Telefon: 03 61/5 55 14-0

Verbraucherzentrale Bundesverband e. V.
www.vzbv.de
Telefon: 0 30/2 58 00-0

Literatur

Im gesamten Buch verwendete Literatur

– AQUA: Bundesauswertung zum Erfassungsjahr 2013; 16/1 – Geburtshilfe (2014).

– Bundesministerium für Familie, Senioren, Frauen und Jugend: Mutterschutzgesetz; Leitfaden zum Mutterschutz (2011).

– Gemeinsamer Bundesausschuss: Mutterschafts-Richtlinien, Anlage 3 – Mutterpass (2014).

– Höfer, S./Szász, N.: Hebammengesundheitswissen. Gräfe und Unzer. München (2012).

– Mattern, E./Schweer, A:. Schwangerschaft, Geburt & Stillzeit: Die besten Tipps der Hebammen. Humboldt. Hannover (2011).

– Qualität in der außerklinischen Geburtshilfe: Qualitätsbericht im Auftrag der „Gesellschaft für Qualität in der außerklinischen Geburtshilfe e.V.". Außerklinische Geburtshilfe in Deutschland (2013).

Kapitel 1

– Ayerle, G./Mattern, E./Behrens, J.: Herausforderungen für Familienhebammen im Netzwerk Frühe Hilfen. Sozialmagazin, 39 (7–8), 52–61 (2014).

– Bauer, N. H.: Der Hebammenkreißsaal – Ein Versorgungskonzept zur Förderung der physiologischen Geburt. V&R unipress. Göttingen (2011).

– Bund Deutscher Hebammen: Empfehlungen zur Zusammenarbeit von Hebamme und Ärztin/Arzt in der Geburtshilfe (2001).

– Bundesregierung: Verordnung zum Schutze der Mütter am Arbeitsplatz (MuSchArbV) (1997/2010).

– Bundestag (2014). Hebammengesetz (2014).

– Buschur, E./Kim, C.: Guidelines and interventions for obesity during pregnancy. International Journal of Gynecology & Obstetrics, 119 (1), 6–10. (2012).

– Deutsche Gesellschaft für Gynäkologie und Geburtshilfe: Leitlinie Vorgehen bei Terminüberschreitung und Übertragung (2014).

– Deutscher Hebammenverband: Empfehlungen zum Vorgehen bei Terminüberschreitung (2012).

– Drogenbeauftragte der Bundesregierung: Die Fetale Alkoholspektrum-Störung (2014).

– Freitag, L./von Kaisenberg, C./ Kreipe, H./Hussein, K.: Evaluierung des intrauterinen Fruchttods. Der Pathologe, 35 (1), 77–82. (2014).

– Gemeinsamer Bundesausschuss: Beschluss des Gemeinsamen Bundesausschusses über eine Änderung der „Vereinbarung über Maßnahmen zur Qualitätssicherung der Versorgung von Früh- und Neugeborenen" (2013).

– Gemeinsamer Bundesausschuss: Mutterschafts-Richtlinien (2014).

– Gesetz über genetische Untersuchungen bei Menschen (Gendiagnostikgesetz – GenDG) Online: www.gesetze-im-internet.de/bundesrecht/gendg/gesamt.pdf (letzter Zugriff: 31.01.2015).

– Gülmezoglu, A. M./Crowther, C. A./Middleton, P./Heatley, E.: Induction of labour for improving birth outcomes for women at or beyond term. Cochrane Database Syst Rev, 6 (2012).

– IQWIG Ultraschallscreening in der Schwangerschaft: Testgüte hinsichtlich der Entdeckungsrate fetaler Anomalien. Abschlussbericht, Nr. 31 (2008).
Online: www.iqwig.de/download/S05-03_Abschlussbericht_Ultraschallscreening_in_der_Schwangerschaft.pdf (letzter Zugriff 31.01.2015).

– IQWIG Aufklärung, Einwilligung und ärztliche Beratung zum Ultraschallscreening in der Schwangerschaft. IQWIG-Bericht Nr. 139, Abschlussbericht vom 16.08.2012.
Online: www.iqwig.de/download/P08-01_Abschlussbericht_Merkblatt_zur_Aufklaerung_Ultraschallscreening_in_der_Schwangerschaft.pdf (letzter Zugriff: 31.01.2015).

– Lengyel, E./Pildner von Steinburg, S.: Die Physiologie der Zervixreifung. Der Gynäkologe, 34 (8), 708–714 (2001).

– Loytved, C./Bosch, C./Berger, C./Gutjahr, K: Was meinte Naegele mit seiner Regel? Die Hebamme, 22 (3), 142–148 (2009).

– Olsen, O/Clausen J. A.: Benefits and harms of planned hospital birth compared with planned home birth for low-risk pregnant women. John Wiley and Sons, Ltd. for The Cochrane Collaboration.
Online: http://summaries.cochrane.org/CD000352/benefits-and-harms-of-planned-hospital-birth-compared-with-planned-home-birth-for-low-risk-pregnant-women (2013). (letzter Zugriff: 19.05.2015)

– Ritzinger, P: Mutterschaft mit 40 – ovarielle Reserve und Risiken. Der Gynäkologe, 46 (1), 29–36 (2013).

– Schlembach, D., et al.: Management der postpartalen Blutung. Schweiz Med Forum, 13 (50), 1033–1038 (2013).

– Schweizerischer Hebammenverband: Guideline zu Screening und Beratung bei Zigaretten- und Alkoholkonsum vor, während und nach der Schwangerschaft (2011).

– Shrim, A. et al.: Is Young Maternal Age Really a Risk Factor for Adverse Pregnancy Outcome in a Canadian Tertiary Referral Hospital? Journal of Pediatric and Adolescent Gynecology, 24 (4), 218–222 (2011).

– Usha Kiran, T. S./Hemmadi, S./Bethel, J./Evans, J.: Outcome of pregnancy in a woman with an increased body mass index. BJOG: An International Journal of Obstetrics & Gynaecology, 112 (6), 768–772 (2005).

– Verbraucherzentrale NRW: Aufklärung und Einwilligung zum Kaiserschnitt. Umfrage in Geburtskliniken in NRW. (2013).

– Wald N. J./Rodeck C./Hackshaw A.K./Walters J./Chitty L./Mackinson A. M.: First and second trimester antenatal sreening for Down's syndrome: the results of the Serum, Urine and Ultrasound Screening Study (SURUSS). Health Technology Assessment 2003; Vol. No 11 (2003).

– Windeler, J. (Schlussgutachter): Untersuchung zur Früherkennung für Schwangere, Nutzen und Risiken. Stiftung Warentest, Berlin (2007).

– Whitworth, M./ Bricker, L./Neilson, J.P./Dowswell, T.: Ultrasound for fetal assesment in early pregnancy. Cochrane Database of Systematic Reviews, Issue 4. Art. No.: CD007058 (2010).

- Wool C.: Systematic review of the literature: parental outcomes after of fetal anomaly. Adv. Neonatal Care Jun (2011).

Kapitel 2

- American College of Obstetricians and Gynecologists: Cesarean delivery on maternal request. Committee Opinion No. 559. Obstet Gynecol, 121, 904–907 (2013).

- AWMF-Leitlinie: Betreuung von gesunden reifen Neugeborenen in der Geburtsklinik (2012).

- AWMF-Leitlinie: Verlegung von Früh- und Reifgeborenen in Krankenhäuser der adäquaten Versorgungsstufe.(2013).

- Bertelsmann Stiftung: Faktencheck Gesundheit; Kaiserschnittgeburten – Entwicklung und regionale Verteilung (2012).

- Cox, K. J.: Counseling women with a previous cesarean birth: toward a shared decision-making partnership. JournalMidwiferyWomensHealth 59, 237–245 (2014).

- Deutsche Gesellschaft für Gynäkologie und Geburtshilfe: Empfehlungen zu den ärztlichen Beratungs- und Aufklärungspflichten während der Schwangerenbetreuung und bei der Geburtshilfe (2008).

- Deutsche Gesellschaft für Gynäkologie und Geburtshilfe: Absolute und relative Indikationen zur sectio caesarea (2010).

- Deutsche Gesellschaft für Gynäkologie und Geburtshilfe: Vaginal-operative Entbindungen (2012).

- Francica, G.: Reliable clinical and sonographic findings in the diagnosis of abdominal wall endometriosis near cesarean section scar. World Journal of Radiology, 4 (4), 135–140 (2012).

- Hodnett, E. D.: Pain and women's satisfaction with the experience of childbirth: A systematic review. American Journal of Obstetrics & Gynecology, 186 (5), 160–172 (2002).

- Hodnett, E. D./Gates, S./Hofmeyr, G. J./ Sakala, C.: Continuous support for women during childbirth. Cochrane Database Syst Rev, 7 (2013).

- Ramsayer, B.: Die physiologische Geburt. In Schwarz, C./Stahl, K. (Hrsg.): Evidenz & Praxis Band 3. Staude. Hannover (2013).

- Schach, C.: Kaiserschnitt auf Wunsch – Positionierung niedergelassener FrauenärztInnen in der Entscheidungsfindung im Land Bremen (2007).

- Schmid, V.: Der Schmerz als Geburtshelfer. Online: www.hebammenzentrum.at/neu/ index.php/themen/geburtsschmerz (Stand 25.01.2015).

- Seelbach-Goebel, B.: Antibiotic Therapy for Premature Rupture of Membranes and Preterm Labor and Effect on Fetal Outcome. [Antiinfektiöse Therapie bei vorzeitigem Blasensprung und Wehentätigkeit und Fetal Outcome]. GebFra – DGGG-Gesellschaftsausgaben (04), 1218–1227 (2013).

Kapitel 3

- Ernährungskommission der Deutschen Gesellschaft für Kinder- und Jugendmedizin: Vitamin-K-Prophylaxe bei Neugeborenen. Berlin (2013).

- Gemeinsamer Bundesausschuss: Neugeborenen-Hörscreening – Elterninformationen zur Früherkennungsuntersuchung von Hörstörungen bei Neugeborenen (2009).

- Gemeinsamer Bundesausschuss: Erweitertes Neugeborenen-Screening (2010).

– Gesellschaft für Neonatologie und Pädiatrische Intensivmedizin: Hyperbilirubinämie des Neugeborenen – Diagnostik und Therapie (2010).

– McDonald, S. J./Middleton, P./Dowswell, T./Morris, P. S.: Effect of timing of umbilical cord clamping of term infants on maternal and neonatal outcomes. Cochrane Database Syst Rev, 7 (2013).

– Schäfers, R.: Subjektive Gesundheitseinschätzung gesunder Frauen nach der Geburt eines Kindes. Monsenstein & Vannerdat. Münster. (2011).

– Weiss, E./Krombholz, K./Eichner, M.: Fetal mortality at and beyond term in singleton pregnancies in Baden-Wuerttemberg/Germany 2004–2009. Archives of Gynecology and Obstetrics, 289 (1), 79-84. (2014).

Stichwortverzeichnis

Impressum

Herausgeber

Verbraucherzentrale Nordrhein-Westfalen e. V.
Mintropstraße 27, 40215 Düsseldorf
Telefon 02 11/38 09 555, Fax 02 11/38 09 235
ratgeber@vz-nrw.de
www.vz-nrw.de

Mitherausgeber

Verbraucherzentrale Hamburg e.V.
Kirchenallee 22, 20099 Hamburg
Telefon 0 40/2 48 32-0, Fax 0 40/2 48 32-290
www.vzhh.de

Autorinnen
Elke Mattern, Dr. Angelica Ensel, Carina Frey

Fachliche Betreuung
Dr. med. Maria J. Beckermann, Regina Behrendt,
Bernd Jaquemoth, Susanne Landua, Elke
Weidenbach

Koordination
Frank Wolsiffer

Lektorat
Carina Frey, Dreieich, www.carinafrey.de

Korrektorat
Hartmut Schönfuß, Berlin

Bildredaktion
Christine Kostka, Frank Wolsiffer

Gestaltungskonzept
Kommunikationsdesign Petra Soeltzer,
Düsseldorf

Umschlaggestaltung, Layout und Produktion
Ute Lübbeke, Köln, www.LNT-design.de

Bildnachweis (Fotos und Zeichnungen)
Fotolia: S. 10 (© Dan Race), 12 (© Kzenon), 21
(© Knipserin), 28 (© RioPatuca Images), 31
(© emiliau), 44 (© Tyler Olson), 6, 95, 120, 176
(© Monkey Business), 104 (© drubig-photo) 185,
220 (© Rafael Ben-Ari), 6, 194 (© drubig-photo)
Getty Images: Titelfoto (© Alan Graf), S. 8
(© B2M Productions)
Margret Heider: S. 76
Markus Heimbach: S. 108, 150
Horst Lünser, Berlin: S. 15, 42, 43, 49, 59, 131,
132, 134, 135, 139, 148, 149, 153, 158, 159, 160,
168, 169
Plainpicture: S. 172 (© Moritz Küstner)
Thinkstock: S. 6, 16 (©TongRo+Images), 34
(© Valua Vitaly), 37 (© monkeybusinessimages),
58 (© AlexRaths), 63 (© Purestock), 6, 128
(© Kati Molin), 176 (© Wavebreakmedia Ltd), 190
(© George Doyle), 193 (© IPGGutenbergUKLtd),
198 (© Zoonar/N.Okhitin), 214 (© m-image-
photography)
WHO/UNICEF-Initiative „Babyfreundliches
Krankenhaus" (BFHI) e.V.: S. 111

Druck
Phoenix Print GmbH, Würzburg
Gedruckt auf 100 % Recyclingpapier

Redaktionsschluss: Mai 2015